临床检
标本采集与质量控制

主　　编　闵　迅　黄　健　杨　艳

副 主 编　陈泽慧　葛晓军

编　　者　（以姓氏笔画为序）

付书南　任　勇　向加林　刘长金　杜文胜

杨　艳　杨小理　肖代敏　闵　迅　张丽丽

陈安林　陈泽慧　胡秀秀　黄　健　黄美容

曹　喻　葛晓军　董泽令　韩昵薇　鄢仁晴

黎　兵

美术编辑　王　伟　梁钟智

科学出版社

北　京

内 容 简 介

本书共分 8 章,阐述了检验前质量管理与控制概述、检验前过程质量指标的建立与评估、实验室外部检验前质量管理与控制、临床检验标本采集质量管理与控制、检验与临床沟通、检验前生物安全管理与控制、检验项目与临床选择、计算机信息系统在检验前质量管理与控制中的应用等内容。

本书内容全面系统、图文并茂,是医院等级评审和医学实验室认可达标的重要参考用书,可供临床实验室人员、临床科室医护人员及医学检验技术专业本科学生学习和参考。

图书在版编目(CIP)数据

临床检验标本采集与质量控制 / 闵迅,黄健,杨艳主编 . —北京:科学出版社,2018.9

ISBN 978-7-03-058694-0

Ⅰ.①临… Ⅱ.①闵… ②黄… ③杨… Ⅲ.①临床医学—医学检验—标本—采集 ②临床医学—医学检验—标本—质量控制 Ⅳ.① R446.1

中国版本图书馆 CIP 数据核字(2018)第 200855 号

责任编辑:程晓红 / 责任校对:王晓茜
责任印制:李 彤 / 封面设计:吴朝洪

科学出版社 出版
北京东黄城根北街 16 号
邮政编码:100717
http://www.sciencep.com

北京虎彩文化传播有限公司 印刷
科学出版社发行 各地新华书店经销
*

2018 年 9 月第 一 版 开本:787×1092 1/16
2023 年 3 月第三次印刷 印张:17 1/4
字数:419 000

定价:112.00 元
(如有印装质量问题,我社负责调换)

前　言

　　随着全自动血细胞分析流水线、全自动生化免疫流水线、全自动细菌鉴定质谱分析仪等仪器设备在临床实验室的广泛使用，国内检验学科已取得了长足的发展。而国内正如火如荼开展的医院等级评审，以及临床实验室ISO15189认可及CAP认证，均对检验前标本的规范化采集与运送、检验人员与临床医护人员的有效沟通，以及为临床提供咨询服务的能力等提出了更高更细致的要求。

　　为此，我们依托遵义医科大学附属医院医学检验科多次通过ISO15189实验室认可所积累的丰富经验，组织编写了《临床检验标本采集与质量控制》。本书内容全面系统，主要以图文并茂的形式展现，利于读者理解和掌握。本书可作为临床检验人员、临床医护人员及医学检验技术专业学生学习和参考，也是医院等级评审和通过医学实验室认可的重要参考用书。

　　由于编者水平和经验有限，不足之处在所难免，敬请业界专家和读者批评指正，以便再版时修改！

遵义医科大学检验医学院副院长

遵义医科大学附属医院检验科主任　　　闵　迅

2018年5月

目　录

第一章 检验前质量管理与控制概述

近年来，随着流式细胞技术、聚合酶链式反应技术，以及质谱鉴定技术等检测原理的仪器设备在各级医院的广泛应用，检验新技术、新项目在临床疑难疾病的诊断与治疗过程中发挥了积极作用。而准确无误的检验结果是确保患者能够得到明确诊断和有效治疗的关键。检验结果的质量取决于整个测试过程，即检验全过程（total testing process，TTP）中所有活动的质量，如检验项目的合理选择、合适的样本采集时间、适宜的检测方法、分析正确的样本、恰当的测试结果解释并基于结果做出医学决策等。TTP主要包括检验前、检验中、检验后阶段（或分析前、分析中、分析后过程）。而检验前的活动对于检验质量是至关重要的，其是引起临床实验室医疗差错事故最主要的来源，同时也是人们最易忽略的质量管理和控制的环节。因此，本阶段的质量要求应是获取适宜的生物样品且尽可能代表患者体内真实的生理或病理状态，才能确保提供给临床的最终信息准确、可靠。为此，对检验前过程中基本要素具有清晰的认识，并运用适宜的质量管理体系及方法，对可能存在的或导致医疗差错发生的风险事件进行有效的"可管、可控"，即检验前质量管理与控制。

第一节　检验前质量管理与控制基本概念、要素及重要性

一、基本概念及要素

（一）检验前过程（pre-examination processes）[或分析前过程（preanalytical phase）]

检验前过程是指按时间顺序从医师提出申请至分析检验启动的过程，包括检验申请、患者准备和识别、原始样品采集、运送和实验室内传递等（图1-1）。

检验前过程中的大部分活动在实验室外部完成，主要涉及临床医师、护士、患者、护工等不同人群，其涉及流程多、潜在的风险因素高，较检验中、检验后阶段而言更难以控制。

（二）质量管理与控制

1.质量（quality）　根据GB/T 19000—2008/ISO 9000：2005，是指一组固有特性满足要求的程度。体现了产品本身就有的特性，通常以"差""好""优秀"等描述该固有特性。

2.质量管理（quality management）　在质量方面指挥和控制组织的协调的活动。通常包括制定质量方针和质量目标。

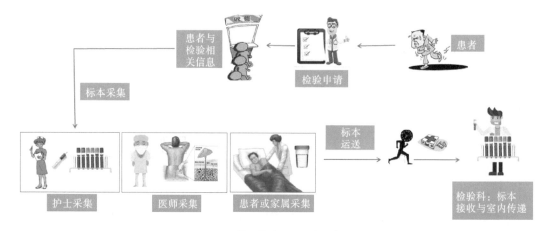

图1-1　检验前过程与组成要素

（1）质量方针（quality policy）：具有类似于指南针的功能，其指导所有活动的"方向"，即行为准则，是质量管理组织的宗旨与方向，对医学实验室而言应包含实验室方的组织目标和临床、患者的期望和需求。

（2）质量目标：是指在质量方面所追求的目的，通常依据组织的质量方针而制定，并对组织的各相关职能和层次分别规定质量目标。

3.质量控制（quality control，QC）　是质量管理的一部分，致力于满足质量要求。这里的质量要求，不是由实验室凭空想象，应是客户，即患者和临床的预期用途。

（三）检验前过程风险要素

实现对检验前过程进行有效管理与控制，首先必须清楚识别该阶段存在何种风险要素，有何特点，才能依据客观存在制订适宜的质量控制计划、策略。

在某些国际标准化组织（ISO）和欧洲标准化委员会（CEN）文件中，"标本"定义为"来自人体的生物样品"，这也是检验前过程核心事件的"主角"，该过程质量控制的目的也是获取尽可能代表患者体内真实生理状态、适宜的生物学样品。根据生物样品采集事件，把检验前过程又分为生物样品/标本采集前、生物样品/标本采集期间、生物样品/标本采集后。

1.生物样品/标本采集前主要的风险要素

（1）患者的准备状态：标本采集前，患者的准备状态会影响到实验室检测，如进食、过度饥饿、运动、体位的变化、服用的某些药物、女性患者是否处于月经期或妊娠期等。此外，特殊检测项目也应考虑个体生物学变异对患者准备的时间要求（具体的影响详见后续章节）。

（2）医师：标本采集前，主要存在的风险因素是医师对检验申请、项目选择及特殊采集注意事项的知晓程度。随着医院管理的加强、检验自动化系统与信息化的应用，对检验申请的要求也逐步提升。ISO 15189：2012《医学实验室质量和能力认可准则》，即CNAS-CL 02 5.4中要求检验申请单中应填入但不限于下述内容：①患者身份识别，包括性别、出生日期、患者地点（详细联系信息）、唯一标识；②医师、医疗服务提供者其他依法授权的可申请检验或可使用医学资料者的姓名或其他唯一识别号，以及报告的目的地和详细联系信息；③原始样品的类型，以及原始解剖部位（相关时）；④申请的检验项目；⑤与患者和申请项目相关的临床资料，用于检验操作和解释检验结果目的；⑥原始样品采集日期，采集时间（相关时）；⑦样品接收日期和时间。因此，检验前过程存在的主要风险要素包括患者身份识别、原始样品类型及原始的解剖部位、原始样品的采集日期和时间等，这也是在标本采集过程中最易出错、忽略的填写信息。如门诊同名同姓的患者，不加以身份证号码、年龄、就诊科别或申请的条形码等相关信息，这样极有可能发生"张冠李戴"事件。而医师工作忙而疏忽填写采集样品的类型、原始部位等内容，这对某些检测项目分析存在一定风险。因此，正确的检验申请单填写对检验中、检验后过程的质量保证均具有重要意义。

此外，部分需医师执行、获取标本的特殊项目，其存在的风险要素主要包括医师不熟悉标本采集的特殊要求和（或）不能采集有代表性的样本，这不能保证标本采集的质量（详见第三章）。

（3）护士或检验科标本采集人员：作为标本采集的主要工作人员，护士或检验科标本采集人员对标本采集的正确认知度对获取可靠的标本来源有着重要意义，即采集前能否正确选择采集容器，如真空采集管、无菌容器或一般容器或特殊采集容器，以及能否按正确的静脉血采集顺序有序地获取标本（详见第三章）。

2. 生物样品/标本采集时主要的风险要素　当患者、医师、护士或检验科人员准备就绪（如患者状态、采集器械、容器），执行采集时的过程中，可能的主要风险要素包括患者身份的核对、采集时患者的体位与采集部位、压脉带的使用、是否在输液等。患者身份的核对尤为重要，"张冠李戴"事件在临床中也偶有或时有发生。体位或采血部位的改变可引起某些检验项目指标的显著变化（详见第三章）。采集部位的正确选择，即采集有代表性的标本与临床检出率密切相关（详见第三章）。压脉带是否正确使用也与标本检测结果相关。患者输液时是否在正确部位采集很重要，时有或偶尔发生护士在导管处或输液侧直接抽取静脉血；此外，采集过程中的操作可能导致溶血或标本污染，这些应纳入风险要素和质量控制范畴。

3. 生物样品/标本采集后主要的风险要素　这是最易被忽略的环节，完成采集的样本，如真空管采集的静脉血是否需要颠倒混匀？标本采集后如不能及时送检应如何保存？采集后的样本应如何正确运送？标本接收与拒收的初判标准、标本在实验室内部的转运、护工在标本转运过程中对转运要求的熟悉度等，这些均应视为标本采集后的主要风险要素。

二、实施检验前质量管理与控制的重要性

当检验结果，即提供的数据和信息与临床预期用途不符时，患者和临床医师最常质疑的是检验结果是否"张冠李戴"或者检验仪器的"误差"（指客户理解的误差），这一质疑产生的根源在于检验人员对分析前质量控制长期缺乏沟通及重视程度不足。近年来，很多实验室购置了自动化的仪器设备，也配套提供了检测试剂、校准品及质控品，但由于对检验前过程的质量控制未能切实运行或没有全面的质量控制的观念，只能是"关着门、自娱自乐"。倘若把实验室误差比作一座"冰山"，那各类误差如图1-2所示。其中最易被发现的是检验中误差，这也形象地获悉为什么当结果与临床不符时医师与患者总是质疑检验科出了"问题"。而检验前和检验后的误差好比是在海面下看不到的那部分。研究证实，检验前的误差占实验室误差来源的60% ~ 75%。

当我们提供的信息被质疑或错误地应用于临床医学决策中，随之而来的是不同程度的医疗纠纷或医疗差错事故，甚至是对患者生命的伤害。因此，为确保患者安全、有效地减少医疗纠纷及避免因检验结果所导致的医疗差错事故，更好地服务于临床与患者，提供可靠的数据和信息，我们理所当然应实施全面质量控制，尤其是管控实验室误差所占比最高的检验

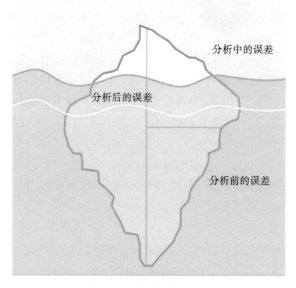

图1-2 实验室误差"冰山"

前误差。若忽略检验前质量管理与控制，则很难获取具有代表性的正确的生物样品（标本），哪怕我们用再好的仪器设备、试剂、室内质量控制等，都只能是杯水车薪，更谈不上获取准确、可靠的诊断信息——这是内在需求。

其次，国家卫生行业标准、综合医院评审标准、医学实验室认可准则也对分析前质量管理与控制提出了相应要求，例如，卫生行业标准 WS/T 224—2002《真空采血管及其添加剂》、WS/T 225—2002《临床化学检验血液标本的收集与处理》、WS/T 503—2017《临床微生物实验室血培养操作规范》等，其中《临床微生物实验室血培养操作规范》从血样采集、检验申请、采血时间、采集套数、采血量、采集方法均做出了明确的规范化要求。三级综合医院评审标准实施细则（2013版）"临床检验管理与持续改进"4.16.7.1强调"能监控检验前、中、后关键流程"。ISO 15189：2012版《医学实验室质量和能力认可准则》CNAS-CL02中5.4检验前过程，分别从申请单信息、原始样品采集和处理、采集前活动的指导、采集样品的运送、样品的接收、检验前处理、准备和储存均做出了相关要求。

综上所述，检验前质量管理与控制是临床医学实验室质量保障体系中最重要、最关键的环节之一，应正确认识、沟通、提高检验前活动中患者与家属（特殊采样需要家属协助）、医师、护士、护工对标本采集质量控制的认知度，只有得到所有人员的密切配合，才能确保获得准确可靠的检验结果和信息。

第二节　实施和运行检验前质量管理与控制

检验前过程的质量保证工作不仅是一个技术问题，更多的是管理问题，并且涉及医学检验科以外的其他临床科室。因此，它是医院医疗质量管理的一个重要的组成部分。如何实施和有效运行检验前质量管理与控制，需要搭建行之有效的检验前质量保证体系，并选择适宜的管理策略与方法，使检验前各要素"可评估""可管""可控"。

一、组建质量管理组织

有人群的活动就有管理，管理是保证组织有效运行所必不可缺少的条件。但所有的管理活动都是在组织中进行并通过组织的协作得以有效运行。因此，实验室首先应结合自己的实际情况，选择适宜的组织构架方式搭建分析前质量管理组织，该组织构架最好包括院医务处（科），这样能确保分析前质量管理在各科室之间得以有效推动。或者选择行之有效的质量管理体系，如ISO 15189医学实验室的认可搭建质量管理组织。ISO 15189的核心工作是建立全面质量管理（total quality management，TQM）体系，包括检验前、检验中和检验后的质量管理，并且对各过程中的质量活动都有明确的标准规范，从而确保检测结果的准确性和有效性。

二、结合质量方针、分析前实际情况制定分析前质量目标

方向、目标明确才能使管理活动有序、高效地运行。各实验室制定分析前质量目标时应是基于对自己实验室分析前各环节充分调研的基础上，比如，检验前过程薄弱环节、较易管理的环节、较难控制的环节等问题的梳理，在此基础上提出合理的质量管理目标，不能好高骛远，也不能形同虚设，并且根据质量目标制定可评估的、可量化的质量指标（详见第二章），以便于监控质量管理与控制的效果，及时发现仍存在的问题，从而持续改进。

三、组织编写《检验标本采集手册》

应文件化正确采集和处理原始生物学样品作业指导书或标本采集手册，以供患者、临床医师、护士、检验科标本采集工作人员使用和熟悉。标本采集手册的编写应遵照卫生行业标准、国家法规或ISO 15189等国际规范化标准的基本要求，尽可能简单易懂，图文并茂，更好地适用于不同认知度的标本采集人员，其内容应包括分析前质量保证的所有要素。

1.所有检验项目（包括特殊项目）及各项目检测标本采集时间、转运时间、检测时间等要求的一览表；需告知采集时机的注意事项，如血培养、疟原虫标本或丝虫标本的采集等，同时也应告知特殊检验（例如一周检测一次或两次等）检测频率较低的检验项目的采集时间和检测时间等基本要求。

2.知情同意书（需要时），如需确认或验证生物参考区间收集患者样品、唐氏筛查项目、染色体检查项目等。

3.书面检验申请单或电子检验申请单的填写须知及作业指导书、临床资料，包括原始样品（标本）的采集部位。

4.对患者准备、医师或护士采集前各项目的注意事项或指导，以确保获取可靠的生物学样品。描述尽可能简洁和（或）结合图片直观呈现，以适用于不同认知度的人群。

5.指导采集人员能正确选择标本采集容器及使用。例如，静脉血标本的容器——真空采血管的正确选择，应明确告知各真空采血管内添加抗凝剂或无添加抗凝剂的用途，各真空采血管对应的检测项目及使用方法、采集后是否需要颠倒混匀等。

6.提供各类标本采集的标准操作。精练、简洁、准确的描述，旨在便于采集人员快速学

习、掌握或回顾。注意描述易被忽略的且对结果有影响的风险因素，强调操作细节。例如，压脉带的正确使用的描述："应用压脉带的目的是使静脉局部充盈，从而利于穿刺。压脉带应扎在静脉穿刺点上方7～10cm处，扎紧压脉带后观察血管走向，及时将压脉带放松，再进行消毒，待乙醇（酒精）或碘伏自然风干后穿刺前再把压脉带扎紧，立即迅速采血，压脉带持续扎紧时间不应超过1min，针头进入血管后，以放松压脉带为宜。"标准操作中的内容还应包括采集时的消毒程序、原始样品的识别程序、标本采集顺序尤其是易被忽略的真空采血管的采集顺序。

7.临时申请附加检验项目的时限及附加检验项目的说明。

四、《检验标本采集手册》的发放与培训

手册（纸质版或电子版）编写完成后应按科室规定审核、受控、编号发放至各临床科室，确保临床科室可随时查阅及换版时能收回旧版而不被误用。同时应对手册内容进行相关培训与考核，培训内容、形式与时间应考虑临床护士的工作特点，宜根据不同采集人员进行分级培训，新进护士人员、护理骨干人员、护工，并确保各项培训的有效性。原则上培训每年不少于一次，如遇变更或发现重大偏离时，应及时启动相关培训。

五、实施和运行分析前质量管理与控制

监督、反馈和沟通是实施和运行分析前质量管理与控制重要的措施。"风险管理与评估"与之结合不失为良策。

（一）风险管理

风险是指某一特定环境下，在某一特定时间段内，某种损害发生的可能性，是损害发生概率与损害严重程度的结合。医疗风险，是存在于整个诊疗过程中的可能会导致损害和伤残事件的不确定性或可能发生的一切不安全事件。而我们实施风险管理则是根据系统运用可得的资料（即预期），判定危害、估计风险，并且做出决策、实施保护措施，降低风险或把风险维持在规定水平的过程或控制在给定的现行社会价值观对风险的可接受水平。风险管理是动态的、反复的、响应变更的。

（二）合理运用管理办法实施控制与持续改进

1.风险识别 要清楚认识整个检验前过程存在哪些风险要素。实际上在检验前过程乃至整个医疗过程中风险无时无处不在。如"张冠李戴""真空采血管的误用""患者服用的药物"等。利用风险管理工具（如"鱼骨图"、故障树、ABC分类法）对各风险要素进行梳理，如图1-3所示。

2.风险评估 对检验前过程各风险要素实施评估，即出现的频率、严重度（指发生后对患者或医务工作者所带来的损害）进行评估，然后排序，优先或重点处理风险级别高的风险要素。可采用ISO 14971文件对风险概率和严重度进行半定量描述：经常（每周1次），可能（每月1次），偶尔（每年1次），稀有（几年1次），不可能（整个使用期间1次）；可忽略（暂时性不适），很小（暂时性伤害，不需要专业的医学干预），严重（需要专业的医学干预的伤害），危急（永久的或危及生命的伤害），灾难性（引起患者死亡）。各实验室应将风险估计的结果与实验室既定的风险可接受标准进行比较，评价风险的可接受性（风险可接受性矩阵表，见表1-1）。

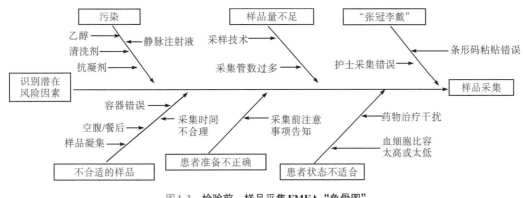

图1-3 检验前，样品采集FMEA"鱼骨图"

表1-1 风险可接受性矩阵

危害可能性	严重程度				
	可忽略的	很小的	严重的	危急的	灾难性的
经常	不可接受	不可接受	不可接受	不可接受	不可接受
可能	接受	不可接受	不可接受	不可接受	不可接受
偶尔	接受	接受	接受	不可接受	不可接受
很少	接受	接受	接受	不可接受	不可接受
不可能	接受	接受	接受	接受	接受

3.风险控制 临床实验室应根据自身的实际情况，结合认可要求、实验室环境等，选择适宜的检验前质量指标，并且定期或不定期监督，如对采集人员进行问卷考核或对标本采集现场查看、或不合格标本的记录，并应将监督的结果或拟待纠正的措施反馈至临床，以便落实控制措施，如人员培训、采样程序改进、反馈、沟通等。对监测过程反复出现的不可接受风险，应调查其原因，从根本上降低剩余风险。可利用FMEA、FTA等风险管理工具导出实验室质量控制（改进）计划（QCP）。

4.医、护、检座谈会 医学检验科应通过医务处定期或不定期的举办全院医、护、检座谈会，重点反馈、沟通、探讨存在的问题与解决办法。对高风险科室或近期监督中频发采集质量低或不符合较多的科室，应主动与相应科室进行面对面交流，参与临床查房时间的讨论，反馈存在的问题并收集临床科室对检验质量的意见或建议，以确保质量管理体系的持续改进。

5.对于突发风险事件或存在的重大偏离应及时主动沟通、纠正 差错趋势、临床抱怨、患者投诉的监测是修正实验室质量控制计划和过程改进的良好资源。若遇医疗投诉或差错事故，以及时主动沟通、纠正并防风险的再次发生，即制定纠正措施。

（三）检验前风险管理案例

案例一：在采样监督中发现，护士采集静脉血过程中普遍存在穿刺见血后直至采集完毕才松压脉带。

1.风险评估 危害可能性（即频率）—经常，严重程度—严重（对于凝血功能等项目检测）或较小（其他类项目不一定有影响），根据风险可接受性矩阵表，风险均为"不可接受"。

2.风险控制措施（纠正措施）

（1）将对"压脉带正确使用"的标准操作进行全院护士的培训与考核，培训形式为面对面授课和OA系统挂网学习。

（2）由医学检验科管理控制小组对培训效果进行评估并监督压脉带的正确使用。

（3）质量负责人负责不定期跟踪验证与抽查，并对风险可接受性进行再评估，危害可能性发生频率应至少降至"偶尔"，才视为可接受。

附表：医学检验科分析前过程风险清单（××医院医学检验科）（表1-2）。

表1-2　××医院医学检验科分析前过程风险清单

序号	流程步骤		潜在风险	
1	医嘱实施 （实验室外部）	医师	HIS医师工作站开医嘱（连接LIS动态库）	医嘱ID
2		护士	HIS护士工作站执行医嘱，打印条形码（连接LIS动态库）	条形码ID：条形码打印不清晰或粘贴不符要求
3			粘贴条形码，执行医嘱采样，患者识别错误	粘贴患者名与采样患者不符，即"张冠李戴"
4	标本采集 （实验室外部）	护士	标本容器的错误选择	（1）真空采血管抗凝管与促凝管的误用、混用 （2）无菌容器与普通容器的错误发放与使用 （3）动脉血气分析注射器的错误选择
5			标本采集量	（1）真空采血管抗凝管血量不足或过多 （2）真空采血管促凝管量不足 （3）错误记录体液标本量，如24h尿量
6			错误/随意排序采血	（1）血培养需氧、厌氧瓶随意采集顺序 （2）真空采血管的随意排序
7			采样技能差	致标本溶血、量不足
8			真空采血管的错误使用	（1）各真空采血管用途不知晓 （2）抗凝管与促凝管的混匀标准不知晓/混匀不正确
9			标本类型的错误生成	生成条形码信息时错误生成样本类型
10	标本采集 （实验室外部）	护士	标本采集时间	无录入标本采集时间
11			标本污染	抗凝血倒入促凝管中
12			采血错误操作	（1）压脉带捆扎过紧或时间过长 （2）采血时患者坐姿 （3）乙醇污染等
13		医师	未告知患者采样前准备注意事项	致患者未做充分准备：服用对检验项目有影响的药物、未禁食等
14			诊断信息不正确或未填写	检验科不能有效采集患者相关信息
15			患者相关信息录入有误	（1）性别 （2）年龄 （3）对检验诊断（如唐氏筛查）有影响的相关信息：末次月经、体重等
16		患者	对疾病诊断相关的信息误报/隐瞒	疾病史、药物服用情况未告知医师或护士
17			标本采集准备不充分或不正确	（1）不知晓采集前注意事项 （2）疾病状态不适合的检测方法：如血细胞比容太高或太低 （3）药物治疗干扰 （4）体液（如尿液）留取不正确

续表

序号	流程步骤			潜在风险
18	样品提呈 （实验室外部）	护士	待送检样本的错误保存	（1）血培养夜间标本存放置护士站冰箱，次日提呈检验科 （2）其他标本的错误保存
19		护士/运输队	将零散标本攒集为批量再运送	标本采集至分析时间耽搁太长，影响某些项目检测准确性
20	样品提呈 （实验室内部）	前处理工作人员	样品收集提呈及各类标本识别	（1）各病区收集标本未打印清单，即不能确认收到的样本数和信息 （2）未识别出急诊标本未能及时提呈给专业组，延误检测引起纠纷

（杨　艳）

参 考 文 献

李萍，2006.临床实验室管理学.北京：高等教育出版社.

王治国，2014.临床检验质量控制技术.北京：人民卫生出版社.

CNAS-CL02医学实验室质量和能力认可准则，2012，中国合格评定国家认可委员会.

Davide Giavarina，Giuseppe Lippi，2017. Blood venous sample collection：Recommendations overview and a checklist to improve quality. Clin Biochem，50（10-11）：568-573.

Lippi G，Banfi G，Church S，et al，2015. Preanalytical quality improvement. In pursuit of harmony，on behalf of European Federation for Clinical Chemistry and Laboratory Medicine（EFLM）Working group for Preanalytical Phase（WG-PRE）. Clin Chem Lab Med，53（3）：357-370.

第二章 检验前过程质量指标的建立与评估

在临床诊疗过程中，有60%～70%实验室检测结果被临床医师用于诊疗决策中。因此，如果检验结果出现偏差将对患者的诊疗过程产生重要的影响。而检验结果偏差的影响因素涉及整个检测过程，即检验前、检验中、检验后。随着检测技术的标准化、试剂和仪器检测性能的改善，使得检验中差错概率得以极大程度地降低，但检验前的差错事件仍未能得到很好的控制。研究表明在实验误差中有60%～75%来自检验前过程，涉及患者准备、标本采集、运输、标本分装等环节。因此，为了更好地控制检验前过程，需要建立适宜的质量指标，量化与评估检验前质量指标，以实现质量管理体系的持续改进。

第一节 基本概论与组成要素

一、质量指标的定义

质量指标（quality indicators，QI）不同于质量目标（quality objective）（见第一章）。质量指标是一组内在特征满足要求的程度的度量，是对质量目标的具体的量化评估及评价质量优劣好坏的统计指标。质量的测量指标可表示为产出百分数（在规定要求内的百分数）、缺陷百分数（在规定要求外的百分数）、百万机会缺陷数（DPMO）或6σ（六西格玛）级别。质量指标可测量一个机构满足用户需求的程度和所有运行过程的质量，能够评估关键领域的量度，包括有效性、效率、公正性、以患者为中心的安全性和及时性方面。

二、检验前质量指标组成要素

检验前质量指标涵盖的要素主要有检验项目的申请、患者和标本信息标识、采样操作符合规范要求与否、标本运输与接收、标本性状等，包括了从医师开出检验申请单到开始检测标本之前的整个过程。

（一）检验项目的申请

临床医师在申请检验项目时常会出现遗漏项目、不合理项目申请、标本类型申请错误（如血淀粉酶与尿淀粉酶标本类型申请错误）、不合理项目组合、检验项目重复申请等。

（二）患者和标本信息标识

在临床实验室日常的工作中也经常发现，标本上的患者信息错误、没有标本采集时间、标识的标本类型与实际标本类型不符等情况。标本信息的完整和准确与检测方法和结果密切相关，一旦标本信息发生错误，参考范围等信息也会随之发生变化，从而误导临床诊断。例如，空腹血糖的参考值（3.89～6.1mmol/L）与餐后2h的血糖参考值（≤7.8 mmol/L）差异很大，若患者信息中的空腹血糖标识成了餐后2h血糖，就有漏诊糖尿病的可能。此外，患者信息的录入是否正确也是检验前质量指标的主要要素之一，如同一项目中的生物参考区间因性别或年龄存在差异，由于性别或年龄的错误录入致结果判断标准发生偏差，可能最后对诊疗行为产生干扰。

（三）采样操作符合规范要求与否

是否能获取适宜的且尽可能反映患者体内真实的生理或病理状态的生物样品，采样操作是否符合规范要求很重要。例如，样本采集时间、静脉血的多管采集顺序或单管凝血功能的采集注意事项、压脉带的正确使用、血培养采集标准操作、各类采集容器的正确选择与使用等。

（四）标本运输与接收

标本运输起止时间（即转运时长）、转运温度（特殊项目要求）条件、检验医嘱生成数与接收标本数符合率、接收与拒收标准、不合格标本率等。

（五）标本性状

正确识别标本性状对检测结果的判定有重要价值。如标本是否溶血、抗凝标本是否凝集、黄疸血、严重乳糜血、血培养污染率等检验信息的备注。

中华人民共和国卫生行业标准WS/T 496—2017文件中规定，检验前12项质量指标（表2-1）供临床实验室参考。当然，每个临床实验室应根据自己的实际情况，合理选择和建立自己的质量指标，并不应该局限于此质量指标。

表2-1　WS/T 496—2017检验前12项质量指标

质量指标	计算方法
标本标签不合格率	标本不合格的标本数/标本总数×100%
标本类型错误率	类型错误或不适当的标本数/标本总数×100%
标本容器错误率	采集容器错误的标本数/标本总数×100%
标本量不正确率	标本量不足或过多（抗凝标本的标本数）/标本总数×100%
标本采集时机不正确率	采集时机不正确的标本数/标本总数×100%
血培养污染率	血培养污染标本数/血培养标本总数×100%
标本运输丢失率	丢失的标本数/标本总数×100%
标本运输时间不当率	运输时间不合理的标本数/标本总数×100%
标本运输温度不当率	运输温度不合理的标本数/标本总数×100%
抗凝标本凝集率	凝集的标本数/需抗凝的标本总数×100%
标本溶血率	溶血的标本/标本总数×100%
检验前周转时间	标本采集到标本接收时间中位数（min）和第90百分位数（min）

第二节　检验前质量指标的选择与建立

选择、建立适合医学检验科质量指标尤其是检验前阶段有效的质量指标，对其有效性、适合性、及时性、可操作性进行评估和监控，重点对不符合和不满足质量体系要求和用户需求的关键质量指标进行监控，并制定相应的纠正措施和（或）预防措施，确保检验质量满足相关规范或认可标准要求及客户需求，从而实现实验室质量的持续改进。

一、检验前质量指标的选择

实验室不仅应该选择评估实验室内部检验前关键过程的质量指标，还应选择可以评估与临床共同承担过程的质量指标，以改进医学检验科服务质量。那如何在众多的质量指标中选择适宜自己实验室的质量指标呢？

1.正确解读各质量指标的内涵　明确各质量指标的概念、应用价值及计算方法，结合实验室实际情况，初步做出选择。

正确解读WS/T 496—2017或《临床检验质量管理与控制指标》所提供的指标。

（1）检测项目的申请是否适当有效：例如，"申请单上患者信息错误率（%），患者信息错误是指患者的姓名、性别、年龄、病历号、诊断或主要症状等基本信息错误，常为输入或记录错误，该指标的计算公式为"该时期内患者信息错误的申请数/某时期内申请总数×100%"。解读应考虑"该时期内"指什么样的监测周期，这需要质量管理层做出明确时间的指定，如按"月"或"季度"或"年"进行监测评价；基本信息错误是否需再分类统计，均需根据实用价值考虑周全。

（2）患者和标本信息标识：例如，"标签不合格率（%），其不合格率包括标签信息的唯一性不满足规定要求、无标签"。解读应考虑"唯一性""规定要求"究竟是什么，若选择监测该指标，应在相应手册或程序中明确给出适用范围，即究竟何种情况不满足规定要求。

（3）采样操作符合规范要求：例如，"采集量不足的标本率（%），每种标本所需要的量取决于检验项目本身，不足的定义在每个实验室中可能不同"。这一指标的充分理解应是基于实验室对各项目检测所需的最小至最大量，即不影响检测结果的标本量进行充分评估或验证，从而进行界定何为"不足"，以及"不足"是否为可让步接受或不可接受，即对"不足"后续措施进行确认，便于观察员理解、监测、统计数据。

（4）标本运输与接收：例如，"运输途中丢失的标本率（%），指各种原因导致的标本在运输途中丢失的情况"，如何准确统计？如何跟踪运输标本实际送达率？这都是选择质量指标时我们所需考虑的。该指标直接统计存在难度，理论上我们可以通过LIS、HIS建立标本流转时间采集，即医嘱生成时间录入、护士执行医嘱-标本采集时间录入、护工或标本运输队标本运送时间录入、标本送达时间录入等多时间点采集，以监测标本运输过程；或者理论上我们还可以间接通过统计医嘱生成的检验标本数与检验科实际收到的标本数之差来反映，但其差值可能存在医嘱生成后取消、患者因特殊原因不能采集-实验室不能获悉等所致。实际上，这些理论上可考虑的办法在可操作性方面也会因各级医院医学检验科条件及各科室间的协作、互助能力的差异表现出不同程度的差异。

2.所选质量指标应具有可操作性　质量指标的可操作性定义除了要确保履行与选择特定指标相关的目的外，还应确保数据收集的持续性。简言之，所选择的质量指标应可供负责追踪的人在指标强调的领域进行确认、更能真实、准确地统计并能反映监测目的且能持续发挥监督实效。

3.合理选择检验前监控的质量指标的原则　质量指标的选择并不是纳入质量管理体系拟待监测指标越多越好，而应是切实对质量改进起到推动作用，即实现质量持续改进。

（1）凡涉及质量管理体系核心质量的指标理应首选。

（2）涉及医疗安全及存在潜在风险的，应选或宜选。

（3）近期出现问题及错误较多的环节，除制定纠正或纠正措施外，应及时选择并建立相应的质量指标。

（4）需提示内部人员关注且对检验质量产生明确影响。

（5）所有的质量管理包括风险管理并不是不计成本的，因此质量指标的选择应充分考虑效率和人力成本。

（6）质量指标统计数据的客观性（是否能够自动采集）和代表性。

4.其他　除WS/T496—2017外，宜借鉴其他实验室或组织推荐的质量指标，拓展管理思路，如IFCC-WG-LEPS建议的检验前质量指标（表2-2）。

表2-2　IFCC-WG-LEPS建议分析前阶段强制性的质量指标

Step in process （分析流程）	Associated quality indicators （相关的质量指标）
Patient identification 患者信息识别	Numberofrequests witherrorsconcerning patientidentification（%） 有关患者识别错误的检验申请数（%） Number of requests with errors concerning patient identification detected before the release of results（%） 结果发布前检测到的与患者识别相关的错误请求样本数量（%） Number of requests with errors concerning patient identification detected after the release of results（%） 结果发布后检测到的与患者识别有关的错误请求的样本数量（%）
Data entry of the request 检验申请数据输入	Number of requests with errors concerning test input（%） 有关测试输入错误的请求数量（%） Number of requests with errors concerning test input（missing，%） 有关测试输入错误的检验申请数（缺少，%） Number of requests with errors concerning test input（added，%） 有关测试输入错误的请求数（已添加，%） Number of requests with errors concerning test in put（misinterpreted，%） 有关测试中存在错误的检验申请数（错误解释，%）
Sample identification 样本标识	Number of inadequately labelled patient samples（%） 未正确标识的患者样本数（%）
Sample collection 标本采集	Number of samples collected with inappropriate sample tube type（%） 采集使用不正确样品管/真空管的样本数（%） Number of samples collected in inappropriate container（%） 样本采集使用不正确容器的样本数（%） Number of samples with insufficient sample volume（%） 样本量不足的样本数（%）
Storage and transport of samples 样品的储存和转运	Number of damaged sample tubes/containers（%） 损坏的样品管或容器的样本数（%） Number of samples transported at an inappropriate time（%） 不正确时间样本转运的样本数（%） Number of samples transported at inappropriate temperature condition（%） 不适当温度条件下运输的样品数量（%） Number of improperly stored samples（%） 不正确储存的样品数量（%） Number of samples lost/not-received（%） 丢失/未收到的样本数量（%）

Step in process （分析流程）	Associated quality indicators （相关的质量指标）
Suitablity of samples 样品的适用性	Number of samples with inadequate sample anticoagulant ratio（%） 样品抗凝血比例不正确的样品数量（%） Number of samples haemolysed（haematology, chemistry, immunology）（%） 溶血样本数量（血液学，化学，免疫学）（%） Number of samples clotted（haematology, chemistry）（%） 凝血样本数量（血液学，化学）（%） Number of lipaemic samples（%） 脂血（乳糜血）样本数量（%） Number of unacceptable samples（microbiology）（%） 不可接受的样本数量（微生物学）（%） Number of contaminated blood cultures（%） 血培养污染率（%）

二、检验前质量指标的建立

（一）成立质量指标实施监控小组

1.搭建质量指标管理组织构架，明确质量指标责权归属问题。①实验室主任，全面负责质量指标的建立、实施与监控。②质量负责人，建立合理的质量指标，组织并主持定期监控检查；成立质量指标合理选择、实施和监控小组，指定监控检查组长；监督监控实施情况，批准质量指标监控总结报告。③技术负责人，协助质量指标的合理建立，实施及监控；对建立的质量指标实施监控进行有效性确认；撰写质量指标监控汇总分析报告。④质量监督组，编制各实验室质量指标的实施监控检查表清单，向质量或技术负责人提交质量指标的实施监控检查小结报告及不符合报告；跟踪验证检查不符合项所采取的纠正措施和预防措施的有效性，验证有效后提出修改相关文件建议。⑤医学检验科其他人员，在其工作范围内协助检查和实施监控不符合情况；实施纠正措施和预防措施；LIS管理组负责协助各专业组有关数据的统计；文档管理员负责有关记录的归档保存。

2.质量指标管理层讨论并初步确认拟监测的质量指标，对每个所选质量指标建立可操作性定义，即指标目的、指标的适用范围、指标责权归属（即由谁来负责实施、监测），以及监测频率、持续时间、数据类型等并使其文件化，供员工学习、掌握，切实落实数据的收集尽可能准确。

（二）质量指标监控小组数据收集与记录

1.制订质量指标实施监控计划 计划内容包括质量指标监控目的、范围、依据、人员分工、监控对象及日程安排等，重点监控本年度制定的相应质量指标符合情况，由质量负责人批准后发至各实验室质量监控员并实施监控。质量指标监控员在监控实施前应熟悉相关监控环节的具体要求和相关资料，对照标准和质量管理体系文件的要求，结合各实验室的具体情况，制订相应的实施监控检查记录表，内容包括监控指标、抽样方法和数量、完成检查所需时间等。

2.分频次、持续监测实验室拟待纳入质量管理体系的质量指标并确认"目标值" 即充分观察、分析所在实验室既往统计的数据，确认名质量指标拟控制"阈值"，并将其作为质量指标的控制初目标值。连续周期实施监控，对收集的统计数据再次分析，对质量控制目标值是否做出调整进行判断。

3.其他　如实地、完整地记录各质量指标，跟踪或验证其质量控制的可行性，通过质量例会讨论并发布各质量指标可行性方案和实施方案。质量指标分必须执行和参考或待观察质量指标，以在下一质量管理计划中增设新的质量指标，以实现持续改进。

第三节　检验前质量指标的监测、评估与应用

建立质量指标后，我们应当对各质量指标计划的实施进行有效监测，并对提出的纠正或纠正措施进行评估，以决定是否采纳，从而及时调整质量指标促质量改进。

一、质量指标数据表达和分析

有效的管理决策是建立在对数据和信息分析的基础上，并且有效的数据分析能帮助实验室指出质量问题所在。实验室应根据自身情况选择正确的分析方法，持续评估质量指标是否达到既定的质量规范或目标。

（一）质量指标数据的表达

质量指标的数据类型可为计数资料、计量资料，前面我们提到"质量指标可表示为产出百分数（在规定要求内的百分数）、缺陷百分数（在规定要求外的百分数）、百万机会缺陷数（DPMO）或6σ（六西格马）级别（六西格马度量是检测缺陷和改进质量的尺度）"。那是否所有的质量指标均可采用"率"表示呢？表达方式须根据质量指标的数据类型来决定，例如：检验前质量指标"血培养污染率"为计数资料，可采用率表示；分析中质量指标"不精密度"为计量资料，则需"标准差/均值$\times100\%$"表示；分析后质量指标"LIS故障次数"，则表示为"次/年"或"次/季度"或"次/月"。总之，质量指标数据应清楚的以数据形式清楚呈现，但不局限于这种数据描述方式，可采用直方图、表格、散点图等形式直观呈现，如采用数据过程控制（SPC）分析方法、实验室差错检查表或帕累托图可准确地指出过程中存在的问题，便于实验室纵向比较、发现变异或不符合，及时提出整改。

（二）质量指标数据的分析

质量指标监督小组需将各专业组或各层面统计的数据汇总分析，通过纵向比较后可用于确定改进的阈值或靶值，并且分析持续监测的数据是否符合质量规范。在检验医学中，我们的目标很难做到"零缺陷"，通常是维持质量高于最低的医疗质量规范并追求最佳的质量规范，那质量规范又是如何划分标准的呢？质量规范分为三个水平：最佳、适当和最低。最佳质量规范为0.25CV，适当质量范围为0.5CV，最低质量规范为0.75CV。初建立质量指标并初步实施阶段，不宜将质量规范标定太高，宜逐步提高质量规范，能促自身逐步改进性能。分析数据的关键是"透过数据找不符或原因"，并给予纠正或制定纠正措施，因此质量指标的分析报告中不能只是简单的数据罗列，应包括采集的数据、采集方法、数据解释、局限性，以及相关的纠正或纠正措施，否则质量指标的监测形同虚设，失去其价值。

二、质量指标的监测与评估

对有价值的检验前质量指标进行监测和评估是识别检验循环初始阶段最关键步骤，也是

降低差错风险的管理工具。在实施质量指标监测中不只是采用简单的计算公式进行单一数据统计工作，而应是合理运用管理办法或管理体系［如PDCA循环、风险管理、6σ（六西格马）管理］对其合理监测与评估，进行原因分析、校正偏离的检验行为、确定质量改进机会、实施差错补救或提出下阶段质量改进计划或停止监测无意义的质量指标。此外，对实验室外部的质量指标的监测应注重沟通并与临床共同承担评估过程，适时可应用HIS系统与LIS系统建立交互内容完成对实验室外部质量指标的监测（详见LIS系统在检验前阶段应用中）。

三、检验前质量指标的应用

目前卫生部临床检验中心已开展对各级医院质量指标应用的调查工作，并且医院评审、ISO 15189医学实验室认可中也明确提出建立并监测质量指标的相关要求，质量指标逐渐引起各级医院的广泛重视。检验前质量指标不仅能监测分析导致检测失败或影响检验结果的生物样品的质量，还能监测、探索涉及检验前多领域的连续活动过程中可能存在的质量风险，并且还能对质量计划的实施进行有效验证，但质量指标尤其是分析前质量指标的应用仍在摸索过程，如对质量指标的定义存在不同的理解、各级医院的实际情况不同、检验科人员与设备的不同，大多数实验室建立了质量指标，但入选及建立方法却不尽相同，质量指标缺乏可比性，应用存在一定的局限性。

综上所述，各实验室应选择具可操作性、适宜的分析前指标，根据自身实际建立并设定可行的监控计划、合理的质量规范，及时发现问题、解决问题，采取纠正措施，实现分析前质量控制目标，为检验结果的可靠性、准确性保驾护航。

（杨　艳　刘长金）

参 考 文 献

王治国，2014.临床检验质量控制技术.北京：人民卫生出版社.

王治国，费阳，康凤凤，2016.临床检验质量指标.北京：人民卫生出版社.

中国合格评定国家认可委员会，2012.CNAS-CL02医学实验室质量和能力认可准则.

Giuseppe Lippi，Giuseppe Banfi，Stephen Church，et al，2015. Preanalytical quality improvement. In pursuit of harmony，on behalf of European Federation for Clinical Chemistry and Laboratory Medicine（EFLM）Working group for Preanalytical Phase（WG-PRE）. Clin Chem Lab Med，53（3）：357-370.

Jamie West，Jennifer Atherton，Seán J Costelloe，et al，2017. Preanalytical errors in medical laboratories：a review of the available methodologies of data collection and analysis. Ann Clin Biochem，54（1）：14-19.

Seemann TL，Nybo M，2016. Continuous quality control of the blood sampling procedure using a structured observation scheme. Biochem Med（Zagreb），26（3）：337-345.

Sol F，Green，2013. The cost of poor blood specimen quality and errors in preanalytical processes. Clincal Biochemistry，46：1175-1179.

第三章 实验室外部检验前质量管理与控制

第一节 检验项目的生物学变异

一、生物学变异的定义

临床实验室对同一人员进行多次检测，其实验结果往往会随着不同的时间而不断变化。而此类变化与其性别、年龄、饮食习惯、生理状态等诸多因素密切相关。由非病理学因素引起的人体内环境改变，即生物学变异（biological variability）。鉴于此，生物学变异的研究对象通常是健康人群。而根据其来源不同分为个体内变异及个体间变异；根据其在临床实验室检验进程不同分为分析前变异（CV_P）、分析变异（CV_A）和个体内生物学变异（CV_I）。

（一）分析前变异

正确的检验结果对于患者疾病的诊断和治疗具有非常重要的价值，但临床检验结果常常受到多种分析前因素的影响。临床医护人员、检验医师（技师）只有充分认识各种影响因素，才能最大程度地减少分析前因素对检验结果的影响，确保检验结果准确可靠，并为患者提供检验结果的合理解释及临床应用服务。分析前变异主要包括患者状态、标本采集、运送、处理与储存等环节（表3-1，表3-2）。

表3-1 个体因素引起的变异

类别	检验项目
年龄	儿童碱性磷酸酶的活性较成年人增高，新生儿红细胞数量、总胆红素和间接胆红素水平均较成年人增加
性别	男性高于女性：三酰甘油、胆红素、转氨酶、肌酐、尿酸、尿素氮、碱性磷酸酶、胆碱酯酶等；女性高于男性：网织红细胞、铜、高密度脂蛋白-胆固醇等
饮食	高脂饮食会引起血清三酰甘油明显增高，高蛋白饮食会升高血氨、尿酸和尿素；而长期素食者其低密度脂蛋白-胆固醇、极低密度脂蛋白-胆固醇均减低
运动	剧烈运动可引起碱性磷酸酶、尿酸、清蛋白、糖、无机磷、尿素、胆红素、天冬氨酸氨基转移酶等增加
刺激	咖啡因、乙醇、香烟、维生素C等影响血液和生化的许多指标
妊娠	妊娠中后期的葡萄糖、三酰甘油、总胆固醇、甲胎蛋白、铜蓝蛋白增加，而锌、铜、铁等减低

表3-2 标本采集、运送、处理与储存的变异

因素	可能影响的检验结果
采集时的环境情况	吵闹的环境和公开暴露的空间会使患者产生紧张情绪而影响较多的生化和血液指标
采集时间	血糖、血脂、激素等生化指标受空腹和昼夜节律影响较大
体位	总蛋白、酶、完全或部分结合的大分子物质（铁、类固醇及甲状腺激素类）、细胞站位采集的标本检测结果较卧位采集得出的结果约高出10%，坐位采集的样品结果介于两者之间
样本类型	毛细血管血和静脉血得出的葡萄糖结果不等同，毛细血管血和动脉血标本的氧分压不等同
采集准备	抗凝管的使用错误，血清和血浆的结果部分成分是不同的。血清较高含量的钾、乳酸脱氢酶及磷酸盐，这可能是由于凝块的形成和收缩所致；长时间压脉带的使用迫使小分子物质和水分从血管内出来，留下大分子物质，造成血液停滞后分析物升高
运送时间	不及时送检标本中的葡萄糖会很快降解；标本在离心前长时间的储存会造成血清钾、磷酸盐、天冬氨酸氨基转移酶及乳酸脱氢酶含量增高
分析前储存	标本分析前必须得到适当的储存。如需检测胆红素的标本储存时必须避光，检测CO_2尽量减少空气对总浓度及其他物质的影响，为了确保分析物的稳定性，一些标本必须在分离后快速冷冻

（二）分析中变异

每一种检测技术都存在方法固有的变异来源。尽管不能全部消除方法的固有变异，但是可以通过选择良好的方法学并严格按照标准操作规范进行检测以减少固有变异。传统意义上，变异分为两种：随机变异和系统变异，常常分别以精密度和偏倚表示。

1.随机变异（精密度） 随机变异固有地存在于分析系统和所采用方法内，可来源于温度的波动、移液管或稀释导致样品和（或）试剂容量发生变化、环境变化，材料处理的不一致。

2.系统变异（偏倚） 仪器、试剂、方法学、校准引起的偏倚的改变远大于固有的分析随机变异，是现代实验室质量控制和管理中的重要方面。

二、生物学变异数据的应用

生物学变异数据可应用于几个方面：设定分析质量指标，评价系列结果变化的显著性（参考变化值），评估运用群体的参考值，评估自我平衡设定点要求的样品数，评估报告结果的最佳方式，选择最佳样品（具有最低变异的个体），比较可用的检测项目，评估项目的临床应用。

三、生物学变异与质量规范

临床检验项目主要用于疾病诊断和疗效监测，将某个体的检验结果与参考人群结果相比较，判断有无异常，用于临床疾病的诊断，检验结果的准确性会影响医师的诊断方向。将某个体的当前检验结果与以前的结果相比较，判断有无变化，用于疾病的疗效监测，其有效性主要与分析重复性有关。

对检验项目人体生物学变异进行分析和研究，有助于了解人体处于不同状况下的标本检测值的变化，设定合适的参考范围，根据检验项目的个体内生物学变异（CV_I）和个体间生物学变异（CV_G）设定分析质量指标，将之与检测方法的分析变异相联系，可以了解本实验室的分析质量水平。

基于生物学变异的质量目标设定方式是目前临床检验领域普遍接受的方式（表3-3），它

具有优点：①考虑了检验项目在疾病监测和疾病诊断两大方面的临床使用与医学需求；②有可利用的生物学变异数据库；③计算模型简便易懂；④与实验室大小或规模无关，适用于大多数检验项目和所有实验室。

表3-3　基于生物学变异导出各水平分析性能规范的计算公式

不同水平	允许不精密度	允许偏移	允许总误差
最低水平	$CV_A \leqslant 0.75CV_I$	$B_A \leqslant 0.375 (CV_I^2+CV_G^2)^{1/2}$	$TEa \leqslant 1.65 (0.75CV_I) +0.375 (CV_I^2+CV_G^2)^{1/2}$
适当水平	$CV_A \leqslant 0.50CV_I$	$B_A \leqslant 0.250 (CV_I^2+CV_G^2)^{1/2}$	$TEa \leqslant 1.65 (0.75CV_I) +0.25 (CV_I^2+CV_G^2)^{1/2}$
最佳水平	$CV_A \leqslant 0.25CV_I$	$B_A \leqslant 0.125 (CV_I^2+CV_G^2)^{1/2}$	$TEa \leqslant 1.65 (0.75CV_I) +0.125 (CV_I^2+CV_G^2)^{1/2}$

各检验项目存在各自的生物学变异，检验项目目前所能达到的分析质量水平也不同（表3-4）。三种水平的分析质量目标按国际专家共识计算。不精密度主要影响临床监测，造成总随机误差［个体内生物学变异（CV_I）和分析变异］增加。三种水平的不精密度造成总随机变异增加的幅度分别为3%、12%、25%；偏倚主要影响临床诊断，相当于造成参考区间平移，从而出现错误诊断，三种水平的偏倚对应的"误判率"分别为4%、14%、32%。分析偏倚（B_A）的存在会引起人群的错误划分。如果B_A小于1/4人群生物学变异，超出参考区间的人群增加不超过16%；如果B_A小于1/8人群生物学变异，超出参考区间的人群增加不超过2%；如果B_A小于3/8人群生物学变异，超出参考区间的人群增加不超过34%。目前，已有人汇总270余种检验项目的个体内和个体间生物学变异数据（表3-6），见网址（http：//www.Westgard.com/biodatabasel.htm）。

表3-4　检验项目生物学变异的质量指标临床应用

检验	质量指标	可以接受的额外个体变异（误判率）
监测性检验	$CV_A < 0.5CV_I$	<12%
诊断性检验	$CV_A < 0.5CV_I$	<14%

【案例】

以总蛋白（TP）为例介绍基于生物学变异的临床生化检验项目分析质量目标的设定及方法学性能判断。

1.设定质量目标　根据生物学变异数据库得到TP的个体内生物变异$CV_I = 2.7$及个体间生物学变异$CV_G = 4.0$，计算人群生物学变异$(CV_I^2+CV_G^2)^{1/2} = 4.826$（表3-5）。

表3-5　总蛋白基于生物学变异导出各水平分析性能质量目标

不同水平	允许不精密度	允许偏移	允许总误差
最低水平	$CV_A \leqslant 2.025$	$B_A \leqslant 1.809$	$TEa \leqslant 5.15$
适当水平	$CV_A \leqslant 1.35$	$B_A \leqslant 1.206$	$TEa \leqslant 4.547$
最佳水平	$CV_A \leqslant 0.675$	$B_A \leqslant 0.603$	$TEa \leqslant 3.944$

2.根据质量目标进行方法学性能判断　通过计算TP的允许总误差判断两个实验室

的方法学性能是否可接受。如实验室A不精密度为CV 1.49%，偏倚B 1.5%，总误差＝B+1.65CV＝3.95%；如实验室B不精密度为CV 1.60%，偏倚B 3%，总误差5.64%。A实验室总误差在允许总误差适当水平，为方法可接受。B实验室总误差超过允许总误差最低水平，为方法不可接受，应舍弃。实验室B不精密度CV可接受，但偏倚B 超过最低水平目标，需改进该项目的准确性。

表3-6 个体内和个体间的变异系数、精密度、偏倚和总误差等要求的质量指标量值

标本	分析物	生物变异系数		需要的指标（%）		
		个体内	个体间	精密度	偏倚	总误差
血清	11-去氧皮质醇	21.3	31.5	10.7	9.5	27.1
血清	17-羟基黄体酮	19.6	52.4	9.8	14.6	30.2
血清	5'-核苷酸酶	11.3	12.6	5.7	4.2	13.6
血清	α_1-酸性糖蛋白	11.3	24.9	5.7	6.8	16.2
血清	α_1-抗胰凝乳蛋白酶	13.5	18.3	6.8	5.7	16.8
血清	α_1-抗胰蛋白酶	5.9	16.3	3.0	4.3	9.2
血清	α_1-球蛋白	11.4	22.6	5.7	6.3	15.7
尿液	α_1-微球蛋白，晨尿	33.0	58.0	16.5	16.7	43.9
血浆	α_1-抗纤溶蛋白酶	6.2	–	3.1	–	–
血清	α_2-球蛋白	10.3	12.7	5.2	4.1	12.6
血清	α_2-巨球蛋白	3.4	18.7	1.7	4.8	7.6
尿液	α_2-巨球蛋白整夜排出量	29.0	32.0	14.5	10.8	34.7
血清	α-淀粉酶	8.7	28.3	4.4	7.4	14.6
血清	α-胰淀粉酶	11.7	29.9	5.9	8.0	17.7
尿液	α-淀粉酶浓度（随机尿）	94.0	46.0	47.0	26.2	103.7
血清	α-胡萝卜素	35.8	65.0	17.9	18.6	18.1
血清	甲胎蛋白（非肝癌）	12.0	46.0	6.0	11.9	18.8
血清	维生素E	13.8	15.0	6.9	5.1	16.5
血清	酸性磷酸酶（ACP）	8.9	8.0	4.5	3.0	10.3
血清	抗酒石酸酸性磷酸酶	8.0	13.3	4.0	3.9	10.5
血清	前列腺酸性磷酸酶	33.8	–	16.9	–	–
血浆	活化部分促凝血酶原激酶时间	2.7	8.6	1.4	2.3	4.5
血清	酰基/游离肉（毒）碱	10.4	27.2	5.2	7.3	15.9
血浆	脂连蛋白	18.8	51.2	9.4	13.6	29.1
血清	腺苷脱氨酶	11.7	25.5	5.9	7.0	16.7
血清	丙氨酸转氨酶	24.3	41.6	12.2	12.0	32.1
血清	清蛋白	3.1	4.2	1.6	1.3	3.9
尿液	尿清蛋白，晨尿	36.0	55.0	18.0	16.4	46.1
血清	醛固酮	29.4	40.1	14.7	12.4	36.7
尿液	尿醛固酮	32.6	39.0	16.3	12.7	39.6
血清	碱性磷酸酶	6.4	24.8	3.2	6.4	11.7
血清	碱性磷酸酶骨同工酶	6.2	35.6	3.1	9.0	14.1

续表

标本	分析物	生物变异系数		需要的指标（%）		
		个体内	个体间	精密度	偏倚	总误差
血清	肝碱性磷酸酶	10.0	27.0	5.0	7.2	15.4
血清	胎盘碱性磷酸酶	19.1	–	9.6	–	–
尿液	氨	24.7	27.3	12.4	9.2	29.6
血清	淀粉样蛋白 A	25.0	61.0	12.5	16.5	37.1
血清	雄甾酮	11.1	51.1	5.6	13.1	22.2
血浆	血管紧张素转化酶	0.1	–	0.1	–	–
血浆	抗凝血酶Ⅲ	5.2	15.3	2.6	4.0	8.3
血清	载脂蛋白 A1	6.5	13.4	3.3	3.7	9.1
血清	载脂蛋白 B	6.9	22.8	3.5	6.0	11.6
血清	抗坏血酸	26.0	31.0	13.0	10.1	31.6
血清	天冬氨酸转氨酶	11.9	17.9	6.0	5.4	15.2
血清	β_2-微球蛋白	5.9	15.5	3.0	4.1	9.0
血清	嗜碱性粒细胞计数	28.0	54.8	14.0	15.4	38.5
尿液	第2次晨尿Ⅰ型胶原交联C肽后端/肌酐	23.4	–	11.7	–	–
血清	肌酸激酶	22.8	40.0	11.4	11.5	30.3
血清	肌酸激酶同工酶MB%	6.9	48.2	3.45	12.17	17.87
血清	肌酸激酶同工酶MB，酶活力	19.7	24.3	9.9	7.8	24.1
血清	肌酸激酶同工酶MB，蛋白量	18.4	61.2	9.2	16.0	31.2
血清	肌酐	5.3	14.2	2.7	3.8	8.2
血清	肌酐清除率	13.6	13.5	6.8	4.8	16.0
尿液	尿肌酐定量	24.0	24.5	12.0	8.6	28.4
尿液	尿24h肌酐排出量	11.0	23.0	5.5	6.4	15.4
血清	细胞角蛋白片段21.1	22.5	31.1	11.3	9.6	28.2
血清	胱蛋白酶抑制药	4.6	13.0	2.3	3.4	7.2
血浆	半胱氨酸	5.9	12.3	3.0	3.4	8.3
尿液	δ-氨基-γ-酮戊酸	16.0	27.0	8.0	7.8	21.0
血清	脱氧表雄酮硫酸盐	4.2	29.3	2.1	7.4	10.9
尿液	尿24h脱氧/肌酐	13.5	17.6	6.8	5.5	16.7
尿液	晨尿尿脱氧/肌酐	13.1	19.0	6.6	5.8	16.6
尿液	尿脱氧	26.5	35.7	13.3	11.1	363.0
血浆	二肽酰基肽酶Ⅳ	8.2	14.5	4.1	4.2	10.9
血清	二肽酰基肽酶Ⅳ	12.5	27.7	6.3	7.6	17.9
血浆	弹性蛋白酶	13.6	16.4	6.8	5.3	16.5
血清	内皮生长因子	10.7	47.6	5.4	12.2	21.0
全血	嗜酸性粒细胞计数	21.0	76.4	10.5	19.8	37.1
血清	葡萄糖	5.7	6.9	2.9	2.2	6.9
红细胞	红细胞葡萄糖-6-磷酸脱氢酶	32.8	31.8	16.4	11.4	38.8
全血-斑点	红细胞葡萄-6-磷酸-1-脱氢酶	7.3	10.3	3.7	3.2	9.2
血清	谷胱甘肽过氧化物酶	7.2	21.7	3.6	5.7	11.7
血清	糖化总蛋白	5.2	10.3	2.6	2.9	7.2

标本	分析物	生物变异系数		需要的指标（%）		
		个体内	个体间	精密度	偏倚	总误差
血清	糖化白蛋白	0.9	11.6	0.5	2.9	3.7
血浆，血清	结合珠蛋白	20.4	36.4	10.2	10.4	27.3
全血	血液血细胞比容	2.8	6.4	1.4	1.7	4.1
全血	血红蛋白	2.8	6.6	1.4	1.8	4.1
全血	糖化血红蛋白A_1C	1.9	4.0	1.0	1.1	2.7
血清	HDL胆固醇	7.1	19.7	3.6	5.2	11.1
血清	HDL_1胆固醇	5.5	27.2	2.8	6.9	11.5
血清	HDL_2胆固醇	15.7	40.7	7.9	10.9	23.9
血清	HDL_3胆固醇	7.0	14.3	3.5	4.0	9.8
血浆	同型半胱氨酸	9.0	40.3	4.5	10.3	17.7
血清	羟脯氨酸/肌酐	25.9	38.0	13.0	11.5	32.9
尿液	夜尿羟脯氨酸/分钟	36.1	38.8	18.1	13.2	43.0
血清	羟丁氨酸脱氢酶	8.8	–	4.4	–	–
血清	免疫球蛋白A	5.4	35.9	2.7	9.1	13.5
血清	免疫球蛋白G	4.5	16.5	2.3	4.3	8.0
血清	免疫球蛋白M	5.9	47.3	3.0	11.9	16.8
血清	免疫球蛋白κ链	4.8	15.3	2.4	4.0	8.0
血清	免疫球蛋白λ链	4.8	18.0	2.4	4.7	8.6
血清	胰岛素	21.2	58.3	10.6	15.5	32.9
血清	细胞间黏合分子-1	1.9	21.0	1.0	5.3	6.8
白细胞	干扰素受体	14.0	20.0	7.0	6.1	17.7
血清	白细胞介素-1B	30.0	36.0	15.0	11.7	36.5
血清	白细胞介素-8	24.0	31.0	12.0	9.8	29.6
血清	铁	26.5	23.2	13.3	8.8	30.7
全血	乳酸	27.2	16.7	13.6	8.0	30.4
血清	乳酸脱氢酶	8.6	14.7	4.3	4.3	11.4
血清	乳酸脱氢酶同工酶1	6.3	10.2	3.2	3.0	8.2
血清	乳酸脱氢酶同工酶2	4.9	4.3	2.5	1.6	5.7
血清	乳酸脱氢酶同工酶3	4.8	5.5	2.4	1.8	5.8
血清	乳酸脱氢酶同工酶4	9.4	9.0	4.7	3.3	11.0
血清	乳酸脱氢酶同工酶5	12.4	13.4	6.2	4.6	14.8
血浆	乳运铁蛋白	11.8	23.7	5.9	6.6	16.4
血浆	白细胞计数	10.9	19.6	5.5	5.6	14.6
血清	LDL胆固醇	8.3	25.7	4.2	6.8	13.6
血清	直接法LDL胆固醇	6.5	–	3.3	–	–
血浆	氧化LDL胆固醇	21.0	50.0	10.5	13.6	30.9
血清	LDL受体mRNA	21.5	13.0	10.8	6.4	24.1
全血	白细胞计数	10.9	19.6	5.5	5.6	14.6
血清	脂肪酶	23.1	33.1	11.6	10.1	29.1
血清	脂蛋白（a）	8.5	85.8	4.3	21.6	28.6

续表

标本	分析物	生物变异系数		需要的指标（%）		
		个体内	个体间	精密度	偏倚	总误差
血清	黄体素（脂色素）	19.5	21.0	9.8	7.2	23.3
血清	促黄体激素	14.5	27.8	7.3	7.8	19.8
血清	番茄红素	40.1	33.0	20.1	–	–
全血	淋巴细胞计数	10.4	27.8	5.2	7.4	16.0
全血	CD$_4$淋巴细胞	25.0	–	12.5	–	–
红细胞	红细胞镁	5.6	11.3	2.8	3.2	7.8
白细胞	白细胞镁	18.3	16.4	9.2	6.1	21.2
血清	血清镁	3.6	6.4	1.8	1.8	4.8
尿液	24h尿液镁浓度	45.4	37.4	22.7	14.7	52.2
尿液	尿液离子镁	1.9	5.1	1.0	1.4	2.9
尿液	24h尿液镁排出量	38.3	37.6	19.2	13.4	45.0
红细胞	红细胞平均血红蛋白（MCH）	1.6	5.2	0.8	1.4	2.7
红细胞	红细胞平均血红蛋白浓度（MCHC）	1.7	2.8	0.9	0.8	2.2
红细胞	红细胞平均体积（MCV）	1.3	4.8	0.7	1.2	2.3
血小板	血小板体积（MPV）	4.3	8.1	2.2	2.3	5.8
全血	单核细胞计数	17.8	49.8	8.9	13.2	27.9
血清	癌相关抗原黏蛋白（MCA）	10.1	39.3	5.1	10.1	18.5
血清	肌红蛋白	13.9	29.6	7.0	8.2	19.6
尿液	12h尿液N-乙酰氨基葡萄苷酶（NAG）	48.6	18.4	24.3	13.0	53.1
全血	中性粒细胞计数	16.1	32.8	8.1	9.1	22.4
尿液	尿氮	13.9	24.2	7.0	7.0	18.4
血清	非抑制——酶活力	3.8	37.2	1.9	9.3	12.5
血小板	去甲肾上腺素	9.5	–	4.8	–	–
血浆	去甲肾上腺素	19.5	–	9.8	–	–
尿液	第1次晨尿Ⅰ型胶原N端后肽/肌酐	17.2	44.8	8.6	12.0	26.2
血清	N-端BNP（利钠肽）后肽	17.2	28.8	8.6	8.4	22.6
血清	渗透压	1.3	1.2	0.7	0.4	1.5
血清	骨钙素	7.2	27.0	3.6	7.0	12.9
尿液	尿液草酸浓度	44.0	18.0	22.0	11.9	48.2
尿液	尿液草酸排出量	42.5	19.9	21.3	11.7	46.8
全血	PCO$_2$	4.8	5.3	2.4	1.8	5.7
全血	pH［H+1］	3.5	2.0	1.8	1.0	3.9
全血	pH	0.2	–	0.1	–	–
血清	对氧磷	13.4	84.0	6.7	21.3	32.3
血清	对氧磷酶1底物抑制	3.9	80.1	1.9	20.0	23.2
血清	对氧磷酶活性	8.0	86.4	4.0	21.7	28.3
血清	无机磷	8.5	9.4	4.3	3.2	10.2
尿液	无机磷浓度	26.4	26.5	13.2	9.4	31.1
尿液	尿液无机磷排出量	18.0	22.6	9.0	7.2	22.1
尿液	无机磷肾小管重吸收	2.7	3.3	1.4	1.1	3.3

续表

标本	分析物	生物变异系数		需要的指标（%）		
		个体内	个体间	精密度	偏倚	总误差
血清	磷脂	6.5	11.1	3.3	3.2	8.6
血浆	纤溶酶原	7.7	–	3.9	–	–
全血	血小板计数	9.1	21.9	5.9	9.9	13.4
全血	血小板分布宽度	2.8	–	1.4	–	–
全血	血小板比积	11.9	–	6.0	–	–
尿液	胆色素原	17.0	31.0	8.5	8.8	22.9
尿液	卟啉	40.0	–	20.0	–	–
白细胞	白细胞钾	13.6	13.4	6.8	4.8	16.0
血清	血清钾	4.8	5.6	2.4	1.8	5.8
尿液	尿液钾浓度	27.1	23.2	13.6	8.9	31.3
尿液	尿液钾排出量	24.4	22.2	12.2	8.2	28.4
血清	前清蛋白	10.9	19.1	5.5	5.5	14.5
血清	Ⅰ型C端原胶原	7.8	–	3.9	–	–
血清	Ⅰ型N端原胶原	6.8	18.4	3.4	4.9	10.5
血浆	促乳素（男性）	6.9	61.2	3.5	15.4	21.1
血浆	脯氨酰肽链内切酶	16.8	13.9	8.4	5.5	19.3
血清	备解素因子B	9.5	11.2	4.7	3.7	11.5
血清	前列腺特异性抗原（PSA）	18.1	72.4	9.1	18.7	33.6
血清	蛋白C	5.8	55.2	2.9	13.9	18.7
血浆	蛋白S	5.8	63.4	2.9	15.9	20.7
尿液	24h 尿液蛋白浓度	39.6	17.8	19.8	10.9	43.5
尿液	尿液蛋白排出量	35.5	23.7	17.8	10.7	40.0
血清	总蛋白	2.7	4.0	1.4	1.2	3.4
血浆	凝血酶原时间	4.0	6.8	2.0	2.0	5.3
尿液	晨尿斑点吡啶/肌酐	8.7	17.6	4.4	4.9	12.1
全血	丙酮酸	15.2	13.0	7.6	5.0	17.5
全血	红细胞分布宽度（RDW）	3.5	5.7	1.8	1.7	4.6
血清	网织红细胞强荧光计数	10.0	62.0	5.0	15.7	24.0
血清	网织红细胞弱荧光计数	1.6	4.9	0.8	1.3	2.6
血清	网织红细胞中等荧光计数	13.0	33.0	6.5	8.9	19.6
血清	网织红细胞计数	11.0	29.0	5.5	7.8	16.8
血浆	维生素	6.2	21.0	3.1	5.5	10.6
血清	维生素	13.6	19.0	6.8	5.8	17.1
血清	类风湿因子	8.5	24.5	4.3	6.5	13.5
血清	鳞状细胞癌抗原	39.4	35.7	19.7	13.3	45.8
血浆	硒	12.0	14.0	6.0	4.6	14.5
全血	硒	12.0	12.0	6.0	4.2	14.1
精液	精子浓度	26.8	56.4	13.4	15.6	37.7
精液	精子形态学	19.6	44.0	9.8	12.0	28.2

标本	分析物	生物变异系数		需要的指标（%）		
		个体内	个体间	精密度	偏倚	总误差
精液	精子向前运动性	15.2	32.8	7.6	9.0	21.6
精液	精子向前快速运动性	18.8	51.8	9.4	13.8	29.3
精液	精子总动力	18.4	29.8	9.2	8.8	23.9
精液	精子活力	10.3	25.8	5.2	6.9	15.4
血清	性激素结合球蛋白（SHBG）	12.1	42.7	6.1	11.1	21.1
红细胞	红细胞钠	1.8	12.4	0.9	3.1	4.6
白细胞	白细胞钠	51.0	36.4	25.5	15.7	57.7
血清	碳酸氢钠	4.8	4.7	2.4	1.7	5.6
汗液	汗液氯化钠	15.0	25.0	7.5	7.3	19.7
尿液	24h尿钠浓度	24.0	26.8	12.0	9.0	28.8
尿液	24h尿钠排出量	28.7	16.7	14.4	8.3	32.0
血浆	可溶性CD$_{163}$	9.0	35.9	4.5	9.3	16.7
血清	可溶性CD$_{163}$	4.5	4.5	2.3	1.6	5.3
血清	超氧（化）物歧化酶	17.1	10.5	8.6	5.0	19.1
红细胞	超氧（化）物歧化酶	12.3	4.9	6.2	3.3	13.5
血清	睾酮	9.3	23.7	4.7	6.4	14.0
唾液	睾酮	17.3	28.8	8.7	8.4	22.7
尿液	睾酮	25.0	–	12.5		
血清	甲状腺球蛋白	0.2	0.4	0.1	0.1	0.3
血清	甲状腺球蛋白抗体	8.5	82.0	4.3	20.6	27.6
血清	甲状腺过氧化物酶抗体	11.3	147.0	5.7	36.9	46.2
血清	促甲状腺激素（TSH）	19.3	19.7	9.7	6.9	22.8
血清	促甲状腺素受体抗体	4.8	–	2.4	–	–
血清	甲状腺素结合球蛋白（TBG）	4.4	12.6	2.2	3.3	7.0
血清	甲状腺素	4.9	10.9	2.5	3.0	7.0
血清	组织多肽抗原（TPA）	28.7	40.4	14.4	12.4	36.1
血清	组织多肽特异性抗原（TPS）	36.1	108.0	18.1	28.5	58.3
血清	总肉碱	7.7	13.8	3.9	4.0	10.3
尿液	24h尿液总儿茶酚胺	24.0	32.0	12.0	10.0	29.8
尿液	总卟啉	40.0	–	20.0		
血清	转铁蛋白	3.0	4.3	1.5	1.3	3.8
血清	三酰甘油	20.9	37.2	10.5	10.7	27.9
血清	三碘甲腺原氨酸（T$_3$）	8.7	17.2	4.4	4.8	12.0
血清	肿瘤坏死因子-α	43.0	29.0	21.5	13.0	48.4
血清	尿酸	9.0	17.6	4.5	4.9	12.4
尿液	24h尿液尿酸浓度	24.7	22.1	12.4	8.3	28.7
尿液	24h尿液尿酸排出量	18.5	14.4	9.3	5.0	21.1
血清	尿素	12.3	18.3	6.2	5.5	15.7
尿液	24h尿液尿素浓度	22.7	25.9	11.4	8.6	27.3
尿液	24h尿液尿素排出量	17.4	25.4	8.7	7.7	22.1

标本	分析物	生物变异系数		需要的指标（%）		
		个体内	个体间	精密度	偏倚	总误差
尿液	24h尿液香草扁桃酸浓度	22.2	47.0	11.1	13.0	31.3
血清	血管细胞黏附分子-1	5.2	16.0	2.6	4.2	8.5
血清	血管内皮细胞生长因子	14.1	28.8	7.1	8.0	19.6
血浆	维生素B_1	4.8	12.0	2.4	3.2	7.2
全血	维生素B_2（核黄素）	5.8	10.0	2.9	2.9	7.7
红细胞	维生素B_2	6.4	11.0	3.2	3.2	8.5
红细胞	维生素B_2状态（谷胱甘肽还原酶活力）	5.2	40.0	2.6	10.1	14.4
红细胞	维生素B_{12}	15.0	69.0	7.5	17.7	30.0
红细胞	维生素B_6	14.0	24.0	7.0	6.9	18.5
全血	维生素B_6	20.0	34.0	10.0	9.9	26.4
红细胞	维生素B_6状态（AST激活）	1.4	44.0	0.7	11.0	12.2
红细胞	维生素E（α-生育酚）	7.6	21.0	3.8	5.6	11.9
红细胞	维生素K（叶绿醌）	38.0	44.0	19.0	14.5	45.9
血清	VLDL胆固醇	27.6	–	13.8	–	–
血浆	血友病因子	0.001	28.3	0.0005	7.1	7.1
血浆	血友病因子抗原	5.0	18.0	2.5	4.7	8.8
血清	水	3.1	0.1	1.6	0.8	3.3
血清	玉米黄质	34.7	–	17.4	–	–
血清	锌	9.3	9.4	4.7	3.3	11.0
血浆	锌	11.0	14.0	5.5	4.5	

第二节　患者状态对检验结果的影响

一、影响检验结果的患者因素

患者的身体状态可影响很多常规检验项目，这些影响因素包括饮食、运动、吸烟、长期饮酒、药物、年龄、性别、昼夜节律、女性生理周期和妊娠期等。临床医师在标本采集及分析相关指标的检测结果时，需要考虑这些因素对检测结果的影响，以保证检验结果客观真实地反映患者的生理和病理状态。

（一）饮食

饮食是为人体提供能量的途径，但是餐后时间的长短、饮食结构及食物种类对部分检验指标存在一定的影响，在进行相关检测前应遵循医嘱。采血前1d保持平时的饮食习惯。避免饮咖啡、浓茶及酒类。多数试验，尤其是血液学检查，采血前应空腹8～12h，因为吸收多的饮食成分不仅可以直接影响测定时的吸光度（如三酰甘油造成的浑浊），而且还可以改变血液成分，影响检测结果。一般是在清晨、空腹时（餐后6～8h）采集患者血液，避免饮食对检验结果的影响。饮食对部分检验指标的影响如下。

1.餐后时间　正常饮食后，各种食物被消化吸收，血液中的葡萄糖、血脂会随之升高，胰岛素由于高葡萄糖的刺激也会升高，这些影响都与餐后时间直接相关，而常见检测指标参考范围的建立都是基于空腹健康人，所以应注意餐后时间对检测结果的影响。

2.饮食结构及食物种类　不同的食物所含的成分不一样，对检验结果也有影响；如高蛋白可使血尿素氮和肌酐增高；高核酸食物、动物内脏可致尿酸明显升高；高脂肪饮食会导致乳糜微粒及三酰甘油升高，还会影响肝功能和免疫球蛋白等的测定。

3.饥饿　空腹是指餐后时间超过8h，但有些患者由于种种原因空腹时间过长，达到饥饿状态，对检测结果会产生一定的影响。空腹时间过长会导致超过16种检测指标发生改变，如葡萄糖、胆固醇、载脂蛋白、尿素氮降低，肌酐、尿素、脂肪酸及尿液中酮体的含量会上升，患者需避免饥饿影响检验项目的结果。

（二）运动

运动影响检验项目结果的机制可分为两方面：一方面，运动可通过出汗及呼吸改变人体内液体容量及分布；另一方面，剧烈运动可使人体处于应激状态，可使白细胞、血红蛋白、肾上腺素、糖皮质激素、胰岛素浓度发生改变。运动对检验结果的影响程度与个体平时的体育锻炼程度有关。因此，要求患者在清晨采血，住院患者可在起床前采血，门诊患者需休息15min以上。在采血的前1d和采血当日早晨应避免剧烈运动和劳动。

（三）吸烟

长期吸烟可导致机体发生一些生物化学及细胞学的变化。吸烟除引起肾上腺素、儿茶酚胺、醛固酮、癌胚抗原和皮质醇等物质浓度的增高外，一氧化碳含量可达8%，还可导致血红蛋白浓度、白细胞和红细胞数量、细胞平均容积增高；此外，吸烟可降低高密度脂蛋白胆固醇的浓度、嗜酸性粒细胞减少。

（四）饮酒

饮酒可发生短期及长期效应，短期效应指在饮酒后2～4h产生的效应，包括血糖水平降低、乳酸水平升高、血清AST及ALT活性升高等，可在检测前嘱咐患者禁酒。长期饮酒可使血清中的肝酶（如GGT等）活性增加，如果患者GGT略微偏高时需要考虑是否为患者长期饮酒所致。

（五）药物

很多药物可诱发人体内特定的生理效应，干扰临床检验的分析方法，从而改变某些检验项目的结果。在分析药物对检验结果的影响中，应重点注意药物竞争性与蛋白结合的高亲和力，以及与蛋白质发生交叉反应，使用抗生素对微生物培养结果的影响。为了保证检验项目数据的准确性，一般要求患者停药2d后采血，放、化疗患者要求在放、化疗前采血。

（六）年龄和性别

某些血清生化指标浓度具有年龄相关性，这种相关性源于多种因素，如器官和系统的功能成熟程度、机体含水量和体重。在特定情况下，甚至在确定参考范围时也必须要考虑这些差异。

（七）生理周期及妊娠

女性性激素水平随月经周期而不断地发生变化。在妊娠期的不同阶段，由于胎儿快速生长的需要，孕妇体内部分激素检测结果也与常人不同，甚至形成独特的"妊娠参考区间"，临床医师在分析检验结果时应充分考虑女性生理周期及妊娠期的影响。

（八）昼夜节律

部分检验项目随时间变化呈周期性的改变。如葡萄糖、钾、铁等存在日内变化。睾酮和甲状腺素等激素的分泌有明显的时间节律变化，皮质醇呈昼夜节律，在分析检验结果时需要考虑标本采集时间。

（九）采血体位

血液和组织间液因体位不同而产生平衡改变，从而影响血液循环。因此，细胞成分和大分子物质（如蛋白质、酶类等）会因体位改变产生明显的影响，对于可以被滤过的小分子物质不受体位的影响，如葡萄糖。在进行动脉血气分析及检测二氧化碳分压和氧分压时，注意检验结果，卧位比坐位和站立位高。为了减少体位对检验结果的影响，静脉采血多采用卧位或坐位，门诊患者常采用坐位，所以住院患者与门诊患者检查的结果会有所差别。故采集标本时要尽量固定体位，如有可能，应备注体位信息，尤其是长期卧床的患者。

二、患者自采标本的质量控制

为了减少标本采集活动对检测结果的影响，应制定各种标本采集的标准流程，供患者和医师参考，以下为常见患者自取标本推荐的采集程序。

（一）尿液标本

1.物品准备　一次性清洁无菌尿杯、一次性带盖的塑料试管。

2.患者准备及尿液标本采集方法

（1）男性

患者准备：采集尿液前应先洗手；推开包皮露出尿道口；消毒尿道口及阴茎头；前段尿弃掉，收集中段尿于一次性无菌尿杯或一次性带盖的塑料试管（图3-1）。留取尿液标本5～10ml，送至相应检测室。

尿液标本采集方法：清洗尿道口，留取中段尿。

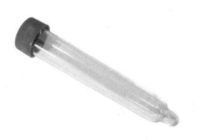

图3-1　一次性尿试管

（2）女性

患者准备：采集尿液前应先洗手；采取蹲坐姿势；消毒尿道口和周围；前段尿弃掉，收集中段尿于一次性无菌尿杯（图3-2）或一次性带盖的塑料试管。留取尿液标本5～10ml，送至相应检测室。注意：避开月经期。

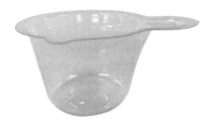

图3-2　一次性尿杯

尿液标本采集方法：清洗尿道口周围，用尿杯留取中段尿。

3.尿液标本的种类及留取方法

（1）晨尿：晨起后，在未进食和未运动前排的尿液，又称首次晨尿。采集前提供患者容器并告知留取尿液方法、注意事项等。

（2）随机尿：随机排尿。无须患者做任何准备的尿液，称为随机尿，是尿常规检查常用尿液采集方法，但受饮食、饮水、输液、剧烈运动等多种因素影响，容易漏诊。仅适用于门诊、急诊患者的常规过筛检验。

（3）空腹尿：餐前的尿液标本。用于糖尿病患者的尿糖测定。

（4）餐后尿：餐后2h收集的尿液，用于蛋白尿、尿糖、尿胆原测定。

（5）3h尿：上午3h的尿液标本。具体方法是：嘱咐患者于留尿前1d多进食高蛋白食物，少饮水，使尿液浓缩呈偏酸性。留尿日，5：00膀胱排空尿液，然后卧床3h，至8：00收集所有尿液标本，从中留取送检尿液标本5ml，并注明总尿量。此尿标本适用于测定患者每小时或每分钟细胞排泄率。

（6）12h尿：用于Addis计数。嘱咐患者于20：00膀胱排空尿液，再收集以后12h内所有尿液（至次日8：00）。在留尿之前需到医学检验科领取防腐剂甲醛，并在第一次留尿时放入容器内，从中留取送检尿液标本5ml，并注明总尿量。

（7）24h尿：患者于8：00膀胱排空尿液，收集24h内所有尿液标本。在留尿之前需到医学检验科领取防腐剂甲苯并在第一次留尿时放入防腐剂，从中留取送检尿液标本5ml，并注明总尿量。

4.标本采集容器的选择　见表3-7。

5.常用的化学防腐剂

（1）甲苯：较常用，如24h尿酸定量测定、24h尿蛋白定量测定以及24h尿糖定量测定的检测。每100ml尿液中加1ml。

（2）甲醛：常用于24h尿离子定量及Addis计数测定。每100ml尿液中加入0.5ml。

6.注意事项

（1）根据标本采集时间，可分为晨尿、随机尿、空腹尿、餐后尿、计时尿（3h、12h、24h）等。一般定性分析测定，可在任意时间留取标本。常规定性分析，多采用晨尿。肾功能和有形成分排出率的估计多用计时尿。许多定量分析需收集24h尿液。微生物检验的标本应取尿道排出的中段尿并立即送检。一般尿液检查应留取新鲜尿液至清净、干燥容器中立即送检。

（2）最好在收集标本2h内做分析。收集24h尿液标本，应按相关检测项目要求添加防腐剂，如不能立即送检，应在 0 ～ 4℃冰箱中冷藏。

（3）特殊检查，如尿妊娠试验、尿糖定性试验一般应留取空腹晨尿送检。

（4）口服药物可影响检测结果，如静脉滴注大剂量青霉素、维生素 C 等可影响尿蛋白、尿糖及尿隐血试验结果。

（5）标本应避免污染。

表 3-7　尿液标本无菌容器选择

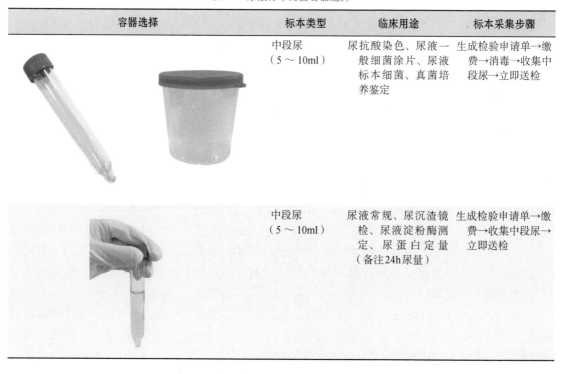

容器选择	标本类型	临床用途	标本采集步骤
	中段尿（5 ～ 10ml）	尿抗酸染色、尿液一般细菌涂片、尿液标本细菌、真菌培养鉴定	生成检验申请单→缴费→消毒→收集中段尿→立即送检
	中段尿（5 ～ 10ml）	尿液常规、尿沉渣镜检、尿液淀粉酶测定、尿蛋白定量（备注24h尿量）	生成检验申请单→缴费→收集中段尿→立即送检

（二）粪便标本

1.物品准备　一次性粪便有盖采集盒或采集杯、棉签等。

2.患者准备

（1）采样时间选择：检查前应食用清淡饮食、禁食肉类和含动物血的食物、禁服维生素 C 及铁剂等药品、腹泻及发热患者做细菌培养应在使用抗生素前采集标本。

（2）样本采集方法：门诊患者到门诊临床检验窗口、住院患者到护士工作站领取粪便采集盒或采集杯，留取粪便标本 2 ～ 3g（指头大小），尽量挑选黏液、脓液、血液部分送至临床检验室检查。通常采用自然排便法，无粪便者又必须检查时，可通过肛门指检或肛拭子采集。

（3）粪便标本采集容器选择：见表 3-8。

3.注意事项

（1）粪便常规检验留取 2 ～ 3g（指头大小），应留取新鲜含病理成分样本，如黏液、血液（红色或黑色部分）；若无病理成分，可多部位取材。做粪便培养标本不得污染、不能直接从尿布上、便盆中取样。

（2）隐血试验检查标本，要求标本收集前3d患者禁食动物性食物，且未服用铁剂、铋剂、动物血液及绿叶蔬菜等可能影响检测结果的食物。

（3）细菌培养检查收集粪便标本于无菌封口容器内，避免消毒剂及其他化学药品混入。

（4）阿米巴滋养体检测应注意标本保温并立即送检。

（5）标本应新鲜，不得混入尿液及其他成分，禁止从便盆中采集。防止粪便干燥、不得污染容器外壁及检验申请单等。

表3-8 粪便检查容器选择

容器选择		标本类型	临床用途	标本采集步骤
		粪便（最好含黏液、血液等异常部分2～3g）	粪便细菌、真菌培养与鉴定、一般细菌涂片	生成检验申请单→缴费→收集粪便→立即送检
		粪便（最好含黏液、血液等异常部分2～3g）	粪便常规、隐血试验	生成检验申请单→缴费→收集粪便→立即送检

（三）精液标本

1. 物品准备 洁净干燥的硬质塑料刻度管或无菌容器。

2. 患者准备

（1）采集标本前必须禁欲3～5d。排精液前应先排净尿液。若进行精液细菌培养，应先消毒尿道口，将精液收集于无菌容器内。患者到检验科窗口领取洁净干燥的硬质塑料刻度管或无菌容器。自行采集一次射精的全部精液量于容器内，保温（25℃左右）、及时送检（30min内）。

（2）精液采集方法适宜用手淫法：由受检者自行手淫射精，并将一次射精排出的全部精液送检。

（3）精液标本采集容器的选择：见表3-9。

3. 注意事项

（1）精液检查前3～5d需禁欲，同时保持身体状态良好。

（2）采精液前清洗手和生殖器，特别是阴茎龟头处，安静环境采集，晨起采精液最佳。

（3）采集精液不宜用避孕套留取，因避孕套含杀精药液影响检验结果。

（4）需留取一次排出的全量精液。

（5）精液采集后须及时送检，即在30min内送检。

表3-9　精液检测标本采集容器选择

容器选择	标本类型	临床用途	标本采集步骤
	精液（一次射精全部量）	精液真菌、细菌培养、涂片检查	生成检验申请单→缴费→尿道口消毒→手淫采集→立即送检（30min内完成）
	精液（一次射精全部量）	精液常规检测、质量分析	生成检验申请单→缴费→尿道口消毒→手淫采集→立即送检（30min内完成）

（四）痰液标本

1.物品准备　一次性有盖痰液采集盒或采集杯、棉签等。

2.患者准备

（1）采集时间：以晨痰最好，培养取样应在使用抗生素前采集，如已用药，则应选血药浓度最低水平时采样。若做抗酸染色检查，应至少连续送3d，每天1次。

（2）采集方法：为减少上呼吸道正常细菌污染，采集前告知患者用温开水充分漱口，深呼吸数次后用手压住胸部，用力自气管咳出第一口痰液于广口无菌容器内，立即送检，不可混入唾液。

（3）痰液标本采集容器选择：见表3-10。

表3-10　痰液检测标本采集容器选择

容器选择	标本类型	临床用途	标本制备步骤
	自然咳痰	细菌培养、涂片	反复漱口→深咳痰→吐入痰杯→立即送检

3.注意事项

（1）患者将口内唾液吐出，并用力将咽喉分泌物咳出弃掉。若进食不久，则应先刷牙，以免食物残渣混入痰内。嘱患者从肺部深处用力咳嗽，若痰液从肺部咳出，咳嗽声音深沉，所得痰液较黏稠，可牵成丝；若所咳为唾液，则稀薄如水且无黏性。

（2）一般检查以清晨深咳后第1～2口痰为宜，咳出的痰液盛于干燥、清洁的容器内送检。

（3）做24h痰量和分层检查时，应嘱患者将痰吐在无色、广口大玻璃瓶内，加少许防腐剂苯酚防腐。

（4）做细胞学检验时，每次咳痰5～6口，总量5ml左右送检。或收集9：00～10：00的新鲜痰液。

（5）幼儿痰液收集困难时，可用消毒棉拭子刺激喉部引发咳嗽反射，用棉签刮取标本。

（6）对痰少而咳不出的患者，应鼓励患者咳嗽，可先漱口，在室内外做深呼吸或适当的运动，诱发咳嗽。

（7）有吸烟习惯的患者，咳嗽前可吸1～2支烟，促进咳嗽。

（8）必要时，可应用超声雾化吸入法、改变体位引流、支气管擦拭法、胸壁叩击法等收集标本。

（9）纤维支气管镜可直接从病灶处采集标本。

【案例经过】

某日下午，一女患者来取报告单，发现血糖结果与前几次结果比较，有较大的差异，咨询检验科工作人员，怀疑检验科搞错了。经过核实标本管上条码唯一识别号，电子报告单与患者基本信息吻合，条码无粘贴错误痕迹，调查仪器中检验结果均无误，经复查原标本管，无太大差异，于是跟患者解释标本没有搞错，如有疑虑明日空腹重采血复查。经第二日重抽血复查结果相差不大。

【分析】

该患者血糖结果与前几次测定结果差异大的原因较多，包括采血前使用降糖药、饮食、情绪、睡眠情况、运动等多方面的原因，医师应告知患者采血前应注意的事项。

【质量控制环节】

患者状态对检验结果的影响是多方面的，医师需要告知患者采血前用药和饮食、运动等会导致血糖等结果的差异，保证诊疗过程中结果的可比性，检验人员有义务帮助患者了解检验项目波动的原因。因此，该部分内容医师、护士、检验技师均需定期培训学习。

第三节　临床医师与检验前质量控制

临床医师为了正确分析检验报告，需了解影响检验结果的生物学因素，知晓样本采集要求，慎重对待检验样本的采集，熟悉药物对检验项目的影响等。

一、医嘱的生成

（一）医师在"住院/门诊医师站"为患者开具检验申请单或者电子申请单

检验申请单内容包括患者姓名、性别及年龄；患者唯一性标识：住院号或门诊号；临床诊断；检验项目；医师姓名、科室、申请时间。

对于采用了电子病历的医院，可通过患者唯一性条形码标识查询到更多的临床资料，例如，对于血糖检测结果降低的患者，可以通过医院信息管理系统（hospital information system，HIS）查阅患者是否使用了胰岛素，或者是否由于空腹时间过长导致，这些信息都可以通过申请表信息获取（图3-3）。临床实验室需用申请时间计算结果回报时间（turn around time，TAT），TAT是衡量临床实验室检验质量的重要指标之一。

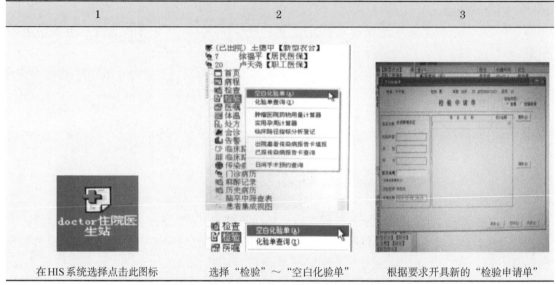

1	2	3
在HIS系统选择点击此图标	选择"检验"～"空白化验单"	根据要求开具新的"检验申请单"

图3-3　住院/门诊医师站开具检验申请单页面

（二）口头申请程序

口头检验申请是没有"申请单"的一种特殊申请形式，临床实验室在实际工作中经常会遇到临床医师的电话通知：根据患者的实际情况，要求对已送检的标本变更检验目的。各临床实验室可根据医院和实验室的实际情况规定接受口头申请时间并文件化。

二、医师采集检验标本的质量控制

（一）导管尿标本

以无菌操作从尿道管取中段尿、导尿管内流出的尿液即导管尿标本，有时采用耻骨弓上穿刺膀胱取尿来代替。尿道口插入主要对潴留或排尿困难时的尿液标本采集。婴幼儿患者由于不能自行采集尿液标本且经常不能主动配合，需要医务人员的协助，用0.1%苯扎溴铵消毒尿道口、会阴部，将标本瓶紧贴尿道口收集尿液或用小儿专用尿袋收集。

（二）脑脊液标本

通常行腰椎穿刺，或者由小脑延髓池及侧脑室穿刺获得脑脊液标本，需无菌操作以避免细菌污染，穿刺成功后首先进行压力测定，将脑脊液分别收集于3～4支试管进行化学、微生物学及细胞学分析。

1.物品准备　0.5%碘伏、2%利多卡因、腰椎穿刺包、穿刺针头、测压管、消毒后的手套、纱布、棉签、医用胶布、口罩、试管及无菌管等，必要时备好抢救用药。

2.患者准备　了解做腰椎穿刺术的目的，解除顾虑、放松心情，术前做好皮肤清洁以防感染发生，术前排尽尿液，积极配合医师的处置工作。

3.操作步骤　表3-11。

表3-11　脑脊液标本采集操作步骤

简易操作流程	具体操作步骤
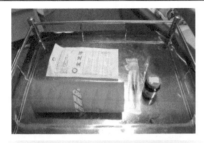	物品准备：0.5%碘伏、2%利多卡因、腰椎穿刺包、穿刺针头、测压管、无菌手套、纱布、棉签、医用胶布、口罩、试管及无菌管等
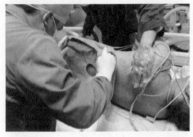	消毒、铺巾：穿刺定位后，用碘伏棉签在穿刺点处停留2s，以穿刺点为中心，以同心圆方式从内向外消毒约5cm²后，铺上无菌洞巾
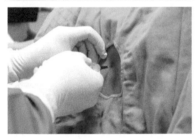	局部麻醉：用2%利多卡因进行局部麻醉，由浅入深
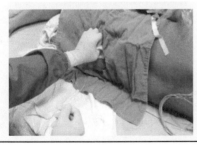	拔针消毒固定：插入针芯后和穿刺针一同拔出后，再次消毒，以无菌医用纱布固定，嘱患者穿刺部位3d内不沾水

（1）医师工作站HIS系统生成检验申请单，将条形码粘贴在相应容器壁，由临床医护人员协助标本采集。

（2）腰椎穿刺术部位：选择髂后上棘连线与后正中线的交点为穿刺点，即第3～4腰椎棘突间隙，也可在上或下一腰椎间隙。

（3）方法

①患者准备体位：侧卧位，上半身与床面垂直，两手抱膝且紧贴腹部，头向前胸弯曲，使躯干呈弓形，或由一名医护人员抱住患者头部，另一人挽住双下肢腘窝处并用力抱紧，让脊柱尽量后凸以增宽脊椎间隙。

②无菌操作：戴手套，打开腰椎穿刺包，0.5%碘伏消毒，铺巾，2%利多卡因局部麻醉。

③穿刺：医师左手固定穿刺皮肤，右手持穿刺针以垂直背部方向缓缓刺入，针尖稍斜向头部，成年人进针深度4～6cm，儿童2～4cm。当有"落空感"时，针头应该穿进韧带与硬脑膜，此时将针芯慢慢抽出，即可见脑脊液流出，正常为无色透明液体。

④测量压力：颅内压增高者，禁止继续穿刺。测压管测量压力，侧卧位正常脑脊液压力为70～180mmH$_2$O（1mmH$_2$O＝0.0098kPa）或40～50滴/分钟。可用颈静脉压迫试验了解蛛网膜下腔有无阻塞。即在测初压后，由助手先压迫一侧颈静脉约10s，再压另一侧，最后同时压双侧颈静脉。正常压迫静脉后，脑脊液压力立即迅速升高1倍左右，解除压迫后10～20s，迅速降至原来水平，称为梗阻试验阴性，提示蛛网膜下腔通畅。若压迫颈静脉后，不能使脑脊液压力升高，则为梗阻试验阳性，提示蛛网膜下腔完全阻塞。若施压后压力缓慢上升，放松后又缓慢下降，提示有不完全阻塞。

⑤采样顺序：收集脑脊液2～5ml送检；脑脊液应采集3管，第1管用于细菌培养检查（无菌操作、无菌容器盛装），第2管用于常规检查，第3管用于生化、免疫检查。3管的顺序不能颠倒。

⑥术毕，将针芯插入后一并拔出，消毒、固定。

⑦去枕平稳休息4～6h，以免引起术后低颅压症。

4.脑脊液标本采集容器的选择　见表3-12。

表3-12　脑脊液标本容器选择

容器选择	标本类型	临床用途	标本采集步骤
	脑脊液（5～10ml）	脑脊液细菌、真菌培养、涂片检查	生成检验申请单→缴费→医师协助采集→立即送检（放置时间过久细菌死亡溶解）
	脑脊液（＞0.5ml）	脑脊液常规、生化、免疫项目、抗酸染色、真菌涂片检查	生成检验申请单→缴费→医师协助采集→立即送检（30min后葡萄糖检测严重受影响）

5.注意事项

（1）严格掌握禁忌证，凡疑有颅内压升高者必须先做眼底检查，如有明显视神经盘水肿或脑疝先兆者，禁止穿刺。若患者处于休克、衰竭或濒危状态及局部皮肤有炎症、颅后有占位性病变者均禁止穿刺。

（2）穿刺时患者如出现脉搏、呼吸、面色异常等反应，应立即停止操作，并做相应处理。

（3）标本采集前应核对姓名和检验项目，明确标本要求。

（4）应尽量避免脑脊液凝固和血液混入。

（5）标本收集后，应立即送检。久置可致细胞破坏、葡萄糖分解、病原菌死亡或溶解。

（三）胸膜腔积液、腹膜腔积液、心包膜腔积液、浆膜腔积液标本

由临床医师对患者采取局部麻醉后经胸膜腔穿刺术、腹膜腔穿刺术和心包膜腔穿刺术采集积液标本，留取中段液体分别置于不同消毒试管内，且宜根据需要采取适当的抗凝剂予以抗凝，另应分别留1管不加抗凝剂的标本，用于观察有无凝固现象。

1.物品准备　0.5%碘伏、2%利多卡因、止血钳、无菌洞巾、纱布、棉签，胸腔穿刺针、一次性注射器、相应标本采集容器（数量和种类根据检验要求选择）、试管架、标记笔、口罩、无菌手套、医用胶布等。

2.患者准备　做好穿刺准备，配合医师工作。

3.操作步骤

（1）胸腔积液标本采集要求

①部位选择：临床医师选择胸部叩诊实音最为明显部位或在B超定位穿刺点，一般取肩胛线或腋后线第7～8肋间，也可取腋中线第6～7肋间或腋前线第5肋间。

②操作方法

a.取坐位，反坐于椅子上，两前臂平直搭于椅背，前额靠贴于前臂，或取半卧位，前臂上举后抱于头枕部。

b.消毒待穿刺部位皮肤，戴无菌手套，覆盖无菌洞巾。

c.2%利多卡因进行局部麻醉。

d.医师以左手示指和中指固定穿刺部位，右手将穿刺针的三通活栓转到与胸腔关闭处，再将穿刺针在麻醉处缓缓刺入，当针锋插入突然有"落空感"时，将三通活栓转至与胸腔相通，进行抽液。注射器抽满后，转动三通活栓使其与外界相通，排出液体。如用较粗的长穿刺针代替胸腔穿刺针时，先将针座处连接的橡皮管用血管钳夹住，然后进行穿刺，进入胸腔后再接上注射器，松开止血钳，抽吸液体，抽满后再次夹住橡皮管，取下注射器，将液体注入弯盘，计量及留取标本送检（常规、生化、免疫等留3～5ml，脱落细胞留10～30ml，细菌培养时应用无菌容器收集2～5ml）。

e.抽液结束后拔出穿刺针，覆盖无菌纱布，稍用力压迫片刻，用胶布固定后嘱患者静卧。

（2）腹水标本采集要求

①部位选择

a.左下腹肚脐与髂前上棘连线的中、外1/3交点处。

b.脐与耻骨联合连线中点上方1.0cm，偏左或偏右1.5cm处。

c.诊断性穿刺：侧卧位，在脐水平与腋中线之延长线相交处。

d.需在B超检查指导下定位穿刺：少量积液，有包囊性分隔时。

②操作方法

a.术前嘱患者排空膀胱尿液以防穿刺损伤膀胱。

b.取坐位靠背椅上，衰弱者可取半卧位、平卧位或侧卧位。

c.穿刺部位局部皮肤消毒、戴手套、铺巾，以2%利多卡因进行局部麻醉。

d.术者左手固定穿刺皮肤，右手持穿刺针经麻醉处垂直刺入腹壁，待针尖穿过壁腹膜有"落空感"时，即可抽取腹水，计量并留样送检。

e.诊断性穿刺，可直接选用20ml或50ml注射器及适当针头进行；大量放液时，可用8号或9号针，并于针座接一橡皮管至容器，留取标本送检（常规、生化、免疫等留3～5ml，脱落细胞留10～30ml，细菌培养时用无菌容器收集2～5ml）。

f.抽液结束后拨出穿刺针，覆盖无菌纱布，稍用力压迫片刻，再用胶布固定。大量放液后，用多头腹带束腹，以防腹压骤降，导致内脏血管扩张血压下降或休克。

（3）标本量及收集顺序：最好收集于3个容器，第1瓶或管用无菌容器装做细菌学检查，第2瓶或管做常规检查，第3瓶或管做生化检查。3瓶或管的顺序不能颠倒。

（4）应尽量避免腔积液凝固和血液混入（表3-13）。

表3-13　腔积液采集操作步骤

简易操作流程	具体操作步骤
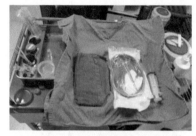	1. 物品准备：0.5%碘伏、2%利多卡因、止血钳、无菌洞巾、纱布、棉签、穿刺针、一次性注射器、标本收集容器、试管架、标记笔、口罩、无菌手套、医用胶布
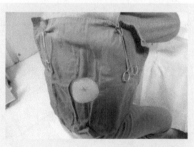	2. 体位选择、消毒铺巾：胸腔积液穿刺选择坐位，腹水穿刺可选取坐位、半卧位、平卧位，穿刺定位后，用碘伏棉签在穿刺点处停留2s，以穿刺点为中心，以同心圆方式从内向外消毒约5cm^{2}后，铺上无菌洞巾
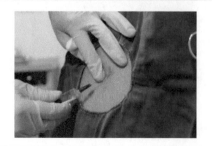	3. 局部麻醉：以左手拇指固定皮肤，右手持2%利多卡因的注射器进行局部麻醉，注射器斜面朝上，先在皮下注射麻醉药，边逐渐注射麻醉药边按摩，由浅入深

简易操作流程	具体操作步骤
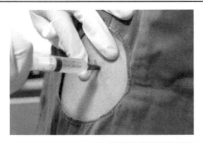	4. 回抽液体：当逐层进行麻醉后，会感觉有落空感时停止注药，然后进行回抽，见注射器有液体回流即完成麻醉
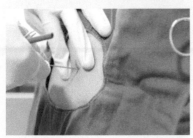	5. 进针穿刺：以左手拇指固定皮肤，右手持带橡皮管穿刺针（橡皮管用止血钳夹紧）垂直刺入皮肤，当进入胸腹膜腔有落空感时停止穿刺
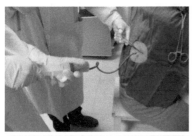	6. 抽取液体：将无菌注射器连接穿刺针带管端，松开止血钳，缓慢抽取液体，并记录抽取的液体总量，注意首次穿刺不得超过1000ml，且抽取的速度不得太快
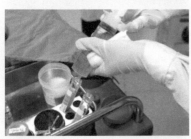	7. 留取标本送检：先抽取的液体分别注入3支收集管中，第1管用于细菌培养检查（无菌容器盛装），第2管用于常规检查，第3管用于生化、免疫检查，余标本注入100ml的容器内，留取30～50ml用于脱落细胞学检查。3管的顺序不能颠倒
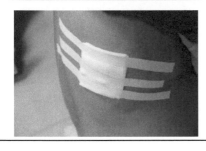	8. 拔针消毒固定：抽取完后，拔出穿刺针，再次消毒，以无菌医用纱布固定，嘱患者穿刺部位3d内不沾水

4.腔积液标本容器的选择　胸腔积液、腹水标本容器的选择见表3-14。

表3-14 胸腔积液、腹水标本检验容器选择

容器选择	标本类型	临床用途	标本采集步骤
	胸腔积液、腹水标本（5～10ml）	细菌、真菌培养、涂片检查	生成检验申请单→缴费→医师协助采集→立即送检
	胸腔积液、腹水标本（5～10ml）	常规、生化、免疫项目、抗酸染色检查	生成检验申请单→缴费→医师协助采集→立即送检
 （大号杯，100ml容量）	胸腔积液、腹水标本（10～30ml）	细胞学检查	生成检验申请单→缴费→医师协助采集→立即送检

5.注意事项

（1）手术前医师应向患者说明穿刺目的，以消除顾虑；精神紧张者，可于术前30min给予地西泮10mg或可待因30mg以镇静、镇痛。

（2）标本采集前应核对患者姓名和检验项目，容器选择，明确采样要求。

（3）术中密切观察患者反应，如有头晕、面色苍白、出汗、心悸、胸膜和腹膜反应等，或出现连续性咳嗽、气促等，应立即停止抽液，并皮下注射0.1%肾上腺素0.3～0.5ml或进行对症处理。

（4）一次抽液不宜过多，诊断性抽液检验50～100ml即可；减压抽液，首次不超过600ml，以后每次不超过1000ml；如脓胸，每次尽量抽尽。

（5）严格无菌操作，操作过程中严防空气进入胸腔、腹腔。

（6）收集标本后，为防止出现凝固或细胞变性、破坏、溶解及细菌死亡等必须立即送检，可于每1000ml标本中加入EDTA 100mg抗凝，以利用细胞学检查。

（四）前列腺液、尿道分泌物

1.物品准备 洁净玻片或无菌试管、无菌痰杯、尿道拭子等。

2.患者准备

（1）采集前列腺液前患者应先排尿，采集尿道分泌物时不应排尿，最好采集晨起分

泌物。

（2）如做细菌培养，应先清洗尿道口，再用无菌容器收集前列腺液、尿道分泌物。

3.操作步骤

（1）医师在HIS工作站录入电子检验申请单，并将条形码贴在标本采集容器壁，在医师协助下采集标本后立即送检。

（2）前列腺液按摩采集方法：清洗尿道口周围，用手指从肛门按摩前列腺（图3-4），收集前列腺溢出液全部于无菌容器内送检。

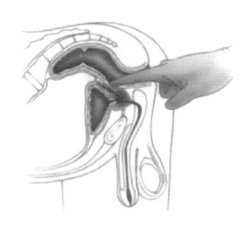

图3-4　前列腺解剖位置

（3）尿道分泌物采集方法：翻开包皮，用肥皂水清洗尿道口周围，再清水冲洗，将无菌尿道拭子插入尿道2～4cm，停留2s采集标本送检，如尿道分泌物多做细菌涂片检查，可直接滴在玻片送检。尿道拭子法玻片采集法如图3-5。

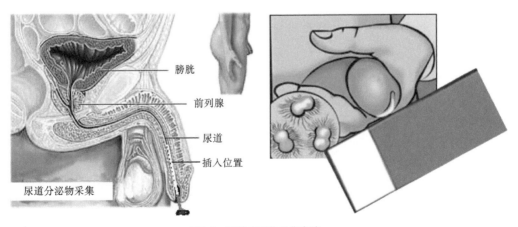

图3-5　尿道分泌物采集方法

4.前列腺液、尿道分泌物标本采集容器的选择　见表3-15。

表3-15　前列腺液和尿道分泌物常规、培养、涂片检测标本采集容器选择

容器选择	标本类型	临床用途	标本采集步骤
正面有磨砂，可写字	前列腺液（一次采集全部量）	前列腺液细菌、真菌培养、涂片	生成检验申请单→缴费→消毒→医师协助采样→立即送检
	前列腺液（一次采集全部量）、尿道分泌物	前列腺液常规检测尿道分泌物细菌涂片	生成检验申请单→缴费→消毒→医师协助采样→立即送检（要求5min内完成送检）
	尿道分泌物	细菌培养、涂片	生成检验申请单→缴费→消毒→润湿拭子→采样→立即送检

5.注意事项

（1）前列腺液需通过按摩前列腺获得，在已确诊或高度怀疑前列腺炎症、结核或肿瘤时，不能做此项操作，以免引起病变扩散或传播。

（2）无菌操作：正常情况下，尿道口、尿道黏膜、阴茎包皮、龟头存在多种细菌或其他微生物，因此在采集前列腺液和尿道分泌物前，应先清洗尿道口，如做细菌培养必须先进行消毒，否则易受正常细菌污染，造成假阳性结果。

（五）阴道分泌物标本

1.物品准备　洁净玻片、生理盐水、无菌棉拭子等。

2.患者准备　标本采集前应禁欲24h、不能行阴道灌洗及局部用药等。

3.操作步骤

（1）医师工作站HIS生成电子检验申请单，并将条形码贴在标本容器壁，由医师协助标本采集后置于容器内及时送检。

（2）取材用刮板、吸管或棉拭子均需消毒或用一次性材料。根据不同的检查目的采取不同部位标本。一般采用生理盐水浸湿的棉拭子自阴道深部或阴道穹后部、宫颈管口等处取材。

（3）将分泌物根据检验项目要求置于含0.9%生理盐水的棉拭子管或制成涂片送检。生理盐水悬液可用于检查滴虫、革兰染色、吉姆萨染色、肿瘤脱落细胞检测或病原微生物检查。

（4）阴道清洁度检查：标本采集时（图3-6）应防止污染，用新鲜标本涂片，如果疑患者有滴虫感染时，注意保温送检。

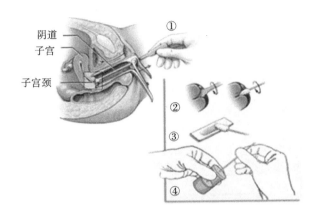

图3-6 阴道分泌物的采集方法

4.阴道分泌物标本采集容器的选择 见表3-16。

表3-16 阴道分泌物本采集容器选择

容器选择	标本类型	临床用途	标本采集步骤
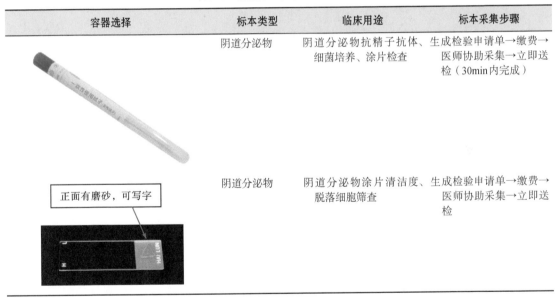	阴道分泌物	阴道分泌物抗精子抗体、细菌培养、涂片检查	生成检验申请单→缴费→医师协助采集→立即送检（30min内完成）
正面有磨砂，可写字	阴道分泌物	阴道分泌物涂片清洁度、脱落细胞筛查	生成检验申请单→缴费→医师协助采集→立即送检

5.注意事项

（1）标本采集前应禁欲24h、避免阴道灌洗及局部用药等。

（2）取材用刮板、吸管或棉拭子均需消毒或用一次性材料。

（3）送检标本应为新鲜标本，疑似滴虫感染时，注意保温送检。

（4）经期的患者不宜行阴道分泌物检查。

（六）骨髓标本

1.物品准备 无菌棉签、口罩、无菌手套、锐器盒等，有特殊项目还应准备无菌试管、血培养瓶等（图3-7）。洁净载玻片及推玻片，专用标本运送盒等。

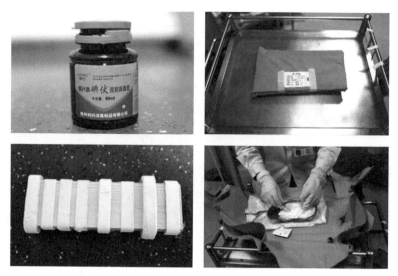

图3-7　骨髓穿刺用品

2.患者准备

（1）骨髓穿刺前患者应避免剧烈运动和劳动，一般要求患者休息15min后进行采集。

（2）骨髓穿刺前医师应向患者做适当解释，以消除患者疑虑和恐惧，以取得患者的配合并在知情同意书上签字。填好骨髓检验申请单。

3.操作步骤

（1）医师工作站录入电子检验申请单，护士打印出条形码，将条形码贴于相应检验的申请单上，操作人员及制片人员须核对检查申请单及条形码是否正确，并与患者进行确认。

（2）部位

①髂前上棘穿刺点，在髂前上棘后1～2cm处。

②髂后上棘穿刺点，位于骶椎两侧，臀部上方突出的部位。

③胸骨穿刺点，位于胸骨柄或胸骨体相当于第1、2肋间隙位置。

④腰椎棘突突出处。

（3）方法：见图3-8。

①用左手示指和拇指固定穿刺部位，以右手持针向骨面垂直刺入（胸骨穿刺则应保持针体与骨面成30°～40°）；当针尖接触骨质后则将穿刺针围绕针体长轴左右旋转，缓缓钻刺骨质；当感到阻力消失，且穿刺针已固定在骨内时，表示已进入骨髓腔。

②拔出针芯，放于无菌盘内，接上干燥的10ml或20ml注射器，用适当力量抽取，即有少量红色骨髓液进入注射器中，骨髓吸取量以0.2～0.5ml为宜。做培养时应用无菌操作法注入无菌试管或血培养瓶内，及时送检。

③将抽取的骨髓液滴于一张载玻片上，再用推玻片沾取少许涂片（图3-9）（一般制备5～8张涂片，立即在每一张涂片上标明患者唯一信息）做有核细胞分类计数、形态学及细胞化学染色等检查。

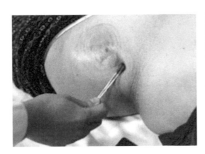

碘伏消毒

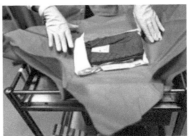

打开骨髓穿刺包

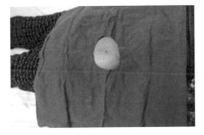

戴上手套并覆盖无菌洞巾

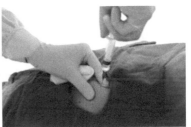

2%利多卡因局部麻醉

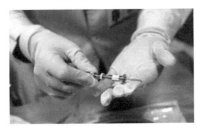

调节穿刺针固定器长度

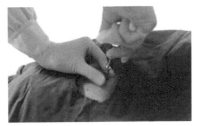

寻找合适位置穿刺

图 3-8　骨髓穿刺过程

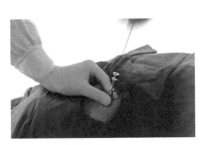

拔出针芯

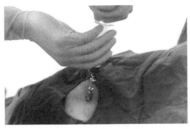

用注射器抽取骨髓液

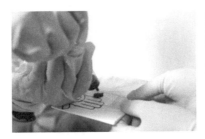

把骨髓液打入玻片

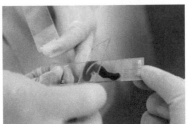

立即推片

图 3-9　骨髓抽取和制片

④抽吸完毕，将针芯重新插入，左手取无菌纱布置于针孔处，右手将穿刺针连同针芯一起拔出，随即将纱布盖于针孔上，并按压1～2min，用碘伏烧灼穿刺点后用新的无菌纱布覆盖穿刺点再用胶布条固定纱布。

⑤嘱患者用手按压穿刺点数分钟，询问是否有不适感，患者1周内穿刺点不可沾水。

4.注意事项

（1）术前应做出、凝血检查，有自发性皮下出血史或凝血功能严重不良者禁忌做此操作。

（2）注意骨穿刺包的灭菌时间是否在有效期内，注射器及穿刺针必须干燥，以免发生溶血。

（3）穿刺针适当的长度：胸骨穿刺约1.0cm处，髂骨穿刺约1.5cm处；穿刺前应接注射器测试穿刺针是否通畅；穿刺针头进入骨质后，避免摆动过大，以免折断；胸骨穿刺不可用力过猛，以防穿透内侧骨板。抽取骨髓液量如做细胞形态学检查不宜过多；如怀疑有败血症，则于涂片后，再接上注射器抽取骨髓液1.0ml送骨髓培养。骨髓液抽取后应立即涂片，否则会很快凝固，使涂片失败。

（4）标本采集前应核对姓名和检验项目，明确标本要求。

（5）标本采集后应立即标识患者唯一信息，及时送检。

【案例经过】

医师抽取脑脊液标本由年轻医师送到实验室，第1管用于细菌培养检查（无菌操作、无菌容器盛装），第2管用于常规检查，第3管用于生化、免疫检查。后来需要增加真菌涂片检查，打电话到微生物室要求增加检验，但是脑脊液的量很少，做细菌培养时已经被用完，于是即刻打电话到临床检验基础室，脑脊液已被用完，最后到生化室寻求到剩余的一小部分，得以完成检验。

【分析要点】

抽取的三管脑脊液标本的送检顺序不能混淆，实验室应保存好这一类特殊标本，在需要附加检验的时候，最好能用第一管，依次类推。

【质量管理环节】

医师抽取标本后，应尽快及时送检，如有附加检验应第一时间和需检查检验项目实验室联系，检验科工作人员应尽最大可能为临床提供可靠的实验数据。

第四节　护士与检验前质量控制

护士是采集检验标本的主要执行者，了解检验标本采集前的影响因素和采集标本的注意事项有助于提高检验结果的准确性，因此有必要对采集过程的标准化管理。

一、打印、粘贴条形码

1.护士在"住院/门诊护士站"确认医师的医嘱　见图3-10。

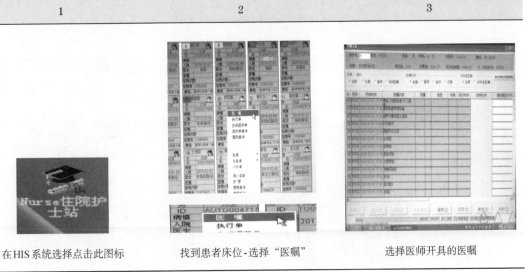

1	2	3
在HIS系统选择点击此图标	找到患者床位-选择"医嘱"	选择医师开具的医嘱

图3-10　住院/门诊护士站医嘱界面

2.打印清晰的条形码　见图3-11。

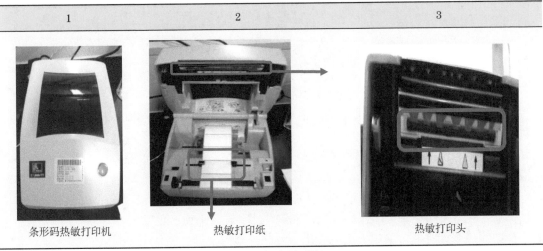

1	2	3
条形码热敏打印机	热敏打印纸	热敏打印头

图3-11　条形码打印机

3.正确粘贴条形码

（1）真空采血管条形码：根据检验项目选择真空采血管种类，将条形码粘贴在对应的真空采血管上（注意粘贴条形码时、其长轴上端以距离真空采血管盖帽下缘3mm处为宜、并要求与真空采血管长轴一致、不能歪斜粘贴），准备采血。将条形码如图3-12正确粘贴。

（2）血培养瓶条形码：勿将打印的条形码（检验申请）粘贴遮挡血培养瓶本身的条形码。如图3-12所示。

4.打印条形码注意事项　采集人信息主要用于结果审核时怀疑结果受到标本采集的影响时与标本采集者联系，确认原始样品采集时间主要用于检测原始样品的状态，例如尿液常规检验要求标本采集后2h内运送至实验室。通过原始样品采集时间和实验室样品接收时间的时间差判断是否对检验结果有影响。采集时间非常重要，对于某些特殊的试验，时间越精确越好，如进行静脉给药的药动学试验甚至需要精确到秒。

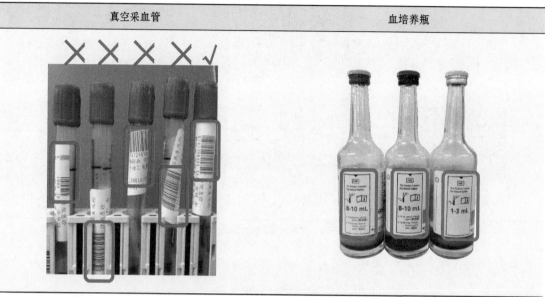

图3-12　真空采血管和血培养瓶正确粘贴条形码

二、护理人员静脉血、动脉血标本采集指导与控制

（一）静脉采血

1.物品准备　无菌持物钳浸于消毒溶液罐内、无菌纱布及罐、0.1%肾上腺素、一次性注射器、弯盘、砂轮、锐器桶、止血带、一次性垫巾、无菌棉签、0.5%碘伏、一次性使用真空采血器配套用针、真空采血管、试管架、记号笔、条码打印机、口罩和手套、手消毒液。

2.患者、护士准备　医师根据不同检验项目要求告知患者做好采血前准备；门诊患者由坐诊医师开具申请单，患者缴费后，到门诊中心注射室采血，门诊受检者一般采用坐位采血。住院病区受检查者可采用坐位或卧位，特殊患者可采用特殊体位。

采血人员认真、核对患者信息，打印条形码，洗手、戴口罩，做好采血准备。

3.操作步骤

（1）查对患者姓名、床号、住院号、性别及检验申请单等信息后，向患者解释操作目的，以取得配合。

（2）选择穿刺血管，常用肘正中静脉、头静脉、贵要静脉（表3-17），幼儿可采用头静脉、大隐静脉等。

（3）放一次性垫巾在穿刺部位肢体下、止血带在旁边。

（4）扎止血带位置在静脉穿刺部位上方4～7cm处，嘱咐患者握紧拳头，使静脉充盈显露。

（5）用0.5%碘伏消毒液消毒穿刺部位2次，消毒面积直径应＞5cm。

表3-17 静脉采血穿刺部位

静脉解剖学定位	正确穿刺部位	避免穿刺部位
头静脉 肘正中静脉 贵要静脉 上肢的浅静脉	1. 肘正中静脉（首选）：首要选择穿刺位点，静脉血管粗大、易固定、疼痛轻、不易造成溶血 2. 头静脉（其次选择）：次要选择穿刺位点，但不易固定 3. 贵要静脉（第三选择）：血管粗大易找，但不易固定，且易损伤旁边动脉血管及神经	乳腺切除同侧手臂 有血肿部位 水肿部位 有瘢痕部位 手臂上有导管、瘘管或血管移植部位

（6）穿刺。

①摘掉一次性真空采血器配套穿刺针上的保护套。

②进行静脉穿刺，穿刺成功后插入真空采血管内至血液量达到项目检验规定的数量为止、松开止血带、嘱受检者松开拳头、用棉签轻压住进针处、拔出针头，嘱咐受检者连续按压5～10min（禁止间断按压或用按压棉签反复擦拭进针处）。

③再次查对患者信息。

④整理物品。

（7）将所抽检的样本放于干燥试管架上，及时扫描样本条形码录入标本采集时间，并及时送检。

（8）医疗垃圾按规定分类存放、统一处理（表3-18）。

表3-18 静脉采血操作步骤

简易操作流程	具体操作步骤
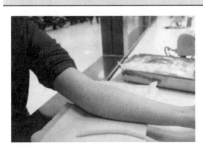	1. 采血前先进行手消毒，嘱患者挽起衣袖、紧握拳头，伸直手臂放在一次性垫巾上，轻轻拍打肘关节寻找易找、易固定、进针方便、安全处作为穿刺点

简易操作流程	具体操作步骤
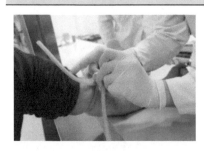	2.在穿刺部位上方7～10cm处，系上止血带，从上往下系，止血带外端朝上，以免影响操作
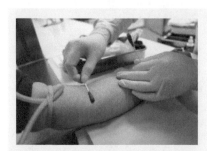	3.0.5%碘伏消毒：用碘伏消毒棉签在穿刺点处停留2s，再以穿刺点为中心做同心圆方式从里向外消毒，约＞5cm²范围（除T3、T4等激素检测项目不可用碘伏消毒）
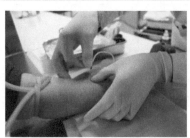	4.除去采血针外套，露出针头，以左手拇指固定皮肤，右手持采血针，采血针斜面朝上，沿静脉走向，使针头与皮肤成15°斜行快速刺入皮肤，当进入静脉腔有落空感时停止穿刺，且采血针另一端可见回血
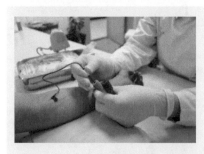	5.将采血针刺塞端直接刺穿真空采血管
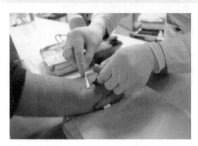	6.采血结束后，一手持无菌棉签，一手持采血针头，将无菌棉签轻轻按压住针头，另一手快速拔出针头，嘱患者自行按压棉签3～5min

续表

简易操作流程	具体操作步骤
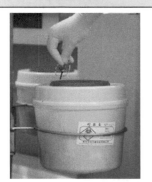	7.将采血针头丢入专用锐器盒，按正确方法脱下手套丢入指定医疗垃圾桶
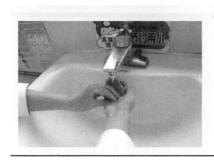	8.按七步洗手法进行洗手消毒

4.注意事项

（1）采血前应核对受检者姓名、性别、年龄、住院号、床号及检验项目，明确标本要求。门急诊患者采血前需静坐5～10min再进行采血。

（2）真空管多管采血的先后顺序参见真空采血管的选择、采集方法及顺序。

（3）血常规、血凝、红细胞沉降率、血流变等抗凝用血，在采血时最好边采血边侧动试管摇匀或采血后立即将试管轻轻颠倒180°混匀4～6次，使血液与抗凝剂充分混匀。采血后不能因为采血量过多或过少，将不同采血管中标本互倒，否则严重影响检测结果。

（4）扎止血带采血时间宜在1min内完成，不能时间过长，如超过1min可使检验结果升高或下降，严禁止血带结扎过紧、过久或血流不畅时过度挤压，以避免溶血或血凝。

（5）不能在输液的同侧采血。正确的方法是在输液的对侧采血，如两侧均在输液者应在远心端采血。禁止从输液管内直接放血，因输液成分可影响项目检测试验和导致血液稀释。

（6）必须正确选用真空管采血管，用含抗凝剂真空管采集的血液不能进行生化项目检测。

（7）如用无条形码真空管采血做葡萄糖耐量试验、胰岛素释放试验、C肽释放试验等时，应在真空采血管上注明采血时间及顺序。

（8）如遇受检者发生晕针，应立即停止采血，让其平卧。必要时可用拇指压掐或针刺人中、合谷等穴位，或嗅吸芳香酊等药物。

5.各类真空采血管成分、用途及制备标本　各类真空采血管成分不同，用途不一，其是否正确使用将直接影响检验结果（表3-19）。

表3-19　真空采血管成分、用途及制备标本

采血管头盖颜色	制备标本类型	添加剂	临床用途	制备标本步骤
	全血/血浆	3.2%枸橼酸钠,与血样比1:9	凝血功能、凝血因子、D-二聚体、3P试验	采血后立即颠倒混匀3～4次→立即送检
	血清	惰性分离胶	HIV、RPR	采血后立即颠倒混匀5次→送检
（长管）	血清	有或无促凝剂（内壁涂有硅酮）	生化检测项目、肿瘤标志物、IL-6、PCT、乙/丙肝病毒DNA/RNA、免疫分析（病毒四项、糖尿病分型等）	采血后立即颠倒混匀5次→送检（若检测血糖,应立即送检）
	血浆	喷雾态肝素锂	心肌梗死二项、Pro-BNP、血铅、染色体核型分析	采血后立即颠倒混匀8次→送检
	全血	喷雾态EDTA-K2	血常规、红细胞沉降率（全自动分析）、EB病毒DNA	采血后立即颠倒混匀8次→立即送检
	全血	3.2%枸橼酸钠,与血样比为1:4	手工分析红细胞沉降率	采血后立即颠倒混匀8次→送检
（短管,BD专用,无菌无热原）	全血/血清	有或无促凝剂	β-D真菌葡聚糖、内毒素检测分析	采血后立即颠倒混匀8次→立即送检（2h内完成检测）

6.真空采血管血量要求及采集顺序推荐　准确控制各真空采血管血量且正确采集各管顺序,有利于确保各检测项目结果的准确性,参考我国卫生行业WS/T 225—2002标准,美国实验室标准化协会CLSI（NCCLS）H3-A5标准制定常用真空管采血顺序。由于添加剂的不同,一般推荐以CLSI建议的采血管头盖的颜色进行区分,凝血管以蓝色标记,血清管以黄色或红色标记（无分离胶以红色头盖,含分离胶以黄色头盖标记）,肝素抗凝管以绿色

头盖标记，EDTA盐抗凝管以紫色头盖标记，含氟化物抑制药的草酸盐抗凝管以灰色头盖标记。

采血顺序依次是：①血培养瓶；②蓝头管；③红头管或黄头管；④绿头管；⑤紫头管；⑥灰头管。特殊情况下应注意，在没有血培养瓶而以蓝头管为第一管，且以蝶形针采血时，首先应采集一管血丢弃，以维持凝血管中血液和抗凝剂的比例，丢弃管应该是无任何添加剂的采血管或者蓝头管（表3-20）。如果采用直针采血则不需要丢弃管。

表3-20 真空采血管血量要求及采集顺序

采集顺序	采血管头盖颜色	抽血量	注意事项
1		1. 浅灰盖（需氧瓶）：8～10ml（最好是10ml） 2. 紫色盖（厌氧瓶）：8～10ml（最好是10ml） 3. 浅粉盖（儿童瓶）：1～3ml（最好是3ml）	1. 抽血时：培养瓶应直立放置，勿倒置或平放，以免发生意外回抽入人体（有害） 2. 使用真空采血针抽取顺序：需氧瓶→厌氧瓶；使用注射器抽取顺序：厌氧瓶→需氧瓶 ＊推荐真空采血针抽取 3. 抗生素治疗前抽取最佳，若已用抗生素治疗不能停止时，于48h内分别于下次抗生素使用之前抽取不同时间血液标本送检
2		准确抽取至2ml刻度线位置	采血后应在30min内送达检验科，不宜超过1h
3		3～5ml	不可将抗凝管内的血倒入此管，也不可将此管内血倒入抗凝管
4		3～5ml	1. 不可将抗凝管内的血倒入此管，也不可将此管内的血倒入抗凝管 2. 若检测项目中包含血糖，请及时送检，30min内送达检验科，不超过1h
5		3ml	应及时送检，30min内送达检验科，不超过1h

采集顺序	采血管头盖颜色	抽血量	注意事项
6	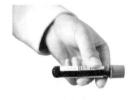	准确抽取至2ml刻度线位置	若不能及时送检，请在室温下保存，但须2h内送至检验科
7	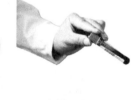	准确抽取至2ml刻度线位置	抽血完毕后应及时送检，须在1h内送至检验科

注：当单采凝血样本时，应先用空凝血功能采集管采集2ml血弃去，再行凝血标本采集并颠倒混匀4次以上；若未采血培养样本，只采集包括生化、凝血功能、血常规等多管采集时，将上述推荐的顺序中将普通管（生化管）提前，其他采集顺序不变；特殊情况下，必须血管通路装置（AVD）采集凝血样本时，应将最初采集的5ml血液或者6倍AVD死腔容积的血液弃去

7.真空采血管混匀手法

（1）采完血后，将采血管上下完全颠倒，手法轻柔、迅速，勿左右晃动、勿剧烈震荡，以防凝血发生，具体手法操作如图3-13所示。

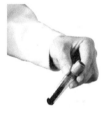

正确混匀方法　　　　　　　　　　　　错误混匀方法

图3-13　有抗凝剂标本的混匀方法对比

（2）混匀须知

①首推标准混匀手法：如图3-14所示。

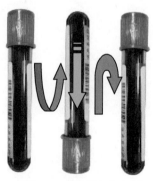

图3-14　标本混匀方法

②大部分的采血管都含有添加剂或促凝剂，需要和血样充分混匀，这样才能确保抗凝管内血样本不会凝固，非抗凝管内（促凝管）内血样更好凝固且在短时间内有利于血清的分离。

③采血后应立即执行混匀。

④没有混匀的后果：有EDTA、肝素这类抗凝剂的采血管会发生凝血，从而影响检测，将作为不合格标本退回，需再重抽样本。

（二）动脉血

1.物品准备　无菌持物钳浸于消毒溶液罐内、无菌纱布及罐、0.1%肾上腺素、弯盘、砂轮、锐器桶、止血带、一次性垫巾、无菌棉签、0.5%碘伏、一次性注射器、肝素抗凝剂、橡皮塞或者专用凝胶针帽、试管架、记号笔、条码打印机、口罩和手套、手消毒液。

2.患者、护士准备　医师根据不同检验项目要求告知患者做好采血前准备；门诊患者由坐诊医师开具申请单，患者缴费后，到门诊中心注射室采血，门诊受检者一般采用坐位采血。住院患者可采用坐位或卧位，特殊患者可采用特殊体位。

采血人员认真、核对患者信息，打印条形码，洗手、戴口罩，做好采血准备。

3.操作步骤

（1）医师工作站录入电子检验申请单，由护士或采血人员打印条形码。

（2）门诊和住院患者一般采用仰卧位，特殊患者可采用特殊体位。

（3）携带采集物品至患者旁，进行三查七对完善采血前检查，向患者解释操作目的及穿刺方法，取得患者配合，并协助患者取舒适体位，暴露穿刺部位。

（4）取2～5ml注射器1支，小心摘下针头上的保护套放于弯盘内，先抽取少量肝素液，湿润一次性注射器后排尽，再将弯盘内针头保护套套上备用（或者使用专用血气针）。

（5）选择穿刺动脉血管：一般选择桡动脉、肱动脉、股动脉、足背动脉等。动脉穿刺不同于静脉穿刺，选择穿刺动脉应有足够的侧支循环血液流注的部位，减少发生并发症，穿刺前应注意检查侧支循环的情况（表3-21）。

（6）用0.5%碘伏消毒液消毒穿刺部位皮肤2次，消毒面积直径应＞5cm。

（7）用碘伏消毒操作者中指和示指。用示指和中指触摸动脉搏动点，以找到动脉搏动最强处为宜，并用示指和中指将动脉搏动点固定于两指间。

（8）穿刺

①取上述备好注射器，摘掉针头上的保护套，以垂直或与动脉走向成45°迅速从两指中间进针穿刺，见回血后固定注射器，按检验项目需要量抽取动脉血标本（血气分析一般需要1ml）。

②抽血毕，迅速拔针，局部用3～5根无菌棉签或纱布加压按压穿刺处5min以上，凝血功能不好者，可延长按压时间。

③拔针后用橡皮塞或者专用凝胶针帽封闭针尖以隔绝空气，立即旋转搓动注射器2圈以达到抗凝效果。

（9）将条码粘贴于已抽动脉血的一次性注射器表面。及时扫描样本条形码录入标本采集时间，立即送检。

（10）医疗垃圾按规定分类存放、统一处理。

（11）整理用物，消毒洗手。

表 3-21 动脉血采集简易流程（以桡动脉血穿刺为例）

操作流程简易图示	具体操作步骤
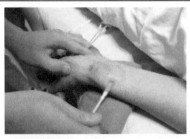	1. 穿刺点选择及消毒：选择穿刺动脉血管：一般选择桡动脉、肱动脉、股动脉、足背动脉等，用75%乙醇棉签消毒穿刺部位，再用0.5%碘伏消毒，待干
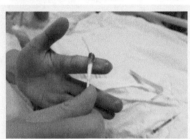	2. 消毒手或戴无菌手套：操作者用0.5%碘伏消毒双手或戴无菌手套
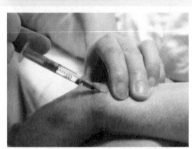	3. 穿刺采血：用左手固定皮肤，右手持一次性注射器，针头斜面朝上，进行穿刺，见有回血时即已进入动脉，缓慢回抽血液
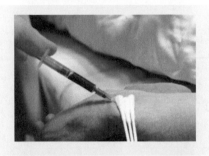	4. 拔针：按压右手用无菌棉签按住穿刺部位，左手迅速拔出注射器，按压穿刺处5min以上，凝血功能不好者，可延长按压时间
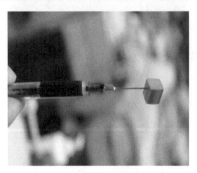	5. 封闭送检：拔针后立即将针尖拔针后用橡皮塞或者专用凝胶针帽封闭针尖以隔绝空气斜面刺入橡皮塞或者专用凝胶针帽隔绝空气，立即旋转搓动注射器2圈以达到抗凝效果

4.注意事项

（1）采血前应核对患者姓名、性别、年龄、住院号、床号和检验项目，明确标本要求。

（2）门急诊患者采血前需要静坐5～10min。

（3）采血中及采血后注意隔绝空气，因为标本动脉血氧分压低于空气，二氧化碳分压高于空气。

（4）立即送检，血液细胞新陈代谢会影响检测结果的准确性，因此不能放置过久。

（5）如遇受检者发生晕针，应立即拔出针头，让其平卧。必要时可用拇指压掐或针刺人中、合谷等穴位，或嗅吸芳香酊等药物。

三、护士采集检验标本的质量控制

采集高质量的检测标本，应注意控制采集时间、采集部位、采集容器、添加剂使用等，采集具有代表性且合乎要求的标本，以满足标本检测结果能够真实、客观地反映患者当前的病情状态。标本溶血后红细胞、血小板和白细胞等血细胞被破坏释放的某些成分会干扰或影响检测指标的测定，血红蛋白对300～500nm波长光有一定程度的吸收，吸光度会假性增高，且增高幅度与溶血程度相关。另外，红细胞的部分物质对某些测定反应有干扰，例如，血红蛋白和直接胆红素竞争性地与重氮试剂反应，因此导致胆红素浓度假性偏低，同时血红蛋白具有氧化性，可干扰采用氧化还原原理测定的指标。输液也可影响检测结果，如输注葡萄糖引起体内血糖升高、输注电解质可引起电解质浓度升高，输注右旋糖酐可使凝血酶原时间缩短，输血时使血液pH偏高。考虑输液的影响，尽量不要在输液后采集血液标本，不得在输液同侧血管采血。

（一）采血失败常见原因

采血失败常见原因见图3-15。

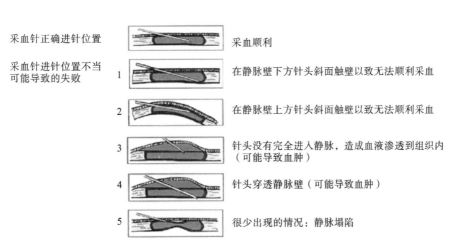

图3-15 常见采血失败原因分析

（二）采血过程中常见并发症

有的患者在采血的过程中可能会出现不适而引起一些并发症的发生，采血人员应该知道如何来避免并发症，如果无法避免，则必须知道该如何来缓解患者的痛苦，减少对患者造成负面影响的方法，以及确保血液样本品质量的方法。外出采血时遇紧急情况时应立即找就近医师、护士现场帮助处置（表3-22）。

表3-22　采血过程中常见并发症及原因、解决办法

相关并发症	原因	解决方法
昏倒（晕厥）	许多患者想到或者看见血就会头晕，严重的甚至会昏倒	采血人员在采血前应询问患者是否有晕血的情况出现过，如果有，改成卧位采血。在采血过程中如果患者晕厥，采血人员应该立刻终止静脉穿刺并确定患者没有跌倒或受伤。昏倒的患者应该完全恢复才准离开并且要建议患者至少30min不能开车
血肿	1.针头完全刺穿静脉 2.采血后按压时间不足 3.服用特定药物：阿司匹林、华法林、泼尼松 4.静脉穿刺后手臂伸展运动	立刻松开压脉带并拔除针头，用棉签压迫肿大处大约2min。如果血流不止，应该通知医师
血栓	血栓是血管内残留的固态（血块）。有血栓的静脉凝块僵硬而且缺乏弹性	避免从有血栓的静脉抽血
瘀斑	少量血液渗入皮肤上表皮会出现红色小斑点。可能是血小板缺陷或凝血因子缺乏等原因造成	确定采血部位后已经止血且没有过度出血才能离开患者
出血过多	1.接受抗凝血治疗 2.接受大剂量抗关节炎药物治疗	采血人员压住静脉穿刺部位或请医师评估患者的状况，在患者止血前不得离开
抽搐	采血时很少发生这类并发症	采血人员应立刻放开压脉带，用棉签压迫静脉穿刺部位，并请护理站人员前来帮忙
乳腺切除	切除乳腺的患者淋巴回流障碍会增加静脉炎的危险	在切除乳腺的对侧进行静脉穿刺
烧伤或有瘢痕部位	烧伤瘢痕、移植部位	避开这些部位
静脉塌陷	1.注射器大力抽吸 2.采血管内的真空太强 3.较小的静脉 4.衰老患者的静脉	使用注射器采血轻柔拉出活塞。患者静脉血管偏细及年老时，用较小容量的采血管。将采血管拔出，等待几秒钟，让静脉再度充盈
水肿	异常的组织积液	避开不易触按、穿刺的水肿部位静脉，因为会受到组织液污染
肥胖	不易目测与触按到静脉	按摩、拍打手臂穿刺部位皮肤表面、下垂手臂几分钟、温毛巾热敷等，采集手背静脉血
静脉内治疗	硬化、受损或阻塞的静脉	避免在静脉内治疗的手臂抽血。用肘侧手臂/部位
血液浓度	血液中大分子与其形成元素浓度增加	避免下列情况：压脉带扎太久；过度按摩或挤压或探刺某个部位；硬化或阻塞的静脉
溶血	生理异常、穿刺技术不当、混匀血管不当	避免用25G以下针头，太快抽拉针栓，未取下注射器针头转移样本至试管内，用力摇晃/混合标本，未让局部乙醇风干
过敏	有些患者对碘伏或乙醇过敏	用替代品消毒

（三）采血常见疑难问题解析

1.无血液或太少血液流入采血管　见表3-23。

表3-23　无血液或太少血液流入采血管常见原因及解决方法

常见原因	解决方法
针头没有插入采血管头盖中央	拔掉针头，穿刺采血管头盖中央
针头斜面黏附在血管壁	针头以顺时针方向旋转1/4圈
压脉带扎得太紧或时间过长	解开压脉带，重新穿刺
采血管曾经被穿刺或者被打开过导致真空消失	更换新的采血管
采血针针头穿透静脉（采血针穿过上下静脉壁）	慢慢回退一点针头
针头穿刺到组织或没有完全插入静脉	将针头在皮下试探性穿刺，直到有针头穿刺静脉的"破洞感"；在进入静脉的瞬间可见清晰的回血
静脉塌陷	拔掉采血管，让静脉复原，重新系上压脉带再次插入
其他	进行皮下搜索时，可将采血管先拔下来，回血后，可再插入

2.试管没有注满　见表3-24。

表3-24　试管无血原因及解决方法

常见原因	解决方法
太早拔掉采血管	先抽"伪管"（第1管），弃之，拔出后再次插入新采血管
蝶翼针的软管内有"死腔"	拔出采血针弃之，换新的采血针重新采血

3.采血进行到一半血液停止流动　见表3-25。

表3-25　采血停止原因及解决方法

常见原因	解决方法
静脉血管可能已经塌陷	将采血针拔出，等待几秒钟让静脉恢复充盈后，更换采血管重新采血
静脉穿刺时，针头可能刺透了静脉	若发生血肿，拔出采血针，在不同的部位重复进行静脉穿刺

4.发生血肿　见表3-26。

表3-26　发生血肿原因及解决方法

常见原因	解决方法
针头没有完全插入静脉内	松开压脉带并拔出针头。用力压肿胀部位（或者抬高受影响的手臂）安抚患者，更换部位重新进行静脉穿刺
针头穿透静脉	
过度探寻静脉导致穿刺孔扩大	
压脉带离穿刺部位靠太近	

5.导致标本溶血的可能原因　见表3-27。

表3-27　标本溶血的原因和解决方法

常见原因	解决方法
混匀试管时用力过大	轻轻颠倒混匀
采血量不足	依照无创伤静脉穿刺方法重新抽取标本
将注射器内标本转移至真空管	去除针头及采血管头盖，缓慢推入
乙醇污染	静脉穿刺前先让消毒的部位"风干"
使用压脉带时间过长（＞2min）	松开压脉带，重新绑上并再次适当穿刺
直接低温冻存及反复冻融、室温长时间放置	及时送检或4℃冰箱保存

【案例经过】

某护士送检急诊患者的几管血，包括蓝头管、红头管、黄头管、绿头管、紫头管，分别送不同检验部门，结果出来后发现检验项目均有不同程度的偏低，经与临床采样人员联系，得知采样者是一位新上岗人员，紧急情况下就从输液侧套管针抽血，且没有按照正确的采血管颜色顺序。

【质量控制环节】

输液侧采血会导致检验指标被稀释，某些项目会假性升高，如输注钾、钠盐的液体会影响到钾、钠离子假性增高。采血管顺序对血小板等的结果有明显的影响。采血管凝血管以蓝色标记，血清管以黄色或红色标记（无分离胶以红色头盖标记，含分离胶以黄色头盖标记），肝素抗凝管以绿色头盖标记，EDTA盐抗凝管以紫色头盖标记，含氟化物抑制剂的草酸盐抗凝管以灰色头盖标记。采血顺序依次是：①血培养瓶；②蓝头管；③红头管或黄头管；④绿头管；⑤紫头管；⑥灰头管。特殊情况下应注意，在没有血培养瓶而以蓝头管为第一管，且以蝶形针采血时，首先应将采集第一管血丢弃，以维持凝血管中血液和抗凝剂的比例，丢弃管应该是无任何添加剂的采血管或者蓝头管。如果采用直针采血则不需要丢弃管。所以需要加强采血人员的培训。

第五节　标本运送的管理与质量控制

从标本采集完成至到达临床实验室的过程为标本转运环节，为了保证检验结果能够代表患者体内的实际状况，尽可能减少标本运输和暂存时间，实验室应制定相关程序文件监控运送过程，培训相关人员（图3-16）。

一、标本运送方式

（一）专人、物流系统

实验室应根据生物安全的要求和医院的实际条件，规定恰当的运送方式，如经培训的专人运输、气动物流系统运输等。送往外院或委托实验室的标本也应有专门人员进行运送和接收。除少量检查标本由门诊患者自行送检外，其余均需由专人运送。培训标本运送人员清楚自己的工作职责和重要性，避免由于无知而人为影响检测的准确性。

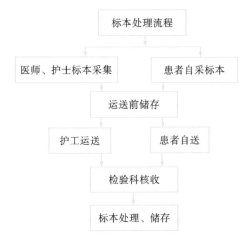

图3-16 检验科标本的处理流程

（二）采用不同的运送工具

运送过程中应密闭、防震、防污染、防止标本和条形码的丢失及张冠李戴，要防止标本水分的蒸发，还要注意特殊标本的防腐。因此，针对不同标本需采用采集容器加盖、运送盒、低温保存、密闭送检等方式，特别是送检过程中的温度控制，如保温盒、冰上运输（图3-17）。

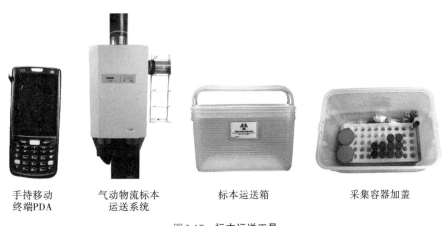

手持移动　　气动物流标本　　　标本运送箱　　　采集容器加盖
终端PDA　　运送系统

图3-17 标本运送工具

二、标本运送过程的管理与质量

（一）培训运送人员

由检验科专业人员培训相关人员，内容包括标本的来源，不同检验目的对标本运送的要求，标本采集是否合格的判断，标本运送的生物安全防护，运送工具选择、手持移动终端（personal digital assistant，PDA）的使用，标本接收的计算机操作、发生标本溢洒时的应急处理措施等内容。

（二）规范标本运送时间

检验科根据不同的检测项目和标本类型规定标本运送时间，以尽量避免检测物在运输过程中发生降解或其他可能影响检测结果的情况发生。

（三）规范标本运送温度

某些检测物质非常不稳定，需要低温运输，而有些检测物又需要在体温条件下运输（如苛养菌），实验室必须在其文件体系上对标本运输的温度条件进行描述，以指导标本运输人员日常工作，保证检测结果的准确性。

（四）标本运送计算机网络的管理

1.送检登记　采标人员在采标完毕，在医院信息系统（hospital information system，HIS）标本送检模块中，用扫描器扫描标本条形码，登记确认，系统自动记录采标人和时间。

2.标本收集及运送　检验科招募临床医学相关专业作为前处理工作人员到临床各病区收集标本，使用手持PDA打印已收取的标本清单，与临床交接。护工、运输队及工勤人员负责零散患者标本的收集并及时运输，由送检人员凭"工号＋密码"登陆实验室信息管理系统（laboratory information system，LIS）系统，扫描标本以自动录入标本送达时间。

（五）标本运送的监督

检验科质量负责人负责制订年度监督计划，生物安全员定期对运送过程实施监督，以保证运送质量受到控制（表3-28）。

表3-28　标本运输及检验前存放要求

标本类型	送检时间要求	送检要求	存放时间	存放条件	标本量要求
血液	4h	室温放置	8h	4℃	2～5ml
动脉血	立即送检	严格密封			
尿液	立即送检	密闭尿管	2h	2～8℃	5～10ml
粪便	立即送检	寒冷季节需保温	2h		2～5g
痰液	2h	室温	2h	室温	2ml
脑脊液	立即送检		2h	4℃	0.5～1ml
精液	立即送检	保温	1h	25℃	
浆膜腔积液	立即送检		2h	4℃	0.5～1ml
阴道分泌物	立即送检	保温		室温	

三、标本运送中的安全

（一）标本安全

标本转运过程中应密闭、防震、防污染、防止标本及条形码的丢失和张冠李戴，要防止标本污染环境及水分蒸发，还要注意特殊标本的防腐。转运的任何临床标本，包括拭子、皮屑、体液、组织块，都应视为潜在性生物危险材料。对于疑为高致病性病原微生物的标本，应按照《病原微生物实验室生物安全管理条例》和《生物安全管理条例》的相关要求进行传染性标识、运送和处理。

（二）人员安全

标本运送人员严格按照生物安全要求戴手套、穿工作服，若有可能发生血液或体液的飞溅或渗出时还需要戴上口罩或护目镜。所有标本应以防止污染工作人员、患者或环境的安全方式运送到实验室。

（三）标本转运记录

检验的传送过程应有记录，记录应从标本采集后送检开始，到标本被实验室接收的全过程，内容包括标本采集日期和时间（精确到"分"）、标本送检人和接收人。

四、血液标本的运送要求

（一）及时送检

标本采集后应尽快运送到实验室，标本采集后至标本开始检测的时间应不超过检测项目的稳定期。考虑到标本送到实验室后实验室尚需一定的时间进行处理，所以实验室应规定标本采集后送至实验室的间隔时间。血液标本如果不能及时送往实验室，应采取措施如把标本离心，再送往实验室或把标本放置冰箱等对于特殊实验应参考有关规定做特殊处理。

（二）血液、体液试管放置

试管必须加盖，垂直放置，因为垂直放置能促进凝血完全、减少试管内容物溅出，可以避免污染、防止漏液。

（三）避免标本管的振荡及溶血

因为标本管的振荡可能造成溶血，所以应动作轻柔地处理标本以减少破坏红细胞。中度溶血（有1%的红细胞破坏）血清或血浆即可见红色。

（四）避免暴露于光线

部分检验项目对光线敏感，应使用黑纸或类似物包裹保护，以避免使标本暴露于人造光、太阳光或紫外线照射下。此类分析物有胆红素、维生素A、胡萝卜素。

五、尿液标本的运送要求

（一）及时送检

标本应在收集后2h内送至检验科并检测完毕。如不能立即送检或检测，应放置于2～4℃冷藏保存。

（二）避光保存

由于有些分析物（如胆红素）对光敏感，进行此类项目的检测应避光保存和运送。

（三）运送容器

盛放标本的容器要有盖以防止尿液漏出。在运送过程中，最好放置在第2个容器内以防止溅出液体。

六、微生物标本的运送要求

（一）所有的标本应在2h内送往实验室

如果不能及时运送，应将标本按规定的条件存放。

（二）细胞学检验标本的存放

即使在冷藏条件下，一般不能超过2h；而病毒检测标本在4℃条件下可存放2～3d。

（三）最佳的临床标本送检（包括厌氧菌培养标本）

首先取决于所获取标本的量，量少的标本应在采集后15～30min送检。活检组织如果采用厌氧运送方式，于25℃可存放20～24h。

（四）及时处理对环境敏感的微生物

应立即处理，如淋病奈瑟菌、脑膜炎奈瑟菌、志贺菌和流感嗜血杆菌，禁止冷藏脊髓液和生殖道、眼部、内耳道标本。

（五）运送标本的标记和包装

从病房或实验室将临床标本运往另一个实验室，不论距离长短，要求严格注意标本的包装和标签说明。所要运送的标本必须正确标记、包装和保护；运送工具上也应该标明运送生物材料，贴上生物危害标记。运送途中要注意安全防护。

【案例经过】

一门诊患者需要做尿常规检测，医师嘱其缴费后到门诊化验室取试管和杯子采集尿液后送检，患者在工作人员指引下送标本化验室。但是在上楼梯的时候被绊了一下，尿管的盖子没盖好，不慎倒掉一部分尿液，送到标本接收窗口，由于标本量只有1～2ml，需要重取。患者因暂时不能留尿，不理解为什么不能将就做。

【分析】

尿液常规检查需要标本5～10ml，患者运送过程中泄漏导致量不足不能用于检测。

【质量管理环节】

检验人员在发放尿管和尿杯时需向患者说明至少取多少的标本量，以提高送检标本合格率，尽量减少医患纠纷。

第六节　标本接收与不合格标本处理

为了保证检测结果准确，医学检验科工作人员在标本接收时按照一定的标准对标本进行外观的检查，以确保标本符合要求。因此，检验科需制定标本接收程序和不合格标本的拒收标准，规范检验标本的接收、登记和保存流程。

一、标本的接收

（一）标本的接收登记

临床科室护工人员将标本置于标本运送箱（图3-18）中送到医学检验科的前处理室，需凭工号及密码登录各窗口放置的计算机LIS系统，打开标本送达模块后，通过红外扫描仪录入送检标本的条码号，经确认标本信息已录入LIS系统后（图3-19），将该批标本放置指定的标本存放区域（LIS系统自动记录送达人和送达时间），再由前处理人员进行标本录入和处理。急诊样品的核收及处理采用优先原则，由LIS管理组设置申请单"门诊急诊或住院急诊"字样并告之临床如何生成急诊标识的申请条码，并且在LIS系统标本接收、报告平台设置急诊专用号段、有色标识（区分平诊标本），以备前处理、各专业组人员有效识别，切实确保"急诊快速处理""特殊报告"。

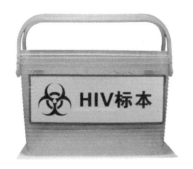

图3-18　标本运送箱

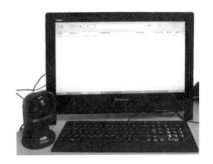

图3-19　标本接收登记页面

（二）标本的接收标准

专业组制定检验标本条形码、抗凝剂、标本量、标本状态（如凝块、溶血）、标本容器的要求，所有标本应能通过条形码和标识追溯至确定的患者或病区，医学检验科前处理组人员必须熟练掌握本科室接收标本的范围，不受理非本科室检测的标本。

（三）让步标本

接收了不合格临床标本，如溶血标本、关节腔滑液等获取比较困难的标本或者抗生素使用之前采集的培养等无法替代的标本，即使标本不合格，仍然不能拒绝检验，应优先处理，在与临床联系后，临床医师要求检测，应在检验报告状态栏中说明标本的状态（图3-20），并说明可能导致不准确的结果。检验科需每个季度对让步检查进行评估。

图3-20　让步标本登记界面

（四）口头申请检验

对临床医师口头申请的检验标本，检验人员应予受理、登记，在结果报告之前医师必须将正式的检验申请单送至医学检验科。

二、标本的拒收标准

（一）不合格标本标准

1.标本包装及运输温度等条件应符合有关检测项目要求，如盛装容器不合格或泄漏的标本（如微生物标本采用非无菌容器的）。

2.条形码不清晰而致不能有效识别或扫描入系统，标本信息不详与检验申请不符。

3.送检延迟（超过规定时间）、采集标本离送检间隔过长对检测结果有明显影响者。

4.申请的检验项目与标本不符。

5.标本的外观：微生物培养标本被污染；抗凝剂和采血管使用不当（如抗凝血中有凝块者、用错真空采血管）。

6.标本量不足者：生化多项检测分析＜3ml。

7.严重溶血或脂血。

8.标本采集不合格：在输液、输血侧采血；血气标本接触了空气。

9.各专业组依据各种检测项目的要求建立的拒收和让步标本的标准。

（二）标本拒收后处理

1.接收标本人员或检测人员在《不合格标本记录表》（图3-21）上登记不合格标本，同时电话通知临床相关医护人员，要求重新采集标本送检；医学检验科保留标本，标本做好醒目的不合格标记。

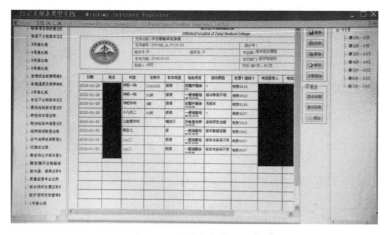

图3-21　不合格标本登记

2.每月统计不合格标本情况，调查原因后与临床医师、护士沟通，以减少不合格标本的发生。

三、标本检测前暂存和检测后保存

实验室相关程序应规定检测前、后标本的保存条件和保存时间，保证患者样品在检测前的处理及保存过程中的安全，不变质、不丢失、不被损坏。医学检验科仅对在保存期内的标本进行复检或核对，不负责对超过保存期或无保存价值的标本进行复检或核对。对附加申请检验需规定时间限制，如血常规检测项目需附加网织红细胞检测，应在标本采集后4h内；生化类较稳定的检测项目临床若需附加，应在标本存放入冷库前且未发放报告前提出申请，即当天；对于较难采集的标本或病情特殊的患者，若检验报告已审核发放但临床需附加申请，遵循不影响检测结果的原则应酌情考虑附加申请。

（一）标本检测前保存

一般临床生化、临床免疫检测项目离心后保存在4℃冰箱，特殊免疫项目、丙肝RNA及分型可以离心后血清冷冻保存，微生物检验标本不得冰箱冷藏，以免细菌死亡导致假阴性结果。细胞、凝血因子测定的标本、尿液等一般常温放置2h内检测。

（二）标本检测后保存

血液标本通常置于4℃冰箱或冰库保存3d；细胞、凝血因子测定的标本、粪便、尿液等一般不保存。一般临床生化、临床免疫检测项目保存应不超过1周；激素类测定以不超过3d为宜；胸腔积液、腹水和脑脊液、血细胞复检涂片至少保存2周。甲肝、戊肝标志物阳性标本 –20℃保存1个月，HIV阴性标本 –20℃保存1年，唐氏筛查标本 –80℃保存2年。

（三）检测后标本管理

按检测日期和标本类型分别保存标本，并有明显标志，以易于查找，到保存期后才可处理。在储存过程中，标本应加盖保存或存放于有盖的盒子内，以防止标本蒸发以及气溶胶对人体产生危害。所有的标本不得无故流出实验室。特殊情况下，如用于科研、实验教学、委托外部实验室检验等，标本需要流出实验室的，必须经科室生物安全负责人同意批准，并填写记录后方可带出实验室。

（四）标本储存环境管理

标本保存的环境条件应得到保障，以保证标本性能稳定、不变质（图3-22，图3-23）。对保存标本的冰箱必须设置温度监控及记录。

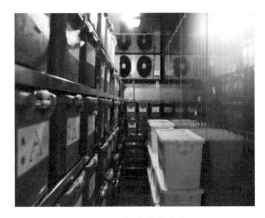

图3-22　标本储藏冷库

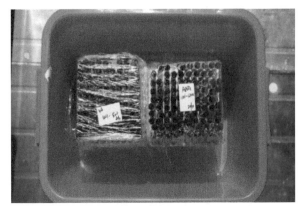

图3-23　标本储存箱

四、标本的弃置

样本处置记录要求确保标本采集和处置质量问题能够追溯到每一个经手标本的人；确保验收标本与储存到期后消毒处理（图3-24，图3-25）的标本数目相等，没有丢失；确保标本在保存期内需复检时，能及时找到。

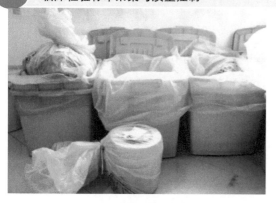

图3-24　集中打包丢弃标本

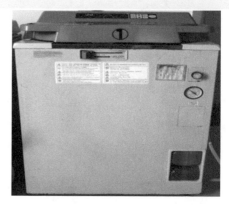

图3-25　高压锅灭菌

【案例经过】

某天早上10时，急诊科一医师致电检验科生化室询问王某某检查生化检验项目的血已经送来2h，未见结果，请问是什么原因。经工作人员调查发现，该标本虽然是急诊标本，但未按规定用红色条码纸打印，并在实验室内部转运时未交代给实验室工作人员，因此在检测上机的时候未按急诊标本程序处理，导致检验结果迟迟不能出来。

【质量管理环节】

在临床科室打印急诊样品的条形码，如无红色条形码，上面应该有住院急诊或者门诊急诊字样，在核收及处理时会采用优先原则，并且在LIS系统标本接收、报告平台设置急诊专用号段、有色标识（区分平诊标本），以备前处理、各专业组人员有效识别，确保"急诊快速处理"。

（鄢仁晴　闵　迅）

参 考 文 献

陈文祥，申子瑜，杨振华，2006.临床检验分析质量指标的设定.中华检验医学杂志，29（4）：298-300.

王治国，2012.临床检验生物学变异与参考区间.北京：人民卫生出版社.

张秀明，李炜煊，陈桂山，2011.临床检验标本采集手册.北京：人民军医出版社.

Cotlove E，Harris EK，Williams GZ，1970. Biological and analytic components of variation in long-term studies of serum constituents in normal subjects. Clin Chem，16：1028-1032.

Fraser CG，2001. Biological Variation：from Principles to Practice. Washington DC：AACC Press.

Fraser CG，Petersen HP，Libeer JC，et al，1997. Proposals for setting generally applicable quality goals solely based on biology. Ann Clin Biochem，34：8-12.

Gowans EM，Hyltoft Petersen P，Blaabjerg O，et al，1988. Analytical goals for the acceptance of common reference intervals for laboratories throughout a geographical area. Scand J Clin Lab Invest，48：757-764.

Ricos C，Alvarez V，Cava F，et al，1999. Current databases on biological variation：pros，cons and progress. Scand J Clin Lab Invest，59：491-500.

第四章 临床检验标本采集质量管理与控制

第一节 临床血液学检验标本采集

一、临床基础检验血液样本采集

抗凝血标本正确采集是获得准确、可靠检验结果的关键。在全自动检验仪器普遍应用的今天，检验前标本的正确采集和处理是保证检验质量的重要环节。临床基础检验抗凝血检查项目包括白细胞、红细胞、血红蛋白、血小板等血常规检验，血栓与止血项目检验，红细胞沉降率检验等，标本涉及静脉抗凝全血、末梢血、抗凝血浆等的采集。下面我们将分别对静脉抗凝全血、末梢全血、抗凝血浆采集过程中患者准备、标本采集、标本处理、不合格样本的识别、样本保存与稳定性等进行介绍，以帮助解决临床基础检验血液检测项目中遇到的常见问题。

（一）静脉全血标本采集

1.患者准备

（1）采血前患者应处于平静状态，减少运动。

（2）禁止在患者输液侧抽取血液，避免在脂肪乳输入中或其后立即采血，以保证检验结果的准确性。

2.标本采集

（1）采集器材准备，包括EDTA盐抗凝采血管（紫色帽）、双向采血针、消毒用品等。

（2）采用普通采血法或真空采血法抽取肘中静脉、手背静脉或幼儿的颈外静脉，采集静脉血2ml于含EDTA-K$_2$抗凝剂的抗凝管中，采完血后，将采血管上下完全颠倒混匀5～8次，手法轻柔，勿左右晃动、勿剧烈振荡，防止溶血，具体手法操作如图4-1所示。

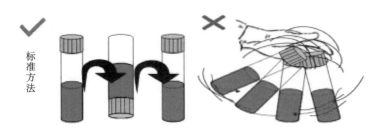

图4-1 抗凝血样本混匀方法

（3）样本采集后应2h内送检，禁止冷藏。

3.标本处理

（1）将收集到的所有EDTA-K$_2$抗凝标本进行分选检查，查看是否有血凝块、标本冷凝集、采集管遗漏、样本信息不全或无样本（空管）等。

（2）对血液凝固的样本应立即通知临床重新进行采集。

（3）样本遗漏、样本信息不全，应根据情况尽快决定是否重新采集样本或收集样本信息。

（4）对红细胞、血红蛋白、红细胞比容检测结果用"3规则"（$3 \times RBC = HGB$；$3 \times HGB = HCT$）判断失效，RBC降低，MCV、MCH、MCHC升高较明显，应仔细观察是否有细流沙样红细胞聚集；如为冷凝集样本，应将样本置于37℃水浴箱温浴30min以上后再立即上机检测。如冷凝集得不到纠正，需用37℃等量温热生理盐水进行血浆置换后水浴箱温浴30min以上重新检测，此步骤可重复，直至冷凝集得到纠正。

（5）对于用"3规则"判断红细胞和血红蛋白严重失效，血红蛋白增高较明显的样本；应重点关注是否严重脂血的干扰，如图4-2所示。应先检测记录白细胞、红细胞、血小板等指标，然后将标本$1500 \times g/min$离心10min，进行等量血浆置换，重复以上步骤3次后上机检测血红蛋白，重新计算MCV、MCH、MCHC后发出报告。

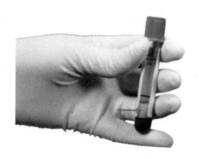

图4-2　严重脂血样本离心后

（6）对EDTA依赖性聚集样本，应加强复检，可采用更换抗凝剂或立即（＜3min）检测得到准确结果。

（7）完全合格的样本静置后管壁及管盖应干净，无血液细胞黏附，如图4-3所示；在LIS系统录入样本信息后立即上机检测。

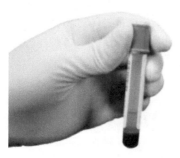

a.正常抗凝管壁

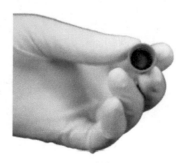

b.正常抗凝管盖

图4-3　正常抗凝全血

4.不合格标本的识别

（1）样本标识不符合要求，信息缺失或不清楚无法确定标本信息的样本，空管子及严重破损样本。

（2）样本抗凝不全时会导致血液部分凝固，影响检验结果，但其凝块不易被发现（图4-4），应仔细检查。

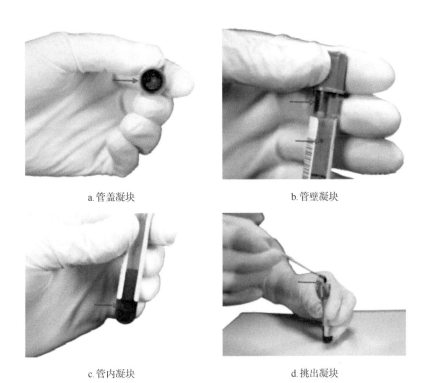

a.管盖凝块 b.管壁凝块

c.管内凝块 d.挑出凝块

图4-4 抗凝不全样本

5.标本保存与稳定性

（1）通常全血标本不冷藏。

（2）抗凝静脉全血室温中可稳定8～12h，如不能及时检测，可置于4℃冰箱中，上机检测前须将其取出平衡至室温，混匀后再测定。

6.注意事项

（1）采血前检查胶盖头盖，勿松动，改变负压，防止采血量不准确。

（2）采血完成后，应根据生物安全原则处理废弃的采血针，以避免误伤或污染环境。

（二）末梢全血标本采集

1.患者准备

（1）患者情绪稳定：外界环境相对安静，冬季采血时应等患者采血部位暖和后采血。

（2）适宜人群：新生儿、2岁以下或静脉采血困难儿童的血常规检验。

2.标本采集

（1）物品准备：一次性使用末梢血采血管、无菌棉球、无菌干棉签、一次性使用无菌采血针、75%医用乙醇、皮肤消毒剂（每次采血应进行手消毒）等，如图4-5所示。

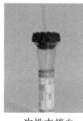 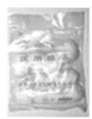 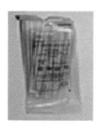 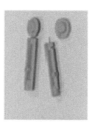 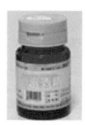 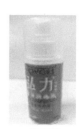

| 一次性末梢血采血管（EDTA-K₂） | 医用无菌棉球 | 医用无菌棉签 | 一次性末梢血采血针 | 75%医用乙醇 | 皮肤消毒喷雾剂 |

图4-5　末梢采血用品

（2）样本采集前：应仔细核对患者信息。

（3）采血方法及步骤：一般采集环指外侧（半岁以下婴幼儿可以在拇指或足跟部采血），正确操作如表4-1所示。

（4）样本采集完成后，应立即轻轻混匀样本，静置5min后检测，以保证结果的准确性。

表4-1　正确的末梢采血步骤

简易操作流程	具体操作步骤
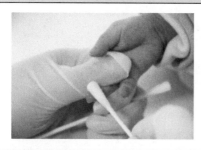	1.小儿末梢血常规以采集环指或中指指尖内侧为宜，轻轻按摩采血部位，使其自然充盈，用75%乙醇棉签消毒穿刺部位，待干
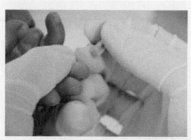	2.操作者用左手拇指和示指固定小儿采血部位手指，右手持一次性无菌采血针，自指尖迅速刺入，深度一般以1.0～2.0mm为宜，稍加挤压使血液自然流出
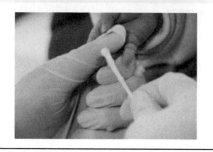	3.用无菌干棉签擦去第一滴血，以消除皮肤、空气污染、组织液等对检测结果的影响

续表

简易操作流程	具体操作步骤
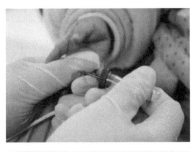	4.用一次性末梢血采血管采血0.1～0.3ml混匀
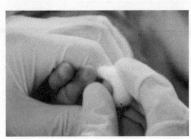	5.采血完毕后，用无菌干棉球按压穿刺部位，嘱被采血者按压2～3min，以达到止血的目的

3.标本处理

（1）所有末梢血样本采集后均应放置5min，重新混匀后上机检测，防止因抗凝不全所致白细胞及血小板计数结果产生较大偏差。

（2）样本采集后最好在2h内完成检测。

4.不合格标本的识别　采血过程不顺畅，样本静置后发现有凝块。

5.标本保存与稳定性　抗凝末梢全血室温中可稳定8～12h。

6.注意事项

（1）为防止采血过程中血液凝固，采血者动作应轻快。小儿末梢血常规用"一次性使用末梢血采血管"采集血标本后，应立即充分混匀。

（2）除特殊情况外，不采用扎取耳垂采血。婴儿可自拇指或足跟部采血，烧伤患者可根据情况选用皮肤完整的肢体末端采血。末梢血采集过程不可用力挤压。

（3）采血部位应避开炎症、水肿、冻疮、发绀等。

（4）消毒好皮肤后，应待乙醇完全挥发后采血，不然会使流出的血发生溶血或血滴扩散。

（5）为避免交叉感染，应严格做到一人一针，不能重复使用。当穿刺深度不够引起血流不畅时，可于采血部位远端稍加挤压，严禁用力挤压，以免大量组织液混入，导致血液稀释影响检验结果。否则，需重新穿刺采血。

（6）不能在输液同侧采血。

（三）血栓与止血检验标本采集

1.患者准备

（1）采血环境温度适宜，安抚采血对象，尽量减轻其恐惧心理，对于多次反复采血的患者最好在相同条件下采血，即患者处于休息状态，在餐前采血。服用某些药物（如华法林等）或生理原因（如妊娠、情绪激动、剧烈运动等）会对部分凝血结果产生影响。

（2）进行血小板聚集功能试验的患者，标本采血前1周不能服用阿司匹林、双嘧达莫、肝素、双香豆素等含抑制血小板聚集的药物，采血当天禁饮牛奶、豆浆和脂肪性食品。

（3）口服避孕药、雌激素等会使血小板黏附功能、聚集功能增强，纤维蛋白原量增高，凝血酶原时间延长，凝血因子Ⅶ、Ⅷ、Ⅸ、Ⅹ、Ⅺ活性明显增高。

（4）香豆素类抗凝药可使维生素K依赖的凝血因子（Ⅱ、Ⅶ、Ⅸ、Ⅹ）、蛋白C和蛋白S等活性下降。

（5）在进行以上项目检测前，应停用相关药物2周，对不能停药者，应注明用药情况。

2.标本采集

（1）采集容器准备：枸橼酸钠抗凝真空管（蓝盖）和双向采血针。

（2）真空采血法抽取肘中静脉、手背静脉或幼儿的颈外静脉，采集静脉血1.8ml于浓度为109mmol/L枸橼酸钠的抗凝管中，采完血后，将采血管上下完全颠倒混匀4次［过度的混匀可能造成溶血和（或）血小板激活，导致错误的结果］，手法轻柔，勿左右晃动、勿剧烈振荡，以防溶血发生，具体操作同前述静脉全血采集相同，采血前不应拍打采集部位。

（3）采血时止血带不宜扎得过紧，压迫时间不应超过1min。

（4）血小板聚集功能试验时用清洁塑料管或硅化玻璃管采集血液标本，避免血小板表面激活，建议使用无死腔真空管采血。

（5）通常在第2管采集，第1管血用于其他检查或丢弃。

（6）在血细胞比容（Hct）＜20%或＞55%时，需按下列推荐公式来调整抗凝剂与标本量的比例。

$$抗凝剂用量（ml）= 0.00185 \times 血量（ml）\times ［1-Hct（\%）］$$

3.标本处理

（1）标本采集完成后，尽量压缩运送环节，尽力缩短标本周转时间，标本运送人员应由经过严格培训的专人负责，且有严格制度进行约束。

（2）必须使用气动传输的方式运送标本时，应采用比对的方式确认剧烈振荡、气动内温度等因素不对检测结果产生影响。

（3）标本在室温条件下（禁止冷冻离心），以$1500 \times g/min$离心15min，血浆中血小板计数量应$< 10 \times 10^9/L$，以确认离心效果。应使用水平式转头离心机，尽量避免血浆和血小板的重新混合。

（4）样本采集后最好在4h内完成检测。

4.不合格标本的识别

（1）样本标识不符合要求，样本信息缺失或不清。

（2）样本量≤1.5ml或≥2.5ml的样本。

（3）血液抗凝不全的样本，如图4-6所示。

5.标本保存与稳定性

（1）用于凝血酶原时间测定的标本，没有离心或离心后没有分离血浆的标本，应保存在18～24℃条件下未开盖的试管中，并在标本采集后24h内完成检测。不宜在2～4℃条件下保存，因可能会引起因子Ⅶ的冷激活从而改变凝血酶原时间测定的结果。

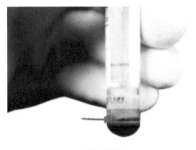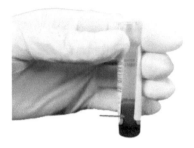

a.管壁凝块   b.絮状凝块

图4-6 抗凝不全样本

（2）用于未使用肝素的活化部分凝血酶原时间检测及凝血酶时间、蛋白C、纤维蛋白原测定的样本，如没有离心或离心后没有分离血浆的样本，应保存在2～4℃或18～24℃条件下未开盖的试管中，并在标本采集后4h内完成测定。

（3）临床有使用普通肝素治疗的患者标本进行活化部分凝血酶原时间检测时，保存在2～4℃或18～24℃条件下的标本必须在采集后1h内完成离心，在标本收集后的4h内完成测定。

（4）当用于凝血酶原时间测定的标本在24h内、用于活化部分凝血酶原时间和凝血酶时间、蛋白C、纤维蛋白原及其他项目测定的标本在4h内无法完成测定时，应将血浆分离后置于干净的1.5ml的EP管中，置于−20℃保存，最多保存2周或−70℃最多保存6个月。冷冻血浆标本从冰箱取出后应该在37℃水浴中迅速融化，轻轻混匀立即测定。融化后的标本如不能立即测定，应置于4℃条件下暂存，并于2h内完成测定。

（5）当检测地点距离标本采集和离心地点较远时，血浆应在标本采集后1h内完成血浆分离，在标本采集后4h内测定。

6.注意事项

（1）当标本有肉眼可见的溶血时，不应进行凝血项目检测，因为溶血可能激活凝血因子，干扰最终测定。

（2）使用光学原理检测的仪器，当标本有黄疸、脂血或影响光散射强度的干扰物质时，可能会对检测结果产生影响，应使用其他替代方法进行检测。

（3）实验室应每6个月或在离心机维修后，应验证离心力和离心时间的有效性，以确保离心后血浆血小板的数量在可接受范围内。

（4）在特殊情况下，可以使用血液采集系统或注射器从血管通路装置（VAD）采集血液标本。从VAD中收集血液标本时，应仔细检查血液采集系统的各个部分（VAD、连接设备、注射器、针和采集设备）的匹配性，以避免因漏气可能导致的溶血和采血量不准确。应尽可能避免通过肝素冲洗过的管路采集血液。如必须使用VAD采血时，应考虑到可能的肝素污染和标本稀释。在这种情况下，管路应以5ml生理盐水冲洗，最初采集的5ml血液或者6倍VAD死腔容积的血量应丢弃。

（5）无论使用真空采血管、注射器或密闭式静脉留置针进行血栓与止血项目标本采集时，均应放在第二管位置进行采集。

（四）红细胞沉降率检查标本的采集

1.患者准备　患者应处于平静状态，避免在脂肪输注过程中或其后采血。

2.标本采集　抽取静脉血1.6ml加入到含0.4ml浓度为109mmol/L枸橼酸钠溶液的（1∶4）抗凝试管中，并轻轻颠倒5～8次使之充分混匀与抗凝。

3.标本处理

（1）采血后及时送检尽快检测。

（2）检测后应充分混匀标本。

4.不合格标本的识别

（1）血液和抗凝剂的比例要准确，标本总量（2.0±0.1）ml＜1.8ml 或＞2.2ml为不合格标本。

（2）溶血或有细小凝块的血液标本。

5.标本保存与稳定性　室温中保存不得超过3h。

（杨小理）

二、溶血性贫血检验

溶血性贫血（hemolytic anemia）是一类复杂的综合征，病种繁多，其病因和发病机制各异，临床表现不一，因此常给诊断和鉴别诊断带来困难。溶血性贫血的正确诊断除依赖于仔细地观察临床表现、详细地了解病史、家族史外，还需认真、科学地进行必要的实验室检查。溶血性贫血的实验室检查应解决三个方面的问题：①贫血是否与溶血引起；②溶血发生的部位；③溶血的原因。溶血性贫血检验主要包括红细胞膜缺陷、酶缺陷、血红蛋白异常等相关的检验。

（一）蔗糖溶血试验标本采集

1.患者准备　无须空腹，无须特殊准备。

2.标本采集

（1）标本容器准备采用枸橼酸钠抗凝管（蓝色帽），采血前根据医嘱打印条形码，粘贴于干燥真空管上，注意条形码长轴与采血管长轴方向一致，注意条码不能有褶皱、破裂等情况。

（2）血液采集可采用坐位、卧位，行无菌术采集静脉血2～3ml于真空管中，采完血完成后立即将采血管上下完全颠倒8～10次混匀后送检。

（3）同方法（1）（2），抽取正常对照（Hb、RBC、MCV、MCH、MCHC、RDW、RC等指标正常者）血液同时送检。

3.标本处理　将送检患者、正常对照抗凝血标本轻轻颠倒混匀，备用。

4.不合格标本的识别

（1）标识不符合要求，缺失信息或条码打印不清楚的标本为不合格标本。

（2）采集血液量＜2ml或＞3ml的血液标本为不合格标本，需重新采集标本。

（3）标本使用与检验项目不匹配的采血容器。

（4）凝血或严重溶血标本不能做测定，需重新采集标本。

5.标本保存与稳定性

（1）待检标本室温放置，4h内检测完毕。

（2）检测后的血样管加盖密封冷藏（2～8℃）保存3d，以备复查。

（3）过保存期标本的处理　超过保存期的标本，用塑料袋包扎，由检验科卫生员收集、高压消毒后，由后勤管理科派专人收集，集中处理。

（二）酸化血清溶血试验标本采集

1.患者准备　无须空腹，无须特殊准备。

2.标本采集

（1）标本容器准备：①装有4～6颗玻璃珠的洁净三角烧瓶2个；②无添加剂的干燥真空管（红色帽）2支。

采血前根据医嘱打印条形码，粘贴于三角烧瓶及采血管上，注意条码不能有褶皱、破裂等情况。

（2）患者血液采集

①脱纤维血采集可采用坐位、卧位，行无菌术采集肘静脉（如为婴幼儿，可选择其他可采血部位如颈静脉、股动脉等）血液约3ml于1个三角烧瓶内，立即顺时针混匀。

②采集血液约4ml于1支干燥真空管（红色帽）内，待凝。

（3）正常对照血液采集：用同样方法采集与患者同血型或AB型正常对照者（Hb、RBC、MCV、MCH、MCHC、RDW、RC等指标正常者）血液约3ml于1个三角烧瓶内，立即顺时针混匀；采集血液约4ml于1支红色帽采血管内，送检。

3.标本处理

（1）将患者及正常对照三角烧瓶内血标本顺时针混匀，避免凝集。

（2）用一次性吸管将受检者及对照者脱纤维蛋白血液分别吸入2支一次性吸管内，用生理盐水洗涤3次（716×g/min离心5min），每次洗涤后，将上清液全部吸出。然后用生理盐水配成50%红细胞悬液，备用。

（3）将患者及正常对照真空管（红色帽）中的血液标本放置于室温，待血液凝固后，以1610×g/min离心10min，备用。

4.不合格标本的识别

（1）标识不符合要求，缺失信息或条码打印不清楚的标本为不合格标本。

（2）脱纤维血液量少于3ml、普通红色帽管血液量少于4ml的标本为不合格标本，需重新采集标本。

（3）标本使用与检验项目不匹配的采血容器。

（4）溶血标本不能做测定，需重新采集标本。

5.标本保存与稳定性　检测后的血样本不保存，一次性吸管、试管，用塑料袋包扎，由检验科卫生员收集、高压消毒后，由后勤管理科派专人收集，集中处理。

（三）高铁血红蛋白还原试验标本采集

1.患者准备　无须空腹，无须特殊准备。

2.标本采集

（1）标本容器准备：添加有20mg葡萄糖的枸橼酸钠抗凝管（蓝色帽），采血前根据医嘱打印条形码，粘贴于干燥真空管上，注意条形码长轴与采血管长轴方向相同，注意条码不能有褶皱、破裂等情况。

（2）血液采集可采用坐位、卧位，行无菌术采集肘静脉（如为婴幼儿，可选择其他可采血部位，如颈静脉、股动脉等）血液 3 ～ 5ml 于添加有 20mg 葡萄糖的枸橼酸钠抗凝管（蓝色帽）中，颠倒混匀 8 ～ 10 次后送检。

（3）同方法（1）（2），抽取正常对照（Hb、RBC、MCV、MCH、MCHC、RDW、RC 等指标正常者）血液同时送检。

3.标本处理

（1）将送检患者抗凝血以 716×g/min 离心 15min，弃去多余血浆，调整血细胞与血浆比例为 1 : 1 后再混匀，备用。

（2）同方法（1），处理正常对照血液标本，备用。

4.不合格标本的识别

（1）标识不符合要求，缺失信息或条码打印不清楚的标本为不合格标本。

（2）采集血液量＜3ml 或＞5ml 的血液标本为不合格标本，需重新采集标本。

（3）标本使用与检验项目不匹配的采血容器。

（4）凝血或溶血标本不能做测定，需重新采集标本。

5.标本保存与稳定性　检测后的血样本不保存，一次性吸管、试管，用塑料袋包扎，由检验科卫生员收集、高压消毒后，由后勤管理科派专人收集，集中处理。

（四）血红蛋白电泳检查标本采集

1.患者准备　无须空腹，无须特殊准备。

2.标本采集

（1）标本容器准备：采用枸橼酸钠抗凝管（蓝色帽），采血前根据医嘱打印条形码，粘贴于干燥真空管上，注意条形码长轴与采血管长轴方向相同，注意条码不能有褶皱、破裂等情况。

（2）血液采集可采用坐位、卧位，行无菌术采集肘静脉（如为婴幼儿，可选择其他可采血部位，如颈静脉、股动脉等）血液 2.5 ～ 3ml 于真空管中，颠倒混匀 8 ～ 10 次后送检。

3.标本处理

（1）将血标本轻轻颠倒混匀 8 ～ 10 次，上机检测。

（2）血液量不足的处理：如血液量 2 ～ 2.5ml，可用一次性吸管吸取血清于 EP 管内用手动稀释模式检测。

4.不合格标本的识别

（1）标识不符合要求，缺失信息或条码打印不清楚的标本为不合格标本。

（2）采集血液量少于 2ml 的血液标本为不合格标本，需重新采集标本。

（3）标本使用与检验项目不匹配的采血管。

（4）细菌污染、严重溶血或凝血标本不能做测定，需重新采集标本。

5.标本保存与稳定性

（1）检测前标本：放 2 ～ 8℃冰箱冷藏可保存 5d。

（2）检测后的血样管加盖密封冷藏（2 ～ 8℃）保存 3d，以备复查。

（3）过保存期标本的处理超过保存期的标本，用塑料袋包扎，由检验科卫生员收集、高压消毒后，由后勤管理科派专人收集，集中处理。

（五）异丙醇沉淀试验标本采集

1.患者准备　无须空腹，无须特殊准备。

2. 标本采集

（1）标本容器准备：采用枸橼酸钠抗凝管（蓝色帽），采血前根据医嘱打印条形码，粘贴于干燥真空管上，注意条形码长轴与采血管长轴方向相同，注意条形码不能有褶皱、破裂等情况。

（2）血液采集可采用坐位、卧位，行无菌术采集肘静脉（如为婴幼儿，可选择其他可采血部位，如颈静脉、股动脉等）血液约3ml于真空管中，颠倒混匀8～10次后送检。

（3）同方法（1）（2），抽取正常对照（Hb、RBC、MCV、MCH、MCHC、RDW、RC等指标正常者）血液同时送检。

3. 标本处理

（1）将标本用716×g/min离心10min，弃去血浆，以10倍体积的生理盐水洗涤红细胞3次（101×g/min离心5min），再以866×g/min离心10min，尽量移去盐水部分，获得压积红细胞，加入等量的蒸馏水充分振摇，再加入0.5倍体积的四氯化碳，用力振摇，866×g/min离心10min，吸取上层红色透明液即为血红蛋白液，其浓度约为100g/L，备用。

（2）同方法（1），处理正常对照血液，备用。

4. 不合格标本的识别

（1）标识不符合要求，缺失信息或条形码打印不清楚的标本为不合格标本。

（2）采集血液量少于2ml的血液标本为不合格标本，需重新采集标本。

（3）标本使用与检验项目不匹配的采血容器。

（4）凝血或溶血标本不能做测定，需重新采集标本。

5. 标本保存与稳定性　检测后的血样本不保存，一次性吸管、试管，用塑料袋包扎，由检验科卫生员收集、高压消毒后，由后勤管理科派专人收集，集中处理。

（六）抗人球蛋白试验（Coombs试验）标本采集

1. 患者准备　无须空腹，无须特殊准备。

2. 标本采集

（1）标本容器准备：装有4～6颗玻璃珠的洁静三角烧瓶。采血前根据医嘱打印条形码，粘贴于三角烧瓶上，注意条码不能有褶皱、破裂等情况。

（2）血液采集可采用坐位、卧位，行无菌术采集肘静脉（如为婴幼儿，可选择其他可采血部位，如颈静脉、股动脉等）血液约3ml于三角烧瓶内，立即顺时针混匀送检。

（3）同方法（1）（2），抽取正常对照（Hb、RBC、MCV、MCH、MCHC、RDW、RC等指标正常者）血液同时送检。

3. 标本处理

（1）将血标本顺时针混匀，避免凝集。

（2）用一次性吸管将受检者脱纤维蛋白后的血液移入一次性试管内，用生理盐水洗涤3次（716×g/min离心5min），每次洗涤后，将上清液全部吸出。然后用生理盐水配成20%红细胞悬液，备用。

（3）同方法（1）（2），处理正常对照血液标本，备用。

4. 不合格标本的识别

（1）标识不符合要求，缺失信息或条码打印不清楚的标本为不合格标本。

（2）采集血液量少于2.5ml的血液标本为不合格标本，需重新采集标本。

（3）标本使用与检验项目不匹配的采血容器。

（4）严重溶血或凝血标本不能做测定，需重新采集标本。

5.标本保存与稳定性　检测后的血样本不保存，一次性吸管、试管，用塑料袋包扎，由检验科卫生员收集、高压消毒后，由后勤管理科派专人收集，集中处理。

三、骨髓细胞形态学检查

骨髓细胞可通过多种方法进行检查，如细胞形态学、细胞生物化学、细胞免疫学、细胞遗传学等。而细胞形态学也可有多种检查方法，其中最简单、最实用的是普通显微镜检查，它是诊断许多疾病尤其是血液系统疾病的重要手段之一，通过骨髓细胞学检查可了解骨髓中各种血细胞数量、形态、有无异常细胞等，从而协助诊断疾病、观察疗效及判断预后。骨髓细胞形态学检查包括骨髓常规检验和骨髓特殊检验（细胞化学染色）等内容。

1.患者准备

（1）患者穿刺前应做凝血功能检查，严重出血性疾病，如血友病患者禁做骨髓穿刺检查。

（2）晚期妊娠的孕妇慎做骨髓穿刺。

（3）小儿及不合作者不宜做胸骨穿刺。

（4）遇严重贫血、病重及紧张型患者穿刺前应做好解释工作。

2.标本采集

（1）穿刺前根据医嘱打印骨髓细胞形态学检查申请单、条形码，并将条形码粘贴于申请单上部空白处，注意条码不能有褶皱、破裂等情况。

（2）穿刺部位临床医师根椐患者年龄及诊断需求可选择髂前上棘、髂后上棘、胫骨、胸骨及病变部位进行穿刺。

（3）标本容器准备干燥的骨髓穿刺针、20ml注射器，经去碱、脂处理后的洁净、干燥载玻片。

（4）临床医师行无菌穿刺术抽取骨髓液约0.2ml，立即取下穿刺针，将骨髓液推注于一张载玻片上，实验室人员迅速用推玻片蘸取骨髓液推片8～10张；同时穿刺末梢血推片4～6张。

3.标本运送

（1）骨髓涂片应尽快干燥后（必要时可将涂片于手中挥动），用铅笔在磨砂处或涂片片头部做好标识，放在玻片盒等包装内，以防止运送过程中被雨水等打湿。

（2）取材后应尽快运送至实验室。

4.标本储存

（1）标本存放所在实验室须通风干燥。

（2）标本送到实验室后，要尽快固定染色，一般不超过72h，以防细胞皱缩、变形，从玻片脱落。

5.标本处理

（1）选择制备良好的骨髓片2张、血片2张做瑞氏-吉姆萨染色。

（2）贫血患者选择骨髓小粒较丰富的骨髓片1张做铁染色。

（3）选择血片1张做中性粒细胞碱性磷酸酶染色。

（4）必要时选择骨髓片各1张做其他化学染色，如POX、PAS染色等。

6.不合格标本的识别　患者因素可导致抽取量过少（干抽），穿刺操作者穿刺不畅、穿刺量过多可导致骨髓凝集、稀释，可将送检标本做让步标检查，报告单上注明取材情况。

7.标本保存与稳定性

（1）未检测标本尽快固定染色，一般不超过72h，完成瑞氏-吉姆萨染色及相关特殊细胞化学染色。

（2）检查后的涂片处理：已进行细胞学检查并报告结果的涂片褪油，剩余未染色的涂片行瑞氏-吉姆萨染色后，粘贴标识，按编号置档案箱、保存10年。

（3）过保存期标本的处理：超过保存期的标本，玻片收集于锐器盒内，交后勤管理科收集，集中处理。

四、流式细胞术检查标本采集

流式细胞分析（flow cytometry，FCM）是集多门高新技术与方法为一体的现代细胞分析技术，它以流式细胞仪为工具，在单细胞（或微粒）水平上对大量细胞（或微粒）进行高速、灵敏、准确、多参数的定量分析，已成为现代血细胞学、肿瘤学、免疫学诊断与研究中最先进的分析技术之一。

目前临床血液室开展的流式细胞术检测项目有HLA-B27抗原检测、免疫功能（人淋巴细胞各群及其亚群）检测、人T淋巴细胞亚群检测、PNH CD55、CD59、FLEAR检测、白血病/淋巴瘤免疫分型、白血病微小残留病检测、CD34$^+$细胞绝对计数等。

1.患者准备

（1）采集静脉血标本：无须空腹，无须特殊准备。

（2）采集骨髓液标本：①患者穿刺前应做凝血功能检查，严重出血性疾病，如血友病患者禁做骨髓穿刺检查；②晚期妊娠的孕妇慎做骨髓穿刺；③小儿及不合作者不宜做胸骨穿刺；④遇严重贫血、病重及紧张型患者穿刺前应做好解释工作。

2.标本采集

（1）标本容器准备：静脉血标本采用EDTA抗凝管（紫色帽）；骨髓液标本采用肝素抗凝管（绿色帽）。采血前根据医嘱打印条形码，粘贴于干燥真空管上，注意条形码长轴与采血管长轴方向相同，注意条形码不能有褶皱、破裂等情况。

（2）血液采集：可采用坐位、卧位，行无菌术采集肘静脉（如为婴幼儿，可选择其他可采血部位，如颈静脉、股动脉等）血液2ml［适用于HLA-B27抗原检测、免疫功能（人淋巴细胞各群及其亚群］检测、人T淋巴细胞亚群检测、PNH CD55、CD59、FLEAR检测、CD34$^+$细胞绝对计数）于真空管中，标本采集后，立即送检。

（3）骨髓液采集

①白血病/淋巴瘤免疫分型、白血病微小残留病检测适用骨髓液标本。

②穿刺部位临床医师根据患者年龄及诊断需求可选择髂前上棘、髂后上棘、胫骨、胸骨及病变部位进行穿刺。

③标本容器准备干燥的骨髓穿刺针、20ml注射器，肝素抗凝管（绿色帽）。

④临床医师行无菌穿刺术抽取骨髓液约3ml，立即取下穿刺针，将骨髓液推注于肝素抗凝管内，轻轻颠倒混匀8～10次，立即送检。

3.标本处理

（1）胞外抗原染色［适用于HLA-B27抗原检测、免疫功能（人淋巴细胞各群及其亚群）检测、人T淋巴细胞亚群检测、CD34$^+$细胞绝对计数、白血病/淋巴瘤免疫分型、白血病微小残留病检测］

①在试管上对应于每一个样本做好识别。

②加相应的荧光素标记的单克隆抗体到试管中（用量参照试剂说明书）。

③取100μl充分混匀的抗凝血、骨髓液加到进样管的底部，确保WBC浓度在（3.5～9.4）×10^3/μl，混匀3s，室温避光静置20～25min。

④将5×裂解液用蒸馏水稀释成1×裂解液，每管中加入3ml室温1×裂解液，立即混匀，避光室温静置12～15min。

⑤待红细胞裂解，室温228×g/min离心5min，弃上清液。

⑥混匀重新悬浮细胞，每管加入2ml的PBS清洗细胞，低速混匀，室温228×g/min离心5min，弃上清液。

⑦混匀，重新悬浮细胞，每管加入0.5ml固定液，低速混匀，盖上管盖，放置2～8℃避光保存，待上机分析。

（2）胞内抗原染色［适用于HLA-B27抗原检测、免疫功能（人淋巴细胞各群及其亚群）检测、人T淋巴细胞亚群检测、CD34$^+$细胞绝对计数、白血病/淋巴瘤免疫分型、白血病微小残留病检测］

①取抗凝血、骨髓液150μl，加入Mouse IgG1 PerCP/CD45 PerCP荧光素标记的单克隆抗体（用量参照试剂说明书），确保WBC浓度在（3.5～9.4）×10^3/μl，混匀，室温避光孵育20～25min。

②加入1×裂解液3ml，放置12～15 min，待红细胞裂解。

③加入100μl破膜剂，室温避光孵育10min。

④悬浮细胞，加入PBS 2ml，228×g/min离心5min，弃上清液。

⑤加入相应的胞内荧光素标记的单克隆抗体（用量参照试剂说明书），混匀，室温避光孵育20～25min。

⑥悬浮细胞，加入PBS 2ml，228×g/min离心5min，弃上清液。

⑦加入固定液0.5ml，混匀，放置2～8℃避光保存，待上机分析。

（3）PNH CD55、CD59、FLEAR检测

①在试管上对应于每一个样本做好识别。

②加相应的FLEAR FITC/CD59 PE/ CD55 PE/CD24 PE/ CD33 PE-Cy5/CD14 APC/CD45 APC-Cy7/Mouse IgG1 FITC/Mouse IgG1 PE/ Mouse IgG1 PE-Cy5/ Mouse IgG1 APC/ Mouse IgG1 APC-Cy7单克隆组合抗体到试管中（用量参照试剂说明书）。

③粒系样本检测取100μl充分混匀的抗凝血加到进样管的底部，确保WBC浓度在（3.5～9.4）×10^3/μl；而红系样本检测需将全血100倍稀释（即取10μl全血加入990μl蒸馏水中混匀），取5～10μl稀释液加到进样管的底部，低速混匀3s，室温避光静置20～25min。

④将5×裂解液用蒸馏水稀释成1×裂解液，每管中加入3ml室温1×裂解液，立即低速混匀，避光室温静置12～15min（红系样本无须此步骤）。

⑤待红细胞裂解，室温228×g/min离心5min，弃上清液（红系样本无须此步骤）。

⑥混匀重新悬浮细胞，每管加入2ml的PBS清洗细胞，低速混匀，室温228×g/min离心5min，弃上清液。

⑦混匀，重新悬浮细胞，每管加入0.5ml固定液，低速混匀，盖上管盖，放置2～8℃避光保存，待上机分析。

4.不合格标本的识别

（1）标识不符合要求，缺失信息或条码打印不清楚的标本为不合格标本。

（2）采集血少于2ml的血液标本、少于3ml的骨髓液标本为不合格标本，需重新采集标本。

（3）标本使用与检验项目不匹配的采血管。

（4）血液、骨髓标本凝集、明显溶血的标本为不合格标本。

5.标本保存与稳定性　检测后的剩余血液、骨髓液标本不保存，用塑料袋包扎，经高压消毒后，由后勤管理科派专人收集，集中处理。

五、其他检查

（一）红斑狼疮细胞检查标本采集

1.患者准备　无须空腹，无须特殊准备。

2.标本采集

（1）标本容器准备：采用无添加剂的干燥真空管（红色帽）。采血前根据医嘱打印条形码，粘贴于干燥真空管上，注意条形码长轴与采血管长轴方向相同，注意条形码不能有褶皱、破裂等情况。

（2）血液采集可采用坐位、卧位，行无菌术采集肘静脉（如为婴幼儿，可选择其他可采血部位，如颈静脉、股动脉等）血液2～3ml于真空管中，标本采集后，立即送检（30min内送达实验室）。

3.标本处理

（1）血液采集后立即送检（30min内送达实验室），于室温待凝。

（2）于凝固刚形成时，用竹签将凝块搅碎，并将残余凝块除去，行实验操作，整个操作时间不能超过3h。

4.不合格标本的识别

（1）标识不符合要求，缺失信息或条码打印不清楚的标本为不合格标本。

（2）采集血少于3ml的血液标本为不合格标本，需重新采集标本。

（3）标本使用与检验项目不匹配的采血管。

（4）血液标本采集过长时间后送检、血清已自然析出的标本为不合格标本。

5.标本保存与稳定性

（1）检测后的采血管标本不保存，用塑料袋包扎，经高压消毒后，由后勤管理科派专人收集，集中处理。

（2）阴性结果血涂片保存1周；阳性结果血涂片保存3个月，逾期将玻片收集于锐器盒内，交后勤管理科收集，集中处理。

（二）血清蛋白电泳检查标本采集

1.患者准备　待检者空腹8～12h，以避免高脂乳糜血对测定结果的影响。

2.标本采集

（1）标本容器准备：采用无添加剂的干燥真空管（红色帽）。采血前根据医嘱打印条形码，粘贴于干燥真空管上，注意条形码长轴与采血管长轴方向相同，注意条形码不能有褶皱、破裂等情况。

（2）血液采集：可采用坐位、卧位，行无菌术采集肘静脉（如为婴幼儿，可选择其他可采血部位，如颈静脉、股动脉等）血液2～3ml于真空管中送检。

3.标本处理

（1）将血标本放置于室温，待血液凝固后，以1610×g/min离心10min，分离血清上机检测。

（2）血清量不低于1ml，血清层须无溶血、无纤维丝、血凝块、血细胞和絮状悬浮物等。

（3）量不足的处理：血清量0.5～0.8ml时，可用一次性吸管吸取血清于EP管内用手动稀释模式检测。

4.不合格标本的识别

（1）标识不符合要求，缺失信息或条码打印不清楚的标本为不合格标本。

（2）采集血清量少于0.5ml的血液标本为不合格标本，需重新采集标本。

（3）标本使用与检验项目不匹配的采血管。

（4）细菌污染、溶血或严重脂血标本不能做测定，需重新采集标本。

5.标本保存与稳定性

（1）检测后的血样管加盖密封冷藏（2～8℃）保存3d，以备复查。

（2）如需长期保存，需将血液标本离心分离血清后冷藏或冷冻，冷藏（2～8℃）保存可稳定1周，冷冻（-20℃）至少可保存1个月。

（3）过保存期标本的处理：超过保存期的标本，用塑料袋包扎，由检验科卫生员收集、高压消毒后，由后勤管理科派专人收集，集中处理。

（付书南）

第二节　临床体液学检验标本采集

一、尿液标本采集

尿液检验是临床体液检验的重要部分，对临床诊断、判断疗效和预后有着十分重要的价值。正确和规范化的采集、处理尿液标本是保证检验结果可靠性的重要前提。

1.患者准备

（1）标本采集前24h禁服维生素C等能干扰尿液干化学检测的药物。如近期在服用某些特殊药物，如青霉素等，应告知检验人员或临床医师。

（2）女性患者应先清洁尿道口及其周围皮肤，避免经血、阴道分泌物污染尿液；男性患者应先洗手，清洁尿道口及其周围皮肤。未行包皮切除的患者应推开包皮露出尿道口，避免包皮垢污染尿液。不能从便池中采集尿液，以免化学物质（如表面活性剂、消毒剂）、粪便等其他物质污染。

（3）婴幼儿尿液标本采集较困难，可使用小儿专用尿袋采集标本。

（4）如患者尿标本采集困难，需要导尿或者行耻骨联合上穿刺取尿，应由医护人员操作。

2.标本采集

（1）采集容器准备临床上常用由惰性环保材料制成的、带盖尿杯采集尿液，尿杯容积约50ml，圆形开口且直径至少4～5cm（图4-7）。用尿杯采集尿液后应充分混匀，取5～10ml置于一次性塑料离心管（图4-8）中送检。送检离心管外壁应标注患者姓名、性别、年龄、科别、床号、住院号、检验项目等信息或粘贴条形码。

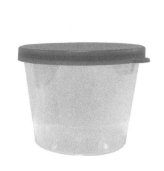

图4-7　尿杯

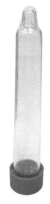

图4-8　尿管

（2）临床上根据不同的尿液检验项目选择不同的采集时间和方式，主要有以下几种常用的采集类型。

①尿常规检查标本：采集晨尿的中段尿，量5～10ml，标本采集完成后立即送检。门诊或者急诊患者可取随机中段尿5～10ml送检。

②尿妊娠试验标本：最好采用首次晨尿，也可用随机尿检查。

③尿三杯试验标本：取3个尿杯并做好顺序编号，患者连续排尿，将尿液分别收集于3个尿杯中，第一杯收集初段尿10～15ml，第二杯收集中段尿10～15ml，第三杯收集后段尿10～15ml。标本采集完成后，混匀标本，分别取5～10ml尿液至相应序号的一次性尿离心管中送检。

④尿本周蛋白检测标本：取晨尿或随机尿5～10ml于一次性尿离心管中送检。

⑤尿乳糜试验标本：取晨尿或随机尿5～10ml于一次性尿离心管中送检。

⑥24h尿标本：患者于8：00膀胱排空的尿液，再收集以后24h内所有尿液标本，记录总尿量（体积数），充分混匀后取10ml送检。

⑦3h尿标本：患者于6：00膀胱排空，弃去此次尿液，收集此后至9：00排尽的全部尿液，用于1h尿沉渣排泄率检查。

⑧尿含铁血黄素定性试验标本：患者禁服含铁剂的药物，防止标本被铁器或含铁物质污染。取晨尿20ml，置于干燥、洁净的玻璃或塑料杯内加盖送检。

⑨尿红细胞形态检查标本：患者普通饮食，禁大量饮水，于5：00～6：00清洁外阴后，排去第一次尿液，采集第二次尿液的中段尿10ml送检。

3.标本处理　不同检验项目的尿液标本有不同的处理方法。

尿干化学检验采用非离心尿，上机检测前需人工颠倒混匀。尿液显微镜检查需要取标本10ml，于水平离心机400×g/min离心5min，取沉渣镜检。

手工法尿沉渣计数将尿标本于水平离心机400×g/min离心5min，弃去上清液，取沉渣1ml混匀后充入牛鲍计数板或一次性尿沉渣计数板中计数。

仪器法沉渣计数采用非离心尿液，手动颠倒混匀尿标本后上机检测。

尿沉渣形态检查取10ml尿液于一次性尿离心管中，水平离心机400×g/min离心5min，弃去上清液，留沉渣0.2ml，混匀后滴一滴于显微镜下观察。

4.不合格标本的识别　标识不清、标本标签与检验申请单填写内容不一致、患者信息不全、医嘱作废的标本；标本量太少，不足以完成检验目的所要求的检测；用错标本容器、标本容器破损，标本流失；标本采集时间与送检时间间隔过长，超过2h；标本混有粪便、经血、前列腺液、阴道分泌物、精液等物质；计时尿未准确计时留取或无总尿量的尿液标本。

5.标本保存　已送检标本如不能及时检验，应冷藏或添加防腐剂。检测后的尿标本不需保存。

二、粪便标本采集

1.患者准备　常规检查，患者正常饮食。如需做化学法隐血试验，则检查前3d禁食肉类、动物血、维生素C、铁剂等物质，以免干扰检测。

2.标本采集

（1）采集容器应为清洁干燥、无吸水性的有盖容器（图4-9）。

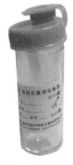

图4-9　粪便采集器

（2）根据检验项目不同采集方式如下。

①粪便常规检查：标本应为新鲜粪，不得混入尿液、消毒液等其他成分，禁止从便盆中、尿布或尿不湿上采集标本。需留取粪便3～5g（指头大小）。外观异常的标本应取病理成分送检，如黏液、血液；若外观无明显异常，需内外多点取材。标本采集后立即送检，1h内完成检测。

②化学法隐血试验：试验前3d禁食肉类、动物血、维生素C、铁剂等物质，以免造成假阴性或假阳性结果。隐血试验应连续检查3d。标本采集后立即送检，尽快检查，以免长时间放置使隐血反应的敏感性降低。

③寄生虫检查：采集异常部位（如脓血、黏液部分）送检，无明显异常时则内外多点取材；如果粪便中发现寄生虫成虫，将成虫一并送检；标本采集量3～5g。阿米巴原虫检查

时，应挑取脓血或稀软部分立即送检，天气寒冷时需注意保温。检查蛲虫卵需用透明胶纸、棉拭子于24：00或清晨排便前自肛门周围皱襞处粘取或拭取，采集后立即送检。未查到虫卵时，建议至少连续检查3d，以提高检出率。

3. 标本处理

（1）粪便常规检查的标本无须特殊处理，直接涂片镜检。

（2）寄生虫卵检查时，可对标本进行淘洗、过筛等处理，以提高检出率。

（3）粪便原虫（阿米巴、蓝氏贾第鞭毛虫）检测时，最好对标本进行染色（如铁苏木精染色、碘染色等）处理，以提高检出率，且便于鉴别虫种。常用染色方法如下。

①铁苏木精染色：用竹签挑取粪便少许，按一个方向在洁净的载玻片上涂成薄粪膜，立即放入60℃的肖丁固定液2min。依次将标本放入碘酒、70%乙醇及50%乙醇中各2min，用蒸馏水洗1次。再置于40℃的2%铁明矾溶液2min，流水冲洗2min，放入40℃的0.5%苏木精溶液中染色5～10min，再流水冲洗2min，放入冷2%铁明矾溶液中褪色2min。将载玻片置显微镜下检查褪色情况（观察时勿使玻片干燥），如颜色偏深，应继续褪色，直至核膜、核仁均清晰可见为止。然后，流水冲洗15～30min，至标本显现蓝色，再用蒸馏水洗1次。继而，依次在50%、70%、80%、95%乙醇（2次）中逐渐脱水各2min。在二甲苯中透明3～5min后用中性树胶封片。

②碘染色：在粪便直接涂片上滴1～2滴碘液，盖上盖玻片，静置3～5min，即可在显微镜下观察。

4. 不合格标本识别　标本标签与检验申请单填写内容不一致，患者信息不全、医嘱作废的标本；唯一标识不清晰，如标签字迹模糊或脱落等；标本量太少，不足以完成检验目的所要求的检测；容器错误；标本采集时间与送检时间间隔过长，超过1h；标本混有尿液等其他物质；标本放置时间过长，已干燥。

5. 标本保存　检验后的粪便标本不保存。

三、脑脊液标本采集

1. 患者准备　了解做腰椎穿刺术的目的，解除顾虑、放松心情，术前排尽尿液，做好皮肤清洁以防感染，积极配合医师的工作。

2. 标本采集　一般由临床医师通过腰椎穿刺采集脑脊液，操作严格遵循腰椎穿刺禁忌证、适应证和无菌原则。穿刺成功后先做压力测定，再将脑脊液分别收集于3支无菌试管中，每管1～2ml，第一管用于临床化学和免疫学检查，第二管用于微生物学检查，第三管用于常规检查。如疑为恶性肿瘤，需再采集一管用于脱落细胞学检查。采集标本的容器应为清洁干燥、无菌、有盖的透明容器。标本采集后立即送检，不能及时检查的标本需保存于2～4℃环境中，常规检查应在2h内完成。细胞计数可使用一次性计数板（图4-10）。

3. 标本处理

（1）常规检查前，需充分混匀标本。

（2）血性脑脊液计数白细胞时需进行校正。校正公式：

$$WBC（校正）＝WBC（未校正）－\frac{RBC（脑脊液）×WBC（血液）}{RBC（血液）}$$

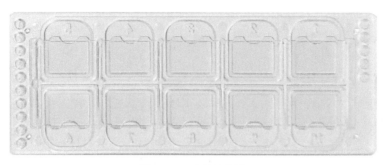

图4-10　一次性计数板

（3）血性标本做蛋白定性试验，应离心，取上清液检测。

4.不合格标本识别

（1）实验申请单填写的内容与脑脊液标本容器标签填写内容不一致。

（2）常规检查脑脊液标本量少于0.5ml。

5.标本保存　脑脊液中化学物质和有形成分不稳定，留取后应立即送检，最好不超过2h。如不能及时送检或分析，必须2～4℃冷藏保存，且不超过4h。

四、浆膜腔积液标本采集

1.患者准备　做好穿刺准备，配合医师工作。

2.标本采集

（1）浆膜腔积液标本由临床医师穿刺采集。穿刺成功后，留取中段液体于无菌的一次性离心管内。

（2）理学检查、化学检查和细胞学检查各留取2ml，厌氧菌培养留取1ml，结核杆菌检查留取10ml。采集的浆膜腔积液应避免凝固。为防止标本凝固，可在标本采集容器中加入抗凝剂。理学检查和细胞学检查宜采用EDTA-K$_2$抗凝，化学检查宜采用肝素抗凝。还需采集一管不加抗凝剂的标本，以便观察积液有无凝固现象。

（3）标本采集后需立即送检，一般不超过2h。

3.标本处理

（1）根据不同的检验项目进行相应的处理。常规检查前，需充分混匀标本。

（2）血性浆膜腔积液计数白细胞时需进行校正。校正公式：

$$WBC（校正）=WBC（未校正）-\frac{RBC（浆膜腔积液）\times WBC（血液）}{RBC（血液）}$$

（3）血性标本做蛋白定性试验，应离心，取上清液检测。

4.不合格标本识别

（1）标本的标识错误或模糊不清。

（2）标本凝固。

（3）常规检查浆膜腔积液标本量少于0.5ml。

5.标本保存　浆膜腔积液中化学物质和有形成分不稳定，留取后应立即送检，最好不超过2h。如不能及时送检或分析，必须2～4℃冷藏保存，且不超过4h。

五、精液标本采集

1.患者准备

（1）采集标本前须禁欲3～5d。

（2）排精液前应先排净尿液。

（3）若进行精液细菌培养，应先消毒尿道口，将精液收集于无菌容器内。

2.标本采集

（1）门诊患者检验申请单由门诊医师开具，受检者缴费后，到检验窗口领取洁净干燥的硬质塑料刻度管或无菌容器。实验室人员应告知留取精液的注意事项，自行采集一次射精的全部精液量于容器内，保温（25℃左右）、及时送检（30min内）。

（2）住院患者由医师工作站生成电子检验申请单，并将条形码贴在标本采集容器壁，由医师告知患者留取精液的注意事项，并将一次射精的全部精液量于容器内，保温（25℃左右）、及时送检（30min内）。

（3）精液采集方法宜采用手淫法：由受检者自行手淫射精，并将一次射精排出的全部精液送检。

3.标本处理　送检标本立即镜检，无须特殊处理。

4.不合格标本识别

（1）标本采集过程遗漏精液或运送过程中有洒漏的标本。

（2）用避孕套采集的标本。

（3）送检时间过长，精液已液化。

（4）精液标本混有尿液。

5.标本保存　精液采集后应立即送检。在运送过程中，注意保温（25℃左右）。检验后标本不保存。

六、前列腺液标本采集

1.患者准备　患者须被告知做前列腺液检查的必要性和意义，消除紧张和恐惧心理，积极配合医师采集标本。如患者曾患过前列腺肿瘤或结核等疾病，应提前向医师说明。采集标本前患者应先排尿。

2.标本采集　患者应先排尿，然后在医师协助下采集标本，弃去第一滴标本，直接将标本滴于洁净的玻片上，立即送检，防止干燥。

3.标本处理　收到标本后须立即镜检。

4.不合格标本识别

（1）标本干燥。

（2）标本混有尿液或精液。

5.标本保存　检验后标本不需保存。

七、阴道分泌物标本采集

1.患者准备　阴道分泌物标本采集前24h内应禁欲、禁止盆浴、阴道灌洗和局部用药等。经期不建议行阴道分泌物检查。

2.标本采集　由医师协助标本采集后置于容器内及时送检。取材所用消毒的刮板、吸管或棉拭子（图4-11）必须清洁干燥，无任何化学药品或润滑剂。

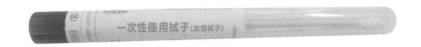

图4-11　棉拭子

阴道窥器插入前（必要时）可用少许无菌生理盐水湿润。根据不同的检查目的采自不同部位标本。一般用棉拭子自阴道深部或阴道穹后部、宫颈管口等处取材；将分泌物根据检验项目要求置于棉拭子管中或制成涂片送检。生理盐水悬液可用于检查滴虫；革兰染色、吉姆萨染色用于病原微生物检查和肿瘤脱落细胞检查。

3.标本处理　检查滴虫时须注意保温，并立即送检。标本送检后可用生理盐水悬液法直接涂片镜检；也可对标本涂片染色后镜检。常用的染色方法有吉姆萨染色、革兰染色等。

4.不合格标本识别　标本采集、送检过程中被污染；唯一标识不清者；标本干燥、量太少。

5.标本保存　若标本不能及时送检或检查，应保存于2～4℃。检验后的标本不保存。

八、痰液标本采集

自然咳痰法是最常用的方法。一次性吸痰法适用于昏迷患者或者婴幼儿。痰液一般检查首选清晨第一口痰。用于细胞学检查的标本宜采用上午9：00～10：00的痰标本。

留痰时，患者先用清水漱口数次，然后用力咳出气管深处的痰，盛于灭菌有盖容器中。避免唾液和鼻咽分泌物混入，标本采集后立即送检。检验后标本不保存。

九、支气管肺泡灌洗液标本采集

一般由临床医师经纤维支气管镜检查时采集。先用单层纱布过滤除去黏液，再将滤液以200×g/min离心10min，上清液做生化和免疫检测，沉淀物做细胞学检查。用于微生物检查的标本应严格遵守无菌操作。

十、胃液标本采集

检验前1d患者只能进食清淡的流质食物，检查前12h完全禁食、禁水和禁服抗酸分泌的药物等。

用插胃管的方式采集标本。插管成功后，抽空全部胃液，供理学和显微镜检查。

（胡秀秀）

第三节　临床生物化学检验标本采集

随着自动化检验技术在生物化学检验的广泛应用，使生化检验前过程发生误差的比重增大。所以，正确规范的标本采集和处理方法成为保证临床生化检验分析结果准确性的重要前提。临床生化检验常用标本主要以血液为主，也包括了尿液、浆膜腔积液和脑脊液等。

一、临床生化检验血标本采集

（一）肝胆胰功能检查标本采集

生化检验肝胆胰功能检查主要包括丙氨酸氨基转移酶（ALT）、天冬氨酸氨基转移酶（AST）、γ-谷氨酰基转化酶（GGT）、胆碱酯酶（CHE）、碱性磷酸酶（ALP）、岩藻糖苷酶（AFU）、总蛋白（TP）、清蛋白（Alb）、前白蛋白（PA）、总胆红素（TBIL）、直接胆红素（DBIL）、总胆汁酸（TBA）、淀粉酶（AMY）、血氨（AMM）等。

1.患者准备　肝是人体最大的"化工厂"，许多药物都需要在肝进行代谢和转化，肝细胞本身对化学物质特别敏感，也容易受到药物的损害。在患者采血前应尽可能避免使用对肝功能有影响的药物（增高：卡那霉素、氯丙嗪、异烟肼、苯巴比妥、镇痛药、抗肿瘤药物、吗啡等；降低：青叶胆、女贞子、五味子等）。

（1）ALT/AST：采血前空腹8～12h为宜，不饮酒，采血前2h禁止剧烈运动，临采血时需安静休息15min。

（2）GGT/CHE/AMY：患者不需特殊准备。

（3）ALP：采血前空腹8～12h为宜，高脂、高糖饮食可使血清ALP活性增高。

（4）AMM：采集前空腹8～12h为宜，避免高蛋白饮食和高脂肪乳糜影响AMM。

（5）AFU：采血前空腹8～12h为宜，不饮酒、不做剧烈运动24h后采集血样。

（6）TP/Alb：患者不需特殊准备。采集血液标本时采用坐姿，以减少体位对测定结果的影响。

（7）PA：采血前空腹8～12h为宜，以避免高脂乳糜血对测定结果的影响。

（8）TBIL/DBIL：患者不需特殊准备。

（9）TBA：采血前空腹8～12h为宜，如为负荷实验，应在餐后准确计时2h采血。

2.标本采集

（1）标本容器准备：AMM检测需要使用EDTA盐抗凝采血管（紫色帽）或肝素抗凝采血管（绿色帽），其他生化肝胆胰功能检查项目可采用无添加剂的干燥真空采血管（红色帽）、分离胶真空采血管（黄色帽）或肝素抗凝采血管（绿色帽）（图4-12），EDTA-K2抗凝管（紫色帽）采血会使ALP结果偏低，应尽量避免使用。

采血前根据医嘱打印条形码，粘贴于采血管上，注意条形码长轴与真空采血管长轴方向相同，条形码上沿离真空管帽下沿约为1.0cm（不同的仪器或流水线可能会有差异），注意保证条码清晰完整，不能有褶皱、破裂等情况（图4-13）。

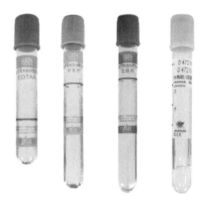

图4-12　不同类型的真空采血管

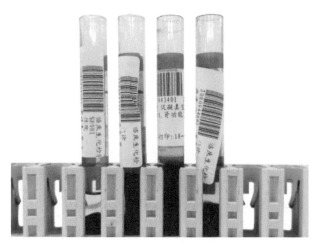

图4-13　正确（左一）与错误条码粘贴范例

（2）血液采集采用坐位（卧床患者除外），行无菌术采集肘静脉（若为婴幼儿，可选择其他可采血部位，如颈静脉、股动脉等）血液3ml于真空管中，标本采集后，若使用抗凝管采血，需将标本轻轻颠倒标本管8～10次，使血液与抗凝剂充分混合，在1h内送检。AMM检测时，采集血液2ml于真空管中，颠倒标本管8～10次，使血液与抗凝剂充分混合，最好能在0.5h内完成检测。

3.标本处理

（1）分离血清/血浆：血清，将血标本放置于室温15min，血液凝固后，以3000r/min离心10min，分离血清；血浆，可直接将标本以3000r/min离心10min，分离血浆。

（2）血清/血浆质量要求：血清/血浆层无溶血、无纤维丝、血凝块、血细胞和絮状悬浮物等，血清/血浆体积不低于1ml（检测AMM不少于0.6ml）。

（3）量不足的处理：血清/血浆量少于1ml（检测AMM少于0.6ml）时，用一次性塑料吸管吸取血清/血浆0.5ml左右加入小型样品杯中（如日立杯），在LIS中补打条形码，沿长轴将条码粘贴于样品上，注意保持条形码完整清晰，勿褶皱或破损（图4-14）。

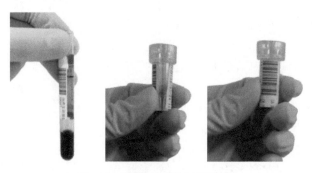

图4-14　血清量不足标本处理过程

（4）胶冻状血清/血浆处理：可将标本放入37℃水浴箱中孵育30min，若还有大量胶冻状血清/血浆，可将胶冻状血清/血浆用一次性吸管将其挑出，再将剩余标本离心处理（图4-15）。

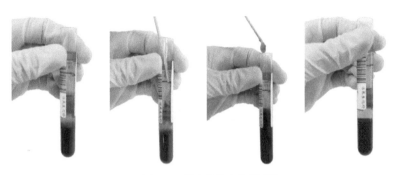

图4-15　胶冻状标本处理过程

（5）乳糜血清/血浆处理：标本严重乳糜，宜可将标本以15 000r/min高速离心10min取下清液上机检测；若无高速离心条件，将乳糜标本先上机检测，检测后，针对未能检出结果项目或乳糜影响较大的项目（如ALT、AST、PA和AFU等），可将标本稀释5～10倍后，再次上机进行检测，再次检测后项目的结果需乘以稀释倍数（图4-16）。

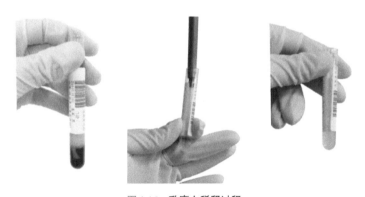

图4-16　乳糜血稀释过程

（6）黄疸血清/血浆处理：可先将黄疸标本上机，针对未能检出结果的项目，可加胆红素氧化酶或高铁氰化钾等氧化剂，将胆红素氧化变为较稳定的氧化产物胆褐素，可大大地减低或消除胆红素的干扰，然后将标本上机检测其余项目；若无此条件的实验室，可通过对样本血清进行稀释来减轻黄疸对光吸收本底及其本身吸收曲线漂移所产生的影响，再次检测后项目的结果需乘以稀释倍数。

（7）当某结果超出试剂盒线性范围时，可将标本稀释一定倍数后，再次上机进行检测，再次检测后项目的结果需乘以稀释倍数。

（8）装载标本：将制备好的标本装载于生化分析仪上，注意条形码应对准样品架留置的条码扫描窗（图4-17）。

4.不合格标本的识别

（1）标识不符合要求，缺失信息或条形码打印不清楚、粘贴不规范的标本为不合格标本。

（2）严重溶血标本或血清/血浆量不足0.2ml的血液标本为不合格标本，需重新采集。

（3）使用与检验项目不匹配的采血管的标本为不合格标本。

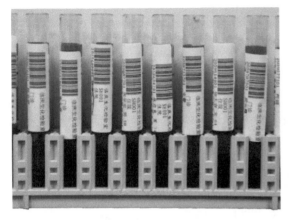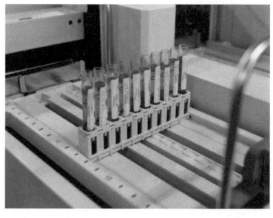

图4-17   贝克曼库尔特AU5800装载标本

（4）血标本采集后，送检时间过长的标本为不合格标本。

（5）患者在输液时，在输液侧手臂抽取的血液标本为不合格标本，至少应在输液对侧抽血。

5.标本保存与稳定性

（1）标本保存期：测定完成后，将标本密封放置于2～8℃保存72h（AMM项目除外），以备复查。

（2）标本稳定性（血清/血浆与血细胞分离，密封保存时）

①ALT/AST：在15～25℃可稳定3d，在2～8℃稳定7d，存放于–20℃稳定30d。

②GGT：在15～25℃稳定2d，2～8℃下可稳定7d。

③CHE：在2～8℃下可稳定7d，–70℃保存可稳定6个月。

④ALP：在2～8℃下可稳定7d，不推荐冷冻保存。

⑤AFU：在2～8℃可稳定3d，–20℃保存3个月，避免反复冻融。

⑥TP/Alb：在15～25℃可稳定7d，在2～8℃稳定1个月。

⑦PA：在2～8℃下保存可稳定72h，–20℃下保存稳定6个月。

⑧胆红素：在的避光保存的条件下，血清中的胆红素15～25℃可稳定3d，在2～8℃下可稳定7d，在–20℃稳定3个月。

⑨TBA：在2～8℃稳定7d，在–20℃时稳定3个月。

⑩AMY：在15～25℃稳定8h，在2～8℃时稳定2d，–20℃可稳定较长时间。

⑪AMM：在2～8℃下保存稳定3h，–20℃下稳定24h。

（3）过保存期标本的处理：超过保存期的标本，用塑料袋包扎，由检验科卫生员收集、高压消毒后，由后勤管理科派专人收集，集中处理（图4-18）。

（二）肾功能检查标本采集

生化检验肾功能检查主要包括尿素（UREA）、肌酐（CREA）、尿酸（UA）、碳酸氢盐（HCO_3^-）、胱抑素C（CysC）等。

1.患者准备

（1）UREA：采血前空腹8～12h为宜，避免高脂肪乳糜对测定结果的影响，蛋白的摄入也会使尿素增高。检测前应避免服用影响尿素测定的药物（增高：保泰松、吲哚美

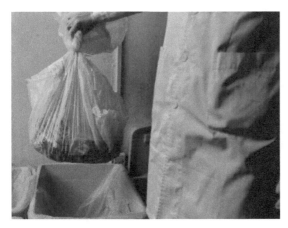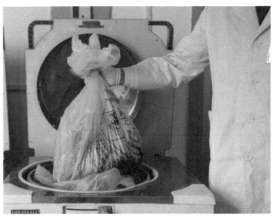

图4-18　过保存期标本的处理

辛、阿司匹林、呋塞米、氯噻酮、庆大霉素、新霉素、卡那霉素等；降低：链霉素、氯霉素等）。

（2）CREA：测定随机血清肌酐无特殊要求。如测定内生肌酐清除率，受检者应禁食肉类3d，不饮咖啡和茶，试验前避免剧烈运动。停用影响肌酐测定的药物（增高：抗坏血酸、乙酰乙酸、丙酮酸、利福平、喹诺酮类、头孢菌素类等；降低：苯丙诺龙）。

（3）UA：采血前应禁食高蛋白、高核酸食物，如沙丁鱼、鲑鱼、大马哈鱼等鱼类和动物内脏。停用影响UA测定的药物（增高：泼尼松、噻嗪类、甲基多巴、白消安、长春新碱、抗坏血酸、各种利尿药等；降低：消炎镇痛药、阿司匹林、甘露醇、促皮质激素等）。

（4）HCO_3^-：采血前空腹8～12h为宜，停用影响HCO_3^-测定的药物（增高：醛固酮、皮质类固醇、依他尼酸等；降低：甲氧西林、四环素、苯乙双胍等肾毒性药物）。

（5）CysC：仅测定CysC，患者不需做特殊准备。

2.标本采集

（1）标本容器准备：生化肾功能检查标本尽可能采用血清标本，可采用无添加剂的干燥真空采血管（红色帽）或分离胶真空采血管（黄色帽）。

采血前根据医嘱打印条形码，粘贴于采血管上，注意条形码长轴与真空采血管长轴方向相同，条形码上沿离真空管帽下沿约为1.0cm（不同的仪器或流水线可能会有差异），注意保证条码清晰完整，不能有褶皱、破裂等情况。

（2）血液采集采用坐位（卧床患者除外），行无菌术采集肘静脉（若为婴幼儿，可选择其他可采血部位，如颈静脉、股动脉等）血液3ml于真空管中，标本采集后，在1h内送检。HCO_3^-测定应在离心拔盖后立即进行检测。

3.标本处理　同肝胆胰功能检查的要求，详见前述。

4.不合格标本的识别　同肝胆胰功能检查的要求，详见前述。

5.标本保存与稳定性

（1）标本保存期：测定完成后，将标本密封放置于2～8℃保存72h（HCO_3^-项目加盖能保存48h），以备复查。

（2）标本稳定性（血清与血细胞分离，密封保存时）

①UREA：在2～8℃稳定7d，-20℃稳定11个月。

②CREA：在15～25℃稳定7d，–20℃稳定3个月。

③UA：在15～25℃稳定3d，2～8℃下稳定7d，在–20℃稳定6个月。

④HCO₃⁻：加盖在15～25℃下可稳定1h，2～8℃下可稳定2d，冰冻可稳定1个月，无盖时稳定性差，结果降低明显。

⑤CysC：在2～8℃可稳定2d，–20℃稳定1个月。

（3）过保存期标本的处理：超过保存期的标本，用塑料袋包扎，由检验科卫生员收集、高压消毒后，由后勤管理科派专人收集，集中处理。

（三）心肌酶谱检查标本采集

生化检验心肌酶谱检查主要包括：天冬氨酸氨基转移酶（AST）、肌酸激酶（CK）、肌酸激酶同工酶（CK-MB）、乳酸脱氢酶（LDH）、α-羟丁酸脱氢酶（α-HBDH）等。

1.患者准备

（1）AST：请参见肝功能AST患者准备。

（2）CK/CK-MB：无须空腹，采血前24h避免剧烈运动，某些药物（如甲状腺素、氯化物、碘醋酸和铜/锌/银等）会抑制CK/CK-MB的活性。

（3）LDH/HBDH：无须空腹，采血前24h避免激烈运动，宜避免服用影响LDH活性的药物（如可待因、哌替啶、甲氨蝶呤、雄激素、阿司匹林、丙戊酸、青霉胺等）。

2.标本采集

（1）标本容器准备：生化心肌酶谱检查标本可采用无添加剂的干燥真空采血管（红色帽）、分离胶真空采血管（黄色帽）或肝素抗凝采血管（绿色帽）。

采血前根据医嘱打印条形码，粘贴于真空采血管上，注意条形码长轴与真空采血管长轴方向相同，条形码上沿离真空管帽下沿约为1.0cm（不同的仪器或流水线可能会有差异），注意保证条码完整清晰，不能有褶皱、破裂等情况。

（2）血液采集采用坐位（卧床患者除外），行无菌术采集肘静脉（若为婴幼儿，可选择其他可采血部位，如颈静脉、股动脉等）血液3ml于真空管中，标本采集后，若使用肝素抗凝管，需将标本轻轻颠倒标本管8～10次，使血液与抗凝剂充分混合，在1h内送检。

3.标本处理　宜立即将细胞与血清/血浆分离，其余同肝胆胰功能检查的要求，详见前述。

4.不合格标本的识别　同肝胆胰功能检查的要求，详见前述。

5.标本保存与稳定性

（1）标本保存期：测定完成后，将标本密封放置于2～8℃保存72h，以备复查。

（2）标本稳定性（血清/血浆与血细胞分离，密封保存时）

①CK：活性不稳定，需避光保存，在15～25℃稳定4h，2～8℃稳定8～12h，–20℃可以稳定3～4d。

②CK-MB：需避光保存，在20～25℃稳定2d，2～8℃稳定7d，–20℃可以稳定1年。

③LDH：测定在室温下尽快测定，LD4和LD5对冷不稳定，故最好不要冷藏或冰冻。在15～25℃稳定7d，2～8℃下保存可稳定4d。

④α-HBDH：在15～25℃稳定7d，2～8℃下保存可稳定4d。

（3）过保存期标本的处理：超过保存期的标本，用塑料袋包扎，由检验科卫生员收集、高压消毒后，由后勤管理科派专人收集，集中处理。

（四）血清脂类检查标本采集

生化检验血脂类检查主要包括：三酰甘油（TG）、胆固醇（TC）、高密度脂蛋白（HDL-C）、低密度脂蛋白（LDL-C）、载脂蛋白 AI（ApoAI）、载脂蛋白 B（ApoB）、脂蛋白 a（Lpa）等。

1.患者准备

（1）TG：取血前2周保持平时的饮食习惯，采血前空腹12h，24h内不饮酒，不做剧烈运动，最好停止应用影响血清TG药物（降低TG：如安妥明、烟酸、右旋甲状腺素、消胆胺；增高TG：如避孕药、雌激素、苯乙双胍等）数天或数周，否则应记录用药情况。

（2）TC：取血前2周保持平时的饮食习惯，避免高脂肪摄入，采血前空腹12h，24h内不饮酒，不做剧烈运动，最好停止应用影响血清TC药物（降低TC：如四环素、红霉素、异烟肼、甲磺丁醇、苯乙双胍、安妥明、烟酸、雌激素、促肾上腺素、胰岛素等；增高TC：如抗癫痫药、可的松、左旋多巴、肾上腺素、苯巴比妥、雄激素、辛可芬、皮质类固醇、维生素C等）数天或数周，否则应记录用药情况。

（3）HDL-C/LDL-C/ApoAI/ApoB：取血前2周保持平时的饮食习惯，避免高脂肪摄入，采血前空腹8～12h，24h内不饮酒，不做剧烈运动。

（4）Lpa：避免高脂肪摄入，采血前空腹12h。

2.标本采集

（1）标本容器准备：生化血脂检查项目主张使用血清检测，可采用无添加剂的干燥真空采血管（红色帽）或分离胶真空采血管（黄色帽）。

采血前根据医嘱打印条形码，粘贴于真空采血管上，注意条形码长轴与真空采血管长轴方向相同，条形码上沿离真空管帽下沿约为1.0cm（不同的仪器或流水线可能会有差异），注意保持条码完整清晰，不能有褶皱、破裂等情况。

（2）血液采集采用坐位（卧床患者除外），行无菌术采集肘静脉（若为婴幼儿，可选择其他可采血部位，如颈静脉、股动脉等）血液3ml于真空管中，标本采集后，在1h内送检。

3.标本处理　乳糜血清/血浆处理：先将标本上机检测，检测后，针对未能检出结果项目或乳糜影响较大的项目（如ApoAI和Lpa等），可再将标本稀释5～10倍后，上机进行再次检测，再次检测后项目的结果需乘以稀释倍数。

其余同肝胆胰功能检查的要求，详见前述。

4.不合格标本的识别　同肝胆胰功能检查的要求，详见前述。

5.标本保存与稳定性

（1）标本保存期：测定完成后，将标本密封放置于2～8℃保存72h，以备复查。

（2）标本稳定性（血清与血细胞分离，密封保存时）：血清脂类在15～25℃下可稳定1d左右，2～8℃稳定7d，在–20℃时稳定3个月，在–70℃时可稳定至少6个月，但要注意避免标本的反复冻融。

（3）过保存期标本的处理：超过保存期的标本，用塑料袋包扎，由检验科卫生员收集、高压消毒后，由后勤管理科派专人收集，集中处理。

（五）糖类相关检查标本采集

生化检验糖类检查主要包括葡萄糖（GLU）、糖化血清蛋白（GSP）和糖化血红蛋白（HbA1c）等。

1.患者准备

（1）GLU：测定前停用GLU及影响血糖代谢的药物（增高：肾上腺素、异丙肾上腺素、强的松、阿司匹林、氯丙嗪、哌替啶等；降低：苯丙胺、红霉素、异丙嗪、酚妥拉明等），测定空腹血糖时，患者需禁食12h；进行糖耐量测定时，须按糖耐量测定规定准确计时和采血；测定随机血糖，患者无特殊要求。

（2）GSP：患者空腹，避免情绪紧张，避免使用可能影响结果的药物（如肝素类药物何维生素C等）。

（3）HbA1c：无须空腹，无须特殊准备。

2.标本采集

（1）标本容器准备：氟化物真空采血管（灰色帽）采集血液，可抑制血细胞（主要是白细胞）对葡萄糖的酵解，故单独检测葡萄糖时推荐使用氟化物真空采血管，特别是白细胞数量显著增高的患者更有必要，若标本还有其他生化检测项目可采用无添加剂的干燥真空管（红色帽）或分离胶真空采血管（黄色帽）。糖化血红蛋白标本采集可使用EDTA真空采血管（紫色帽）或氟化物真空采血管（灰色帽）。

采血前根据医嘱打印条形码，粘贴于真空采血管上，注意条形码长轴与真空采血管长轴方向相同，条形码上沿离真空管帽下沿约为1.0cm（不同的仪器或流水线可能会有差异），注意保持条码完整清晰，不能有褶皱、破裂等情况。

（2）血液采集采用坐位（卧床患者除外），行无菌术采集肘静脉（若为婴幼儿，可选择其他可采血部位，如颈静脉、股动脉等）血液约3ml于真空管中（EDTA抗凝管测定HbA1c血量约2ml），若使用抗凝管，需将标本轻轻颠倒标本管8～10次，使血液与抗凝剂充分混合，标本采集后，在1h内送检。

3.标本处理　使用全血测定，不需特殊处理。

其余同肝胆胰功能检查的要求，详见前述。

4.不合格标本的识别　同肝胆胰功能检查的要求，详见前述。

5.标本保存与稳定性

（1）标本保存期：测定完成后，可将标本密封放置于2～8℃保存72h，以备复查。

（2）标本稳定性

①血糖：血清/血浆与血细胞分离，密封保存，无菌条件下，血糖可在15～25℃下可稳定8h,2～8℃稳定3d；氟化钠抗凝的标本，血糖可在室温稳定3d。在–70℃时可稳定至少6个月。

②GSP：血清/血浆在2～8℃下可稳定2周，–20℃可稳定2个月。

③HbA1c：在室温时结果会轻度升高，在4℃可稳定7d，不建议将标本保存于–20℃，对于部分方法，样本保存–70℃时，可以稳定18个月左右。

（3）过保存期标本的处理：超过保存期的标本，用塑料袋包扎，由检验科卫生员收集、高压消毒后，由后勤管理科派专人收集，集中处理。

（六）电解质及微量元素检查标本采集

生化电解质及微量元素检查主要包括钾（K^+）、钠（Na^+）、氯（Cl^-）、总钙（TCa）、离子钙（Ca^{2+}）、镁（Mg^{2+}）、磷（P）、锌（Zn）、铜（Cu）和铁（Fe）等。

1.患者准备

（1）K^+：空腹8～12h为宜，尽量避用可影响K^+结果的食物或药物（增高：加氨基酸、香蕉、肾上腺素、新霉素、四环素、螺内酯等；降低：呋塞米、利尿酸、环噻嗪、醛固酮、氢化可的松、胰岛素等）。

（2）Na^+：空腹 8～12h 为宜，尽量避用可影响 Na^+ 结果的食物或药物（增高：雌激素、可的松、糖皮质激素、醛固酮、黄体酮等；降低：呋塞米等）。

（3）Cl^-：空腹 8～12h 为宜，尽量避用可影响 Cl^- 结果的食物或药物（增高：过量氯化钠、氢氯噻嗪等；降低：呋塞米等）。

（4）TCa/Ca^{2+}：空腹 8～12h 为宜，尽量避用可影响 TCa/Ca^{2+} 结果的食物或药物（增高：雄激素、雌激素、葡萄糖酸钙、维生素 D、双氢氯丙嗪等；降低：苯巴比妥、利尿药、硫酸钠等）。

（5）Mg^{2+}：空腹 8～12h 为宜，尽量避用可影响 Mg^{2+} 结果的食物或药物（增高：硫酸镁等；降低：糖皮质激素、利尿药、维生素等）。

（6）P：空腹 8～12h 为宜，尽量避用可影响 P 结果的食物或药物（增高：甲氧苯青霉素、雄激素、维生素 D 等；降低：甘露醇、口服避孕药等）。

（7）Zn：空腹 8～12h 为宜，尽量避用可影响 Zn 结果的食物或药物（增高：锌制剂等；降低：口服避孕药等）。

（8）Cu：空腹 8～12h 为宜，尽量避用可影响 Cu 结果的食物或药物（增高：三碘酪胺、口服避孕药等；降低：牛奶、口服锌制剂等）。

（9）Fe：空腹 8～12h 为宜，尽量避用可影响 Fe 结果的食物或药物（增高：铁剂、右旋糖酐、口服避孕药等；降低：阿司匹林、消胆胺、糖皮质激素、促肾上皮质腺素等）。

2.标本采集

（1）标本容器准备：电解质及常用微量元素检查（比色法）项目主要使用血清检测，可采用无添加剂的干燥真空采血管（红色帽）或分离胶真空采血管（黄色帽）。

采血前根据医嘱打印条形码，粘贴于真空采血管上，注意条形码长轴与真空采血管长轴方向相同，条形码上沿离真空管帽下沿约为 1.0cm（不同的仪器或流水线可能会有差异），注意条码完整清晰，不能有褶皱、破裂等情况。

（2）血液采集采用坐位（卧床患者除外），行无菌术采集肘静脉（若为婴幼儿，可选择其他可采血部位，如颈静脉、股动脉等）血液约 3ml 于真空管中，标本采集后，在 1h 内送检。

3.标本处理　同肝胆胰功能检查的要求，详见前述。

4.不合格标本的识别　同肝胆胰功能检查的要求，详见前述。

5.标本保存与稳定性

（1）标本保存期：测定完成后，可将标本密封放置于 2～8℃保存 72h，以备复查。

（2）标本稳定性（血清与血细胞分离，密封保存时）：K^+、Na^+、Cl^-：血清标本在 2～25℃保存，Cl^- 稳定 7d，Na^+ 稳定 2 周，K^+ 稳定 6 周，血液采集后应尽可能快地分离血清，未与红细胞分离保存的血清标本，血清钾测定结果会升高。

①TCa/Ca^{2+}：在 15～25℃可稳定 1 周，2～8℃可稳定 3 周。

②Mg^{2+}：可在 2～8℃可稳定 1 周，–20℃可稳定 5 个月。

③P：在 15～25℃稳定 1d，2～8℃下可稳定 4d，–20℃可稳定 3 周。

④Zn/Cu/Fe：在 2～8℃下可稳定 2 个月左右。

（3）过保存期标本的处理超过保存期的标本，用塑料袋包扎，由检验科卫生员收集、高压消毒后，由后勤管理科派专人收集，集中处理。

（七）急性时相反应蛋白检查标本采集

生化急性时相反应蛋白检查主要包括C反应蛋白（CRP）、α_1-酸性糖蛋白（AAG）等。

1.患者准备　抽血前空腹8～12h为宜，避免剧烈运动和高脂、高蛋白饮食。

2.标本采集

（1）标本容器准备：生化急性时相反应蛋白主要使用血清检测，可采用无添加剂的干燥真空采血管（红色帽）或分离胶真空采血管（黄色帽）。CRP检测亦可使用肝素抗凝采血管（绿色帽）和EDTA-K_2抗凝采血管（紫色帽）采血。

采血前根据医嘱打印条形码，粘贴于真空采血管上，注意条形码长轴与真空采血管长轴方向相同，条形码上沿离真空管帽下沿约为1.0cm（不同的仪器或流水线可能会有差异），注意条码完整清晰，不能有褶皱、破裂等情况。

（2）血液采集采用坐位（卧床患者除外），行无菌术采集肘静脉（若为婴幼儿，可选择其他可采血部位，如颈静脉、股动脉等）血液约3ml于真空管中，标本采集后，若使用抗凝管，可轻轻颠倒混匀8～10次，在1h内送检。

3.标本处理　同肝胆胰功能检查的要求，详见前述。

4.不合格标本的识别　同肝胆胰功能检查的要求，详见前述。

5.标本保存与稳定性

（1）标本保存期：测定完成后，可将标本密封放置于2～8℃保存72h，以备复查。

（2）标本稳定性（血清/血浆与血细胞分离，密封保存时）

①CRP：在2～8℃可稳定2个月，15～25℃可稳定11d。

②AAG：在15～25℃可稳定1d，2～8℃下可稳定2d，-20℃下可保存较长时间。

（3）过保存期标本的处理：超过保存期的标本，用塑料袋包扎，由检验科卫生员收集、高压消毒后，由后勤管理科派专人收集，集中处理。

（八）血气分析标本采集

1.患者准备　患者情绪稳定，在安静、呼吸稳定状态。

2.标本采集

（1）标本容器准备：准备无菌注射器1支（容积约为1.5ml或2ml为宜），采血前将液体肝素钠（100U/ml）0.5ml吸入无菌注射器，润滑管壁，然后将液体全部排出。也可使用含有固体抗凝剂（固体钙平衡肝素锂）的一次性动脉血气针，可避免液体肝素抗凝剂对标本的稀释作用。

根据医嘱打印条形码粘贴于采样器上，注意条形码长轴与采样器长轴方向相同，注意条码完整清晰，不能有褶皱、破裂等情况（图4-19）。

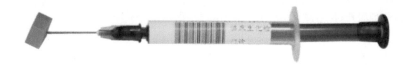

图4-19　血气分析样本

（2）血液采集：用准备好的采样器，行无菌术采集动脉（常用血管依次为桡动脉、股动脉、肱动脉、足背动脉，儿童常用头皮动脉和颞浅动脉）血液1～1.25ml，拔出注射器后立即排掉气泡，将针头刺入橡皮塞封住，然后双手搓动注射器20s，使血液和抗凝物充分混合，立即送检。

3.标本处理　血液采集后，低温送检为宜，在30min内完成检测。

4.不合格标本的识别

（1）标识不符合要求，缺失信息或条形码打印不清楚、粘贴不规范的标本为不合格标本。

（2）严重溶血、标本有凝块或样本量不足0.3ml的血液标本为不合格标本，需重新采集标本。

（3）血标本采集后，送检时间过长或未针尖密封送检的标本为不合格标本。

（4）标本采集为静脉血，为不合格标本。

（5）患者在输液时，在输液侧手臂抽取的血液为不合格标本，至少需要在输液对侧抽血。

5.标本保存与稳定性

（1）标本保存期测定完成后，将标本密封放置于锐器盒内保存，复查控制在10min内完成，但应注意氧分压和二氧化碳分压结果变化较大。

（2）标本稳定性采血后应及时送检。若在短时间内无法测定，应将标本置于4℃冰箱内保存，但不得超过1h。

（3）过保存期标本的处理：超过保存期的标本，密封放置于锐器盒（图4-20）内，由检验科卫生员收集、高压消毒后，由后勤管理科派专人收集，集中处理。

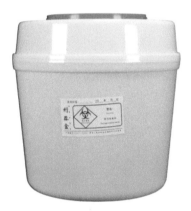

图4-20　锐器盒

二、临床生化检验尿标本采集

临床生化尿液检验主要包括尿钾（UK）、尿钠（UNa）、尿钙（UCa）、尿总蛋白（UTP）、尿微量白蛋白（mAlb）、尿肌酐（UCREA）、尿尿酸（UUA）、尿淀粉酶（UAMY）等。

1.患者准备　随机尿收集时，无须特殊准备。收集24h尿标本时，患者正常饮食、饮水，勿刻意过量或限制饮水，若使用抗利尿或利尿药物，需记录药物使用情况。

2. 标本采集

（1）标本准备：随机尿检查时，准备一个容量为约10ml的清洁、干燥试管1支的尿管（图4-21），直接留取中段尿液，密封后及时送检；留取24h尿标本时，准备一清洁、干燥、可密封容器，于当日8：00排空尿液，收集以后24h（至次日8：00）的全部尿液，每次收集时，都需将尿液混合，储存在15～25℃的室温中，至次日8：00最后一次排尿后，将尿液彻底混匀，测量尿总量，从中取10ml于准备好的尿管中密封送检。

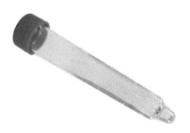

图4-21　尿液、体液送检管

（2）防腐剂准备：随机尿测定无须防腐剂。尿24h定量测定时，尿液标本应在25℃环境中密封保存，并在容器中加入相应体积防腐剂，麝香草酚，0.1g/100ml，用于UK、UNa和UCa定量测定；甲苯，每100ml加0.5%～1%甲苯2ml，用于UTP、mAlb和UCREA的定量测定；测定UUA标本时，可预先加入500g/L的氢氧化钠10ml以防治尿酸盐沉淀。

根据医嘱打印条形码粘贴于尿管上，注意条形码长轴与尿管长轴方向相同，注意条形码不能有褶皱、破裂、被尿液浸湿等情况（图4-22）。

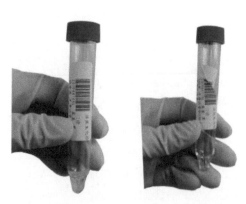

图4-22　条码正确（左）和错误（右）粘贴范例

3. 标本处理　外观清晰透明的尿液标本，无须特殊处理，用吸管将尿液转移到试管中直接上机。外观浑浊或血性的尿液标本以3000r/min离心10min后，取上清到试管上机。不同类型尿液标本见图4-23。

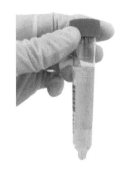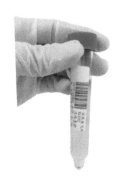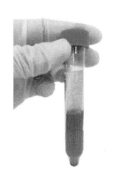

图 4-23　不同类型的尿液标本

4. 不合格标本的识别

（1）标识不符合要求，缺失信息或条码打印不清楚、粘贴不规范的标本为不合格标本。

（2）无尿液总量的 24h 尿标本为不合格标本。

（3）腐败、细菌生长或混有粪便等情况的尿标本为不合格标本。

5. 标本保存与稳定性

（1）标本保存期测定完成后，将标本密封放置于 2～8℃保存 48h，以备复查。

（2）标本稳定性（加入防腐剂，密封情况下）

①$K^+/Na^+/Cl^-$：在 2～25℃下保存，氯化物稳定 7d，钠稳定 45d，钾稳定 45d。

②UTP/mAlb：在 2～8℃保存，稳定 48h。

③UCa：在 15～25℃下可稳定 2d，2～8℃下可稳定 3 周。

④UCREA：在 15～25℃稳定 7d，在 –20℃稳定 3 个月。

⑤UUA：在 15～25℃下稳定 72h，2～8℃下稳定 7d，在冰冻条件下稳定 6 个月。

⑥UAMY：在 15～25℃稳定 8h，在 2～8℃下稳定 2d，–20℃可稳定较长时间。

（3）过保存期标本的处理：超过保存期的标本，用塑料袋包扎，由检验科卫生员收集、高压消毒后，由后勤管理科派专人收集，集中处理。

三、临床生化检验浆膜腔积液和脑脊液标本采集

临床生化浆膜腔积液和脑脊液检验主要包括乳酸脱氢酶（LDH）、腺苷酸脱氢酶（ADA）、葡萄糖（GLU）、总蛋白（TP）、氯（Cl^-）、淀粉酶（AMY）。

1. 患者准备　浆膜腔积液和脑脊液标本采集时，患者需情绪稳定，在安静、呼吸稳定状态。

2. 标本采集

（1）标本容器准备：准备一支容量为约 10ml 的清洁、干燥密封试管（可为尿管），做浆膜腔积液检查的试管可加入肝素钠（100U/ml）约 0.2ml 抗凝。

根据医嘱打印条形码粘贴于试管上，注意条形码长轴与试管长轴方向相同，注意保持条码完整清晰，不能有褶皱、破裂等情况。

（2）标本采集：胸腹膜腔积液和心包积液检查，在无菌条件下，对各积液部位进行穿刺，留取约 2ml 积液，可加入肝素钠（100U/ml）约 0.2ml 抗凝，密封送检。脑脊液检查时，在无菌条件下，对腰椎进行穿刺，留取 1～2ml 积液（第 2 管），密封送检。

3. 标本处理　外观清晰透明的标本，无须特殊处理，将标本转换到试管直接上机。外观浑浊或血性标本以3000r/min离心10min后，取上清到试管上机检测。

4. 不合格标本的识别

（1）标识不符合要求，缺失信息或条码打印不清楚、粘贴不规范的标本为不合格标本。

（2）混入大量血液的标本为不合格标本。

5. 标本保存与稳定性

（1）标本保存期测定完成后，将标本密封放置于2～8℃保存48h，以备复查。

（2）标本稳定性

①ADA：室温下应立即测定，2～8℃稳定7d，−20℃稳定3个月。

②其余项目：稳定性同前。

（3）过保存期标本的处理超过保存期的标本，用塑料袋包扎，由检验科卫生员收集、高压消毒后，由后勤管理科派专人收集，集中处理。

（刘长金）

第四节　临床免疫学检验标本采集

由于临床免疫检验流程较复杂，影响临床免疫检验结果的因素很多，包括从样本采集前患者准备到检验报告的审核、发送，以及与临床进行沟通等流程的各个方面。影响分析前质量的因素很多，其中分析前标本的采集和处理是临床免疫学检验分析前质量管理的重要部分，因此规范临床免疫学检验项目标本的正确采集尤为重要。

一、感染性疾病免疫检查的标本采集

感染性疾病免疫检查主要包括甲型肝炎病毒IgM抗体（Anti-HAV-IgM）、乙型肝炎病毒表面抗原（HBsAg）、乙型肝炎病毒表面抗体（Anti-HBs）、乙型肝炎病毒e抗原（HBeAg）、乙型肝炎病毒e抗体（Anti-HBe）、乙型肝炎病毒核心抗体（Anti-HBc）、丙型肝炎病毒IgG抗体（Anti-HCV-IgG）、戊型肝炎病毒IgM抗体（Anti-HEV-IgM）、艾滋病病毒抗体（Anti-HIV）、抗梅毒螺旋体颗粒凝集试验（TPPA）、梅毒甲苯胺红不加热试验（TRUST）、抗EB病毒衣壳抗原IgA抗体（Anti-VCA-IgA）、抗EB病毒早期抗原IgA抗体（Anti-EA-IgA）、肺炎支原体（Anti-MP）、肥达反应、肺炎衣原体IgM抗体、嗜肺军团菌血清1型IgM抗体、Q热立克次体IgM抗体、腺病毒IgM抗体、呼吸道合胞病毒IgM抗体、甲型流感病毒IgM抗体、乙型流感病毒IgM抗体，以及副流感病毒1、2、3型IgM抗体等。

1. 患者准备

（1）由临床医护人员告知需要静脉采血患者的采血时间，在标本采集前，应先了解患者的状态和相关检测项目的要求，告知患者相关的要求和注意事项，要求患者给予配合。尽量减少非疾病因素对所采集样本产生的影响，确保检测结果的准确性。

（2）采血当日早晨应空腹，避免剧烈运动和劳动，采血前应休息15min。采血时，患者要保持相对安静和情绪稳定。冬季采血时应要求患者暖和后保持血液循环通畅，并休息15min后采血，以保证检验结果的准确性。

（3）病毒性肝炎项目检测患者，如正在接受治疗或长期服用抗病毒药物应向医师说明，并在申请单上注明；接种过疫苗的患者应注明疫苗种类和接种时间。肥达反应项目检测患者在标本采集时，如已服用抗生素或某些药物应说明，为提高阳性检出率建议在发病2周后再采集血液。

（4）采血前应向患者做适当的解释，以消除患者的疑惑及恐慌。

（5）体位影响血液循环，血液和组织间液因体位不同而产生平衡改变，其中细胞成分和大分子物质的改变较为明显，所以住院患者与门诊患者检查的结果会有所差别。故采集标本时要注意保持正确的体位和体位的一致性。静脉采血多采用卧位或坐位，门诊患者常采用坐位。

2. 标本采集

（1）采集容器的选择采用促凝剂真空采血管（红色帽）或含有惰性分离胶真空采血管（黄色帽），见图4-24。

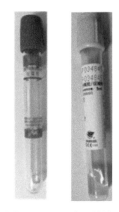

图4-24　促凝剂真空采血管（红色帽）（左）和含有惰性分离胶真空采血管（黄色帽）（右）

（2）血液标本采集的基本要求

①采血前根据医嘱打印条形码，粘贴于促凝剂真空采血管上，注意条形码长轴与促凝剂真空采血管长轴方向相同，条形码上沿离真空管帽下沿约为1.5cm，注意条码不能有褶皱、破裂等情况。

②血液采集采用坐位（卧床患者除外），行无菌术采集肘静脉（如为婴幼儿，可选择其他可采血部位，如颈静脉、股动脉等）血液3ml于真空管中，标本采集后，在2h内送检。采集血液标本时应避免溶血、乳糜血。采血时准确控制各真空采血管血量且正确采集各管顺序，如有血培养、生化、免疫、凝血功能、血常规等，应先抽血培养、凝血功能后再抽免疫项目。

③采集血液标本的人员应严格无菌操作，防止患者间的交叉感染；采血时应注意患者体位对检验结果的影响；采血时止血带压迫不能太紧，时间不宜过长。

3. 标本处理

（1）分离血清：将血标本放置于室温15min，血液凝固后，以3000r/min离心10min，分离血清。

（2）血清质量要求：血清层无溶血、无纤维丝、血凝块、血细胞和絮状悬浮物等，血清不低于1ml。

（3）将离心处理好的标本录入LIS，在标本管上进行唯一编号，待测。

4. 不合格标本的识别

（1）检验项目与标本类型不符。

（2）标本严重溶血或脂血。

（3）标本量过少，不足以完成检验项目所需要的量。

（4）标本送检时室温放置时间过长。

（5）采血管无条形码或条形码打印不清楚。

（6）采血时在输液同侧采血。

（7）条形码上的患者信息与标本管上不一致。

5. 标本保存与稳定性

（1）标本保存：标本室温放置不超过2h。如当天不能检测，应放置2～8℃冰箱保存，1周以内检测的标本可放置2～8℃冰箱保存，超过1周应放置−20℃冰箱保存，需要长期保存的标本可在−70℃冰箱保存。

（2）标本稳定性：2～8℃可稳定1周，−20℃可保存1个月，−70℃可保存更长时间。检测标本不可反复冻融。

（3）过保存期标本的处理：用塑料袋包扎，由检验科卫生员收集、高压消毒后，由后勤管理科派专人收集，集中处理。

二、自身免疫性疾病免疫检查的标本采集

自身免疫性疾病免疫检查主要包括抗核抗体（ANA）、可提取性核抗原多肽抗体谱（ENA）、抗脱氧核糖核蛋白抗体（抗-DNP）、抗组蛋白抗体、抗核小体抗体（AnuA）、抗核糖体抗体（抗rRNP抗体和抗P蛋白抗体）、抗平滑肌抗体（ASMA）、抗线粒体抗体（AMA）、抗心磷脂抗体（ACA）、抗肝肾微粒体1抗体（抗LKM1）、抗可溶性肝抗原/肝胰抗原抗体（抗SLA/LP）、抗线粒体抗体M2型（抗AMA-M2）、抗细胞质肝抗原1抗体（抗LC-1）、抗中性粒细胞胞质抗体（ANCA）、抗蛋白酶3抗体（抗-PR3）、抗髓性过氧化物酶抗体（抗-MPO）、抗肾小球基底膜抗体（抗-GBM）、抗胰岛素抗体（AIA）、抗胰岛细胞抗体（ICA）、抗酪氨酸磷酸酶抗体（A-IA2）、抗谷氨酸脱羧化酶抗体（A-GAD）、抗精子抗体（AsAb）、抗子宫内膜抗体（抗EmAb）、抗透明带抗体（AZP）、抗卵巢抗体（AoAb）等。

1. 患者准备

（1）由临床医护人员告知需要静脉采血患者的采血时间，在标本采集前，应先了解患者的状态和相关检测项目的要求，告知患者相关的要求和注意事项，要求患者给予配合。尽量减少非疾病因素对所采集样本产生的影响，确保检测结果的准确性。

（2）采血当日早晨应空腹，避免剧烈运动和劳动，采血前应休息15min。采血时，患者要保持相对安静和情绪稳定。冬季采血时应要求患者暖和后保持血液循环通畅，并休息15min后采血，以保证检验结果的准确性。

（3）服用激素或免疫抑制药治疗的患者应在申请单上注明。

（4）采血前应向患者做适当的解释，以消除患者的疑惑及恐慌。

（5）体位影响血液循环，血液和组织间液因体位不同而产生平衡改变，其中细胞成分和

大分子物质的改变较为明显，所以住院患者与门诊患者检查的结果会有所差别。故采集标本时要注意保持正确的体位和体位的一致性。静脉采血多采用卧位或坐位，门诊患者常采用坐位。

2. 标本采集

（1）采集容器的选择采用促凝剂真空采血管（红色帽）或含有惰性分离胶真空采血管（黄色帽）。

（2）血液标本采集的基本要求

①采血前根据医嘱打印条形码，粘贴于促凝剂真空采血管上，注意条形码长轴与促凝剂真空采血管长轴方向相同，条形码上沿离真空管帽下沿约为1.5cm，注意条码不能有褶皱、破裂等情况。

②血液采集采用坐位（卧床患者除外），行无菌术采集肘静脉（如为婴幼儿，可选择其他可采血部位，如颈静脉、股动脉等）血液3ml于真空管中，标本采集后，在2h内送检。采集血液标本时应避免溶血、乳糜血。采血时准确控制各真空采血管血量且正确采集各管顺序，如有血培养、生化、免疫、凝血功能、血常规等，应先抽血培养、凝血功能后再抽免疫项目。

③采集血液标本的人员应严格无菌操作，防止患者间的交叉感染；采血时应注意患者体位对检验结果的影响；采血时止血带压迫不能太紧，时间不宜过长。

④精液、宫颈黏液也可用抗精子抗体（AsAb）、抗子宫内膜抗体（抗EmAb）、抗透明带抗体（AZP）、抗卵巢抗体（AoAb）等项目的测定。

3. 标本处理

（1）分离血清：将血标本放置于室温15min，血液凝固后，以3000r/min离心10min，分离血清。

（2）血清质量要求：血清层无溶血、无纤维丝、血凝块、血细胞和絮状悬浮物等，血清不低于1ml。

（3）将离心处理好的标本录入LIS，在标本管上进行唯一编号，待测。

4. 不合格标本的识制

（1）检验项目与标本类型不符。

（2）标本严重溶血或脂血。

（3）标本量过少，不足以完成检验项目所需要的量。

（4）标本送检时室温放置时间过长。

（5）采血管无条形码或条形码打印不清楚。

（6）采血时在输液同侧采血。

（7）条形码上的患者信息与标本管上不一致。

5. 标本保存与稳定性

（1）标本保存：标本室温放置不超过2h。如当天不能检测，应放置2～8℃冰箱保存，1周以内检测的标本可放置2～8℃冰箱保存，超过1周应放置-20℃冰箱保存，需要长期保存的标本可在-70℃冰箱保存。

（2）标本稳定性：2～8℃可稳定1周，-20℃可保存1个月，-70℃可保存更长时间。检测标本不可反复冻融。

（3）过保存期标本的处理：用塑料袋包扎，由检验科卫生员收集、高压消毒后，由后勤管理科派专人收集，集中处理。

三、细胞免疫学检查的标本采集

细胞免疫学检查主要包括淋巴细胞转化试验（LTT）、T细胞E花环试验（Et）、T细胞亚群、B细胞表面免疫球蛋白测定（SmIg）、NK细胞活性、白细胞介素（IL-2、IL-4、IL-6、IL-8）、白细胞介素受体（IL-2R、IL-4R、IL-6R、IL-8Rs、sIL-2R）、肿瘤坏死因子α（TNF-α）、γ-干扰素（γ-IFN）、细胞间黏附分子-1（ICAM-1）等。

1. 患者准备

（1）由临床医护人员告知需要静脉采血患者的采血时间，在标本采集前，应先了解患者的状态和相关检测项目的要求，告知患者相关的要求和注意事项，要求患者给予配合。尽量减少非疾病因素对所采集样本产生的影响，确保检测结果的准确性。

（2）采血当日早晨应空腹，避免剧烈运动和劳动，采血前应休息15min。采血时，患者要保持相对安静和情绪稳定。冬季采血时应要求患者暖和后保持血液循环通畅，并休息15min后采血，以保证检验结果的准确性。

（3）服用人参、白术、灵芝、党参、桑寄生、黄芪、皮质类固醇激素、环磷酰胺、环孢素会影响检测结果，应在申请单上注明。

（4）采血前应向患者做适当的解释，以消除患者的疑惑及恐慌。

（5）体位影响血液循环，血液和组织间液因体位不同而产生平衡改变，其中细胞成分和大分子物质的改变较为明显，所以住院患者与门诊患者检查的结果会有所差别。故采集标本时要注意保持正确的体位和体位的一致性。静脉采血多采用卧位或坐位，门诊患者常采用坐位。

2. 标本采集

（1）采集容器的选择：淋巴细胞转化试验（LTT）、T细胞E花环试验（Et）、T细胞亚群、B细胞表面免疫球蛋白测定（SmIg）、NK细胞活性等采用EDTA管（紫头帽）或肝素抗凝血（绿色帽）；白细胞介素（IL-2、IL-4、IL-6、IL-8）、白细胞介素受体（IL-2R、IL-4R、IL-6R、IL-8Rs、sIL-2R）、肿瘤坏死因子α（TNF-α）、γ-干扰素（γ-IFN）、细胞间黏附分子-1（ICAM-1）等采用促凝剂真空采血管（红色帽）或含有惰性分离胶真空采血管（黄色帽）。

（2）血液标本采集的基本要求

①采血前根据医嘱打印条形码，粘贴于促凝剂真空采血管上，注意条形码长轴与促凝剂真空采血管长轴方向相同，条形码上沿离真空管帽下沿约为1.5cm，注意条码不能有褶皱、破裂等情况。

②血液采集采用坐位（卧床患者除外），行无菌术采集肘静脉（如为婴幼儿，可选择其他可采血部位，如颈静脉、股动脉等）血液3ml于真空管中，标本采集后，在2h内送检。采集血液标本时应避免溶血、乳糜血。采血时准确控制各真空采血管血量且正确采集各管顺序，如有血培养、生化、免疫、凝血功能、血常规等，应先抽血培养、凝血功能后再抽免疫项目。

③采集血液标本的人员应严格无菌操作，防止患者间的交叉感染；采血时应注意患者体位对检验结果的影响；采血时止血带压迫不能太紧，时间不宜过长。

3. 标本处理

（1）分离血清：将血标本放置于室温15min，血液凝固后，以3000r/min离心10min，分离血清。

（2）血清质量要求：血清层无溶血、无纤维丝、血凝块、血细胞和絮状悬浮物等，血清不低于1ml。

（3）将离心处理好的标本录入LIS，在标本管上进行唯一编号，待测。

4. 不合格标本的识别

（1）检验项目与标本类型不符。

（2）标本严重溶血或脂血。

（3）标本量过少，不足以完成检验项目所需要的量。

（4）标本送检时室温放置时间过长。

（5）采血管无条形码或条形码打印不清楚。

（6）采血时在输液同侧采血。

（7）条形码上的患者信息与标本管上不一致。

5. 标本保存与稳定性

（1）标本保存：淋巴细胞转化试验（LTT）、T细胞E花环试验（Et）、T细胞亚群、B细胞表面免疫球蛋白测定（SmIg）、NK细胞活性等标本应立即送检检测，如不能立即检测应放置2～8℃冰箱保存，标本放置2～8℃冰箱保存不超过6h，标本室温放置不超过2h。白细胞介素（IL-2、IL-4、IL-6、IL-8）、白细胞介素受体（IL-2R、IL-4R、IL-6R、IL-8Rs、sIL-2R）、肿瘤坏死因子α（TNF-α）、γ-干扰素（γ-IFN）、细胞间黏附分子-1（ICAM-1）等标本室温放置不超过2h。如当天不能检测，应放置–20℃冰箱保存，超过1周应放置在–70℃冰箱保存。

（2）标本稳定性：淋巴细胞转化试验（LTT）、T细胞E花环试验（Et）、T细胞亚群、B细胞表面免疫球蛋白测定（SmIg）、NK细胞活性等标本2～8℃可稳定6小时，白细胞介素（IL-2、IL-4、IL-6、IL-8）、白细胞介素受体（IL-2R、IL-4R、IL-6R、IL-8Rs、sIL-2R）、肿瘤坏死因子α（TNF-α）、γ-干扰素（γ-IFN）、细胞间黏附分子-1（ICAM-1）等标本–20℃可保存1d，–70℃可保存1周。检测标本不可反复冻融。

（3）过保存期标本的处理：用塑料袋包扎，由检验科卫生员收集、高压消毒后，由后勤管理科派专人收集，集中处理。

四、优生优育免疫学检查的标本采集

产前筛查主要包括弓形虫抗体IgM（Tox-IgM）、风疹病毒IgM抗体（RV-IgM）、巨细胞病毒IgM抗体（CMV-IgM）、单纯疱疹病毒Ⅰ型IgM抗体（HSV1-IgM）、单纯疱疹病毒Ⅱ型IgM抗体（HSV2-IgM）、弓形虫抗体IgG（Tox-IgG）、风疹病毒IgG抗体（RV-IgG）、巨细胞病毒IgG抗体（CMV-IgG）、单纯疱疹病毒Ⅰ型IgG抗体（HSV1-IgG）、单纯疱疹病毒Ⅱ型IgG抗体（HSV2-IgG）等。

1. 患者准备

（1）由临床医护人员告知需要静脉采血患者的采血时间，在标本采集前，应先了解患者的状态和相关检测项目的要求，告知患者相关的要求和注意事项，要求患者给予配合。尽量减少非疾病因素对所采集样本产生的影响，确保检测结果的准确性。

（2）采血当日早晨应空腹，避免剧烈运动和劳动，采血前应休息15min。采血时，患者要保持相对安静和情绪稳定。冬季采血时应要求患者暖和后保持血液循环通畅，并休息15min后采血，以保证检验结果的准确性。

（3）在怀孕3个月即可采集标本检测，也可选择孕前采集标本检测。

（4）采血前应向患者做适当的解释，以消除患者的疑惑及恐慌。

（5）体位影响血液循环，血液和组织间液因体位不同而产生平衡改变，其中细胞成分和大分子物质的改变较为明显，所以住院患者与门诊患者检查的结果会有所差别。故采集标本时要注意保持正确的体位和体位的一致性。静脉采血多采用卧位或坐位，门诊患者常采用坐位。

2. 标本采集

（1）采集容器的选择采用促凝剂真空采血管（红色帽）或含有惰性分离胶真空采血管（黄色帽）。

（2）血液标本采集的基本要求

①采血前根据医嘱打印条形码，粘贴于促凝剂真空采血管上，注意条形码长轴与促凝剂真空采血管长轴方向相同，条形码上沿离真空管帽下沿约为1.5cm，注意条码不能有褶皱、破裂等情况。

②血液采集采用坐位（卧床患者除外），行无菌术采集肘静脉（如为婴幼儿，可选择其他可采血部位，如颈静脉、股动脉等）血液3ml于真空管中，标本采集后，在2h内送检。采集血液标本时应避免溶血、乳糜血。采血时准确控制各真空采血管血量且正确采集各管顺序，如有血培养、生化、免疫、凝血功能、血常规等，应先抽血培养、凝血功能后再抽免疫项目。

③采集血液标本的人员应严格无菌操作，防止患者间的交叉感染；采血时应注意患者体位对检验结果的影响；采血时止血带压迫不能太紧，时间不宜过长。

3. 标本处理

（1）分离血清：将血标本放置于室温15min，血液凝固后，以3000r/min离心10min，分离血清。

（2）血清质量要求：血清层无溶血、无纤维丝、血凝块、血细胞和絮状悬浮物等，血清不低于1ml。

（3）将离心处理好的标本录入LIS，在标本管上进行唯一编号，待测。

4. 不合格标本的识别

（1）检验项目与标本类型不符。

（2）标本严重溶血或脂血。

（3）标本量过少，不足以完成检验项目所需要的量。

（4）标本送检时室温放置时间过长。

（5）采血管无条形码或条形码打印不清楚。

（6）抽血时在输液同侧采血。

（7）条形码上的患者信息与标本管上不一致。

5. 标本保存与稳定性

（1）标本保存：标本室温放置不超过2h。如当天不能检测，应放置2～8℃冰箱保存，1周以内检测的标本可放置2～8℃冰箱保存，超过1周应放置−20℃冰箱保存，需要长期保存的标本可在−70℃冰箱保存。

（2）标本稳定性：2～8℃可稳定1周，−20℃可保存1个月，−70℃可保存更长时间。检测标本不可反复冻融。

（3）过保存期标本的处理：用塑料袋包扎，由检验科卫生员收集、高压消毒后，由后勤管理科派专人收集，集中处理。

五、肿瘤、炎症、骨代谢标志物项目标本采集

常见临床肿瘤标志物项目包括甲胎蛋白（AFP）、癌胚抗原（CEA）、糖类抗原125（CA125）、糖类抗原19-9（CA19-9）、糖类抗原153（CA15-3）、前列腺特异性抗原（PSA）、游离前列腺特异性抗原（f-PSA）、铁蛋白（Fer）、人绒毛膜促性腺激素（hCG）、胃泌素释放肽前体（proGRP）、人附睾蛋白4（HE4）、鳞状上皮细胞癌抗原（SCC Ag）、神经元特异性烯醇化酶（NSE）、非小细胞抗原21-1（CYFRA2-1）等。

用来鉴别诊断细菌性和非细菌性感染和炎症或用于评价炎症性疾病临床进程及预后检测的炎症标志物，如白细胞介素6（IL-6）、降钙素（PCT）等。

骨代谢标志物检测项目包括维生素D、骨形成标志物（总Ⅰ型胶原氨基端延长肽（TP1NP）、骨钙素（osteocalcin）和骨吸收标志物（β-胶原特殊序列（β-Crosslaps））等。

1. 患者准备　一般项目无特殊要求，以早晨空腹采血为佳，但以下几点需要注意，应尽量避开。

（1）PSA：直肠指检、膀胱镜检查或前列腺活检等任何对前列腺进行的操作，可造成PSA可一过性升高，因此采血时间应在此类操作之前。如果事先采血不可行，那么应在上述检查1周后方可进行PSA检测，使由操作引起升高的PSA有充分的时间从血液循环中被清除。

（2）CEA：吸烟可导致CEA轻微升高。

（3）化疗药物使用后可导致肿瘤标志物升高。

（4）CA125：月经期间CA125可升高2～3倍，应避免月经期间检查此项目。

2. 标本采集

（1）标本采集管的选择及准备：可采用无添加剂的干燥真空管（红色帽，图4-25）、促凝剂真空采血管（橘红色帽）或是分离胶真空采血管（黄色帽，图4-26），铁蛋白测定可用肝素抗凝管（绿色帽）、EDTA盐抗凝管（紫色帽）。临床上多推荐使用无添加剂的干燥真空管（红色帽）或是分离胶真空采血管（黄色帽，图4-26）。

采血前根据医嘱打印条形码，粘贴于真空采血管上，注意条形码长轴与真空采血管长轴方向相同，条形码上沿离真空管帽下沿约为1.0cm（不同的仪器或流水线可能会有差异），注意条码不能有褶皱、破裂等情况。

（2）标本采集的基本要求：血液采集采用坐位（卧床患者除外），行无菌术采集肘静脉（如为婴幼儿，可选择其他可采血部位，如颈静脉、股动脉等）血液3～5ml于真空管中，体液标本（包括羊水）可采集至一次性带盖的塑料试管中检测甲胎蛋白，胸腔积液、腹水等

可检测CA125、CA19-9、CA15-3，标本采集后，在1h内送检，4h内完成检测。

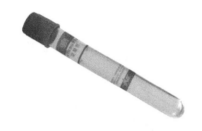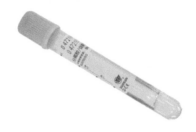

图4-25　无添加剂的干燥真空管（红色帽）　　图4-26　分离胶真空采血管（黄色帽）

（3）标本运送：标本管在运送至实验室的过程中，应保持管口封闭、向上垂直放置，放入专用的运输盒内运送。

（4）标本接收：标本接收标本时应认真识别不合格标本和让步标本，并做好登记，及时和临床沟通。

3. 标本处理

（1）标本离心：标本以相对离心力RCF（1000～1200）× g离心5～10 min，分离血清。

（2）血清的要求：血清层无溶血、无纤维丝、血凝块、血细胞和絮状悬浮物等，血清量不低于1ml。血清量少于1ml时，可用一次性塑料吸管吸取血清/血浆0.5ml加入日立杯中，沿长轴将条码粘贴于样品杯上。

4. 不合格标本的识别

（1）标识不符合要求，缺失信息或条码打印不清楚、粘贴不规范的标本为不合格标本。

（2）溶血标本和血清量不足0.2ml的标本为不合格标本，需重新采集标本。

（3）使用与检验项目不匹配的采血管的标本为不合格标本。

（4）血标本采集后，送检时间过长的标本为不合格标本。

（5）患者正在输液时，在输液侧手臂抽取的血液的标本为不合格标本。

5. 标本保存与稳定性

（1）血清或血浆与接触的血细胞和凝块的分离应在采血后尽快（2h内）完成。

（2）分离的血清或血浆的储存：血清或血浆的保存于22～25℃不超过8h；实验于8h内不能完成时，血清或血浆置2～8℃保存；实验于48h内不能完成的实验项目，或分离的血清或血浆需储存48h以上时，应于-20℃保存；标本不可反复冻融，离心后分离凝胶（凝胶屏障）上面的血清可保存2～5d，但必须保证凝胶的完整性；但应用非凝胶分离物质时，离心后必须立即将血清或血浆移出保存于密闭的试管中。

（3）标本稳定性

①AFP/CEA：2～8℃下可稳定2～8d。

②CA15-3：2～8℃下可稳定5～7d。

③CA125：2～8℃下可稳定5d。

④CA19-9：2～8℃下可稳定4～8d。

⑤Fer：2～8℃下可稳定7d。

⑥PSA：2～8℃下可稳定2～3d。

⑦CA72-4：2～8℃下可稳定3～7d。

⑧fPSA：2～8℃下可稳定12～18h。

⑨HCG：2～8℃下可稳定12～36h。

⑩NSE/CYFRA21-1/SCC：2～8℃下可稳定1d。

⑪IL6：室温仅可稳定数小时。

⑫PCT：室温可稳定1d，–20℃可稳定数个月。

⑬OC：容易降解，室温中仅能可稳定8h。

⑭TP1NP：室温中可稳定1d，2～8℃下可稳定5d，–20℃可稳定6个月。

⑮维生素D：15～25℃可保存24h，2～8℃可保存5d，–20℃可保存6个月。

（4）过保存期标本的处理：超过保存期的标本，用塑料袋包扎，由检验科卫生员收集、高压消毒后，由后勤管理科派专人收集，集中处理。

6.各检测项目影响因素

（1）甲胎蛋白（AFP）：孕妇妊娠3个月后血液中AFP可升高，卧位采集可使标本可造成检测结果降低。

（2）癌胚抗原（CEA）：妊娠前6个月，长期吸烟者，肝、肾功能异常和胆道排泄不畅、胆汁淤滞等均可造成CEA浓度增高。

（3）糖类抗原125（CA125）：早期妊娠、标本采集溶血时均可导致结果可升高。

（4）糖类抗原153（CA15-3）：标本采集溶血或被细菌污染时，可导致结果可升高。

（5）糖类抗原19-9（CA19-9）：胆汁淤积可使CA19-9结果升高，经期及孕期女性结果也可增高。

（6）铁蛋白（Ferrtin），人附睾蛋白4（HE4），鳞状上皮细胞癌抗原（SCC）：患者样本内的嗜异性抗体可对检测造成干扰。

（7）前列腺特异性抗原（PSA）、游离前列腺特异性抗原（f-PSA）：部分老年人及部分泌尿系疾病患者、前列腺炎症患者或某些药物（如嘌呤类、维生素C等）服用后可使血液中PSA升高。某些药物治疗前列腺癌时可抑制PSA产生，导致检测出现假阴性结果。黄疸、乳糜、溶血标本可引起PSA检测结果增高。

（8）人绒毛膜促性腺激素（hCG）：大量饮水可导致结果降低。

（9）胃泌素释放肽前体（ProGRP）：同一患者的血清样本检测结果比血浆样本的结果偏低，使用连续样本进行ProGRP检测以监控治疗反应或检测疾病进展情况时，应使用相同类型的样本。

（10）鳞状上皮细胞癌抗原（SCC）：唾液和汗液污染标本可使SCC结果升高。

（11）神经元特异性烯醇化酶（NSE）：止血带压迫时间过长、标本溶血或长时间未分离血清使结果增高。长期饮酒者或肾透析患者结果亦可增高。

（12）维生素D，总Ⅰ型胶原氨基端延长肽（TP1NP）、β-胶原特殊序列、骨钙素：25-羟化维生素D的水平受阳光照射、纬度、季节（冬季比夏季低）、皮肤色素沉着、使用的防晒霜及肝功能、年龄等因素的影响；骨质疏松症、内分泌代谢性疾病（如甲状腺功能亢进症、糖尿病等）、在日光中暴露不足、维生素D摄入不足或小肠吸收障碍时检测结果降低。抗癫痫药物会干扰肝内25-羟基维生素D的生成。细胞毒性药物可能会影响骨骼的代谢。

（13）抗环瓜氨酸肽抗体（ACCP）：接受高剂量生物素治疗的患者，必须在末次生物素治疗8h后采集样本。高γ球蛋白血症可能导致抗环瓜氨酸肽抗体检测结果的假阴性。

六、特种蛋白及补体检测标本采集

特种蛋白检测项目包括免疫球蛋白、补体C3、补体C4、类风湿因子（RF），抗链球菌素"O"（ASO）及铜蓝蛋白（CER）测定等。

1.患者准备　无特殊要求，以早晨空腹采血为佳。

2.标本采集

（1）标本采集管的选择及准备：同肿瘤、炎症、骨代谢标志物项目标本采集的要求，详见前述。

（2）标本采集的基本要求：血液采集采用坐位（卧床患者除外），行无菌术采集肘静脉（如为婴幼儿，可选择其他可采血部位，如颈静脉、股动脉等）血液3～5ml于真空管中，标本采集后，在1h内送检，4h内完成检测。

（3）标本运送：同肿瘤、炎症、骨代谢标志物项目标本采集的要求，详见前述。

（4）实验室接收接收标本及离心标本准备：同肿瘤、炎症、骨代谢标志物项目标本采集的要求，详见前述。

3.标本处理　同肿瘤、炎症、骨代谢标志物项目标本采集的要求，详见前述。

4.不合格标本的识别　同肿瘤、炎症、骨代谢标志物项目标本采集的要求，详见前述。

5.标本保存、稳定与处理　保存与处理同肿瘤、炎症、骨代谢标志物项目标本采集的要求，详见前述。

免疫球蛋白标本可在2～8℃稳定3个月，C3、C4待测血清室温（18～25℃）稳定性6h，ASO可在2～8℃稳定2d，–20℃冻存可保存更久。

6.各检测项目影响因素及干扰

（1）免疫球蛋白（immunoglobulin, Ig）：未空腹采血、高脂血症患者或感染患者结果可增高。长期吸烟者IgD可增高。标本采集时溶血可使结果增高。鱼、虾、蟹、花粉等过敏原可使IgE增高。药物，如口服避孕药、黄体酮、呋喃唑酮、保泰松、免疫球蛋白、肾上腺皮质激素等可使结果增高，青霉素、链霉素、板蓝根、青蒿等可使IgE增高。药物，如柳氮磺胺吡啶、免疫抑制药、细胞毒药物、苯妥英钠、卡马西平等可使结果降低。

（2）补体C3、C4：妊娠期、手术后、糖尿病患者结果增高。营养不良患者结果降低。

（3）抗链球菌溶血素"O"（ASO）：风湿热患者在感染后4～6周，80%的患者血清ASO增高，急性肾小球肾炎患者ASO也有明显升高。ASO增高还见于一些高胆固醇血症、多发性骨髓瘤和巨球蛋白血症。当患者血清中有类风湿因子时，可造成ASO假阳性。

（4）类风湿因子（RF）：75岁以上的老年人和1%～4%的正常人胶乳试验可以出现弱阳性反应。部分治疗上呼吸道感染、镇痛药物等可使结果呈假阴性。

七、心肌标志物检测标本采集

心肌标志物包括血清肌红蛋白（MYO）、血清高敏肌钙蛋白T（TS TNT）、B型脑利钠肽前体（proBNP）等。

1.患者准备　无特殊要求，以早晨空腹采血为佳。

2. 标本采集

（1）标本采集管的选择及准备：心肌标志物项目检测可采用添加肝素抗凝剂的干燥真空管（草绿色帽），见图4-27。采血前根据医嘱打印条形码，粘贴于真空采血管上，注意条形码长轴与真空采血管长轴方向相同，条形码上沿离真空管帽下沿约为1.0cm（不同的仪器或流水线可能会有差异），注意条码不能有褶皱、破裂等情况。

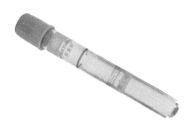

图4-27　肝素抗凝剂的干燥真空管（草绿色帽）

（2）标本采集的基本要求：血液采集采用坐位（卧床患者除外），行无菌术采集肘静脉（如为婴幼儿，可选择其他可采血部位，如颈静脉、股动脉等）血液3～5ml于真空管中，采完血后，将采血管上下完全颠倒混匀5～8次，手法轻柔，勿左右晃动、勿剧烈振荡，以防溶血发生。标本采集后，在1h内送检，2h内完成检测。

（3）标本运送：同肿瘤、炎症、骨代谢标志物项目标本采集的要求，详见前述。

（4）实验室接收标本及离心准备：同肿瘤、炎症、骨代谢标志物项目标本采集的要求，详见前述。

3. 标本处理　同肿瘤、炎症、骨代谢标志物项目标本采集的要求，详见前述。

4. 不合格标本的识别　同肿瘤、炎症、骨代谢标志物项目标本采集的要求，详见前述。

5. 标本保存、稳定与处理　保存与处理同肿瘤、炎症、骨代谢标志物项目标本采集的要求，详见前述。

肌红蛋白在室温中的稳定时间为1h，2～8℃稳定1周，-20℃稳定6个月。肌钙蛋白在室温可稳定4h，不能及时检测时需将样本密封并在2～8℃下保存或-20℃保存。

6. 各检测项目影响因素

（1）血清肌红蛋白（MYO）：9：00最高，18：00～24：00最低；其含量因性别、年龄、种族而有变化。老年人、酒精中毒者、高热者、生活在高原地区人群结果偏高。严重溶血致结果偏高，脂血致结果偏低。药物，如苯丙胺、巴比妥类药物、两性霉素B、麻醉药、肌肉松弛药、甘草、二乙酰吗啡等可引起肌红蛋白增高。药物，如酪氨酸、依那普利等可引起肌红蛋白降低。

（2）血清高敏肌钙蛋白T（TS-TNT）：当样本血红蛋白浓度＞0.1g/dl时，会导致结果假性降低。高滴度的嗜异性抗体和类风湿因子可影响结果。接受高剂量生物素治疗的患者，须在末次生物素治疗8h后采集样本。

（3）B型脑利钠肽前体（proBNP）：高滴度的嗜异性抗体和类风湿因子可影响结果。接受高剂量生物素治疗的患者，须在末次生物素治疗8h后采集样本。

八、激素检测标本采集

激素的检测包括三碘甲状腺原氨酸（TT3）、甲状腺素（TT4）、游离三碘甲状腺原氨酸（FT3）和游离甲状腺素（FT4）、促甲状腺素激素（TSH）、雌二醇（E2）、雌三醇（E3）、孕酮（PROG）、睾酮（T）、促黄体素（LH）和促卵泡素（FSH）、泌乳素（PRL）、生长激素（GH）、血管紧张素Ⅱ（angiotensin 2）、促肾上腺皮质激素（ACTH）、皮质醇（cortisol）等。

1. 患者准备

（1）采血时间：激素分泌多受明显的时间节律的影响。基本上以空腹采血为原则，但生长激素及皮质醇等则因日内变动大，要按规定的时间采血。

①TSH：完整的TSH以间断性的或脉冲的方式分泌，分泌具有昼夜节律，TSH分泌存在昼夜节律，22：00～23：00最高、10：00最低，可相差2～3倍。通常在8：00采样，新生儿、妊娠期妇女、老年人结果增高。

②E2/PROG：标本需采用空腹血清。有生理性波动，清晨高于下午，青春期差异更明显。

③睾酮：在青年男性，睾酮的分泌有昼夜节律，分泌高峰约在8：00，随着年龄的增长，这种分泌节律消失。测定早晨的睾酮水平可以对男性睾酮水平下降的程度作最好评价。由于睾酮的分泌呈脉冲式，如果睾酮水平异常应重复测定。患者在采集标本前不得接受放射性治疗或体内同位素检查，妊娠影响测定结果。

④LH/FSH：LH变化大，结果分析时应多次测定，综合分析，不可将一次测定结果用于临床。在月经期两者变化同步。HCG过高可使两者结果偏高。血样采集时间、性别、年龄应注明。

⑤PRL：标本要避免溶血和脂血，于2～8℃保存最多能稳48h，长期保存需-20℃冷冻，且不得超过6个月，可加0.1%叠氮钠（W/V）作为防腐剂。生理状态下PRL呈脉冲式波动，有昼夜变化节律，有随年龄增长而降低的趋势。

⑥ACTH：因ACTH不稳定，血标本应立即置于冰浴中，送实验室，低温离心，取血浆-20℃保存。血浆中ACTH呈昼夜变化规律。因此，收集样本时间应标准化，一般为上午9：00。

⑦Cortisol：血中皮质醇的浓度有昼夜节律变化，6：00～8：00最高，16：00～18：00约为晨间的1/2，22：00～2：00最低，故在7：00～9：00、15：00～17：00、24：00～2：00时间段采血，测定血浆皮质醇浓度才具有确定的临床意义。血样采集时间、性别、年龄应加以注明。

（2）姿势及作息：与维持血压有关的激素（如醛固酮等）血中浓度随体位而改变，因此运动后立即采样也会造成误差。

（3）药物：患者使用激素类药物后应在检验申请单上注明，怀孕或流产的妇女检测hCG时，需在检验申请单上注明怀孕天数或流产天数。

2. 标本采集

（1）标本采集环境：同肿瘤、炎症、骨代谢标志物项目标本采集的要求，详见前述。

（2）标本采集管的选择及准备：同肿瘤、炎症、骨代谢标志物项目标本采集的要求，详见前述。

（3）标本采集的基本要求：同肿瘤、炎症、骨代谢标志物项目标本采集的要求，详见前述。

（4）标本运送：同肿瘤、炎症、骨代谢标志物项目标本采集的要求，详见前述。

（5）实验室接收标本及离心标本准备：同肿瘤、炎症、骨代谢标志物项目标本采集的要求，详见前述。

3. 标本处理

（1）血清：标本离心前一般应让其自行凝集，通常于室温（22～25℃）放置30～60min血标本可自发完全凝集；冷藏标本凝集缓慢；加促凝剂时凝集加快（标本采集后应轻轻颠倒混合5～10次，以确保促凝剂作用）。

（2）血浆：需用血浆标本时，必须使用含抗凝剂的血液标本收集管，而且采血后必须立即轻轻颠倒采血管混合5～10次（以确保抗凝剂发挥作用），5～10min后即可分离出血浆。

（3）离心阶段：标本以相对离心力RCF（1000～1200）×g离心5～10min，分离血清。

（4）对血清的要求：血清层无溶血、无纤维丝、血凝块、血细胞和絮状悬浮物等，血清不低于1ml。血清量少于1ml，用一次性塑料吸管吸取血清/血浆0.5ml左右加入日立杯中，在LIS中补打条码，沿长轴将条码粘贴于样品上，注意保持条码完整，勿褶皱。

（5）特殊状态血清标本处理：胶冻状血清，把标本放入37℃水浴箱中孵育30min，若还有大量胶冻状血清，可将胶冻状血清用一次性吸管将其挑出，再将标本离心处理。乳糜血清处理，标本严重乳糜，可15 000r/min离心10min取下清液上机检测。

4. 不合格标本的识别　同肿瘤、炎症、骨代谢标志物项目标本采集的要求，详见前述。

5. 标本保存、稳定与处理

（1）血清或血浆与接触的血细胞和凝块的分离应在采血后尽快（2h内）完成。

（2）分离的血清或血浆的储存：同肿瘤、炎症、骨代谢标志物项目标本采集的要求，详见前述。

（3）标本稳定性

①睾酮标本：室温可稳定8h，2～8℃可稳定7d，-20℃可稳定6个月。

②TSH：2～8℃可稳定7d，-20℃可以稳定6个月。

③TT4、TT3、FT4：2～8℃稳定24h，-10℃以下稳定12个月，FT3：2～8℃稳定48h，-10℃以下稳定6个月。

④皮质醇：血清、血浆（肝素、EDTA抗凝）均可，采集血液时要求在8：00～9：00、15：00～16：00，标本储存在2～8℃应在24h内完，如不能即时完成测定则应储存在-20℃。

6. 各检测项目影响因素

（1）三碘甲状腺原氨酸（TT3）：肝炎、妊娠、哺乳期妇女可使结果升高，而肾病综合征、营养不良、应激等使结果降低。药物（如雌激素、避孕药等）可使TT3增高。药物（如胺碘酮、雄激素、糖皮质激素等）可使TT3降低。

（2）甲状腺素：如肝炎、妊娠、哺乳期妇女可使结果升高，而肾病综合征、营养不良、应激等使结果降低。药物（如胺碘酮、雌激素、避孕药等）可引起TT4增高。药物（如雄激素、糖皮质激素、水杨酸类、保泰松等）可引起TT4降低。

（3）游离三碘甲状腺原氨酸和游离甲状腺素：急性发热性疾病、危重患者、恶性肿瘤、慢性肾衰竭、糖尿病患者结果可增高。老年人、肝硬化、肾病综合征患者结果可降低。

（4）促甲状腺素激素：寒冷刺激时、缺碘地区居住、长期低碘饮食使结果增高。甲状腺摘除后、肢端肥大症患者结果降低。长期应用胺碘酮、大剂量无机碘及锂盐等可引起TSH增高。糖皮质激素、放射性碘治疗、抗甲状腺药物、多巴胺等药物可引起TSH降低。

（5）雌二醇：甲状腺功能亢进、肝病时可使结果升高，甲状腺功能减退、营养不良时可使结果降低。药物（促排卵药物、促性腺激素、氯米芬、雌激素、左旋多巴、酚酞、螺内酯等）可引起E_2增高。药物（口服避孕药、肾上腺皮质激素、GnRH类似物等）可引起E_2降低。

（6）雌三醇：药物（如左旋多巴、甘草等）可引起E_3增高。药物（如氨苄西林、倍他米松等）可引起E_3降低。

（7）孕酮：甲状腺功能亢进、肝病时孕酮浓度升高。当甲状腺功能减退、营养不良时孕酮含量减少。促排卵药可使结果增高。口服避孕药、促性腺激素等可使结果降低。

（8）睾酮：肥胖者、妊娠中晚期妇女、甲状腺功能亢进、肝病时结果增高；感染、创伤引起内分泌失调、甲状腺功能减退、营养不良时时结果降低。抗癫痫药物、促性腺激素等激素类药物可引起睾酮增高的药物。甲基多巴、螺内酯等药物可引起睾酮降低。

（9）促黄体素和促卵泡素：精神、神经因素（生活环境的改变，精神创伤，如过度恐惧、忧虑、紧张等）可引起促黄体素和促卵泡素分泌障碍。卵巢切除术等可影响促黄体素水平。口服避孕药、促排卵药等可影响促黄体素水平。雌激素治疗、黄体酮治疗使FSH结果降低。

（10）泌乳素：新生儿期、妊娠期、吸吮乳头可致催乳素生理性升高。泌乳素分泌水平可受外界刺激、活动和应激等的影响。卡马西平、奋乃静、抗酸药、镇吐药、氯丙嗪、吩噻嗪、利舍平、口服避孕药、大剂量雌激素及抗组胺类药物等使泌乳素增高。

（11）生长激素：20：00～24：00采集标本可使结果增高。新生儿结果增高。活动、睡眠、蛋白餐后、应激、饥饿情况下可见生理性升高，休息状态下、肥胖者呈生理性降低。药物（如抗癫痫类药物、烟酸、胰岛素、精氨酸，L-多巴、泻药、地西泮等）可引起生长激素增高的。药物（如卡马西平、普萘洛尔、GH释放抑制因子、过量皮质类固醇等）可引起生长激素降低。

（12）血管紧张素Ⅱ：生理性降低见于高钠饮食、月经增生期等。生理性升高见于低钠饮食、月经黄体期、妊娠等。口服避孕药可使结果增高；类固醇可使结果降低。

（13）促肾上腺皮质激素：妊娠期、月经期女性结果增高。烧伤、手术、低血糖时结果增高。ACTH在入睡后3～5 h分泌峰值逐渐升高，至觉醒前1h和醒后1h达到高峰。大量糖皮质激素使结果降低。

（14）皮质醇：单纯性肥胖患者、肝脏疾病患者、心肌梗死患者结果增高。手术、创伤、应激状态时结果增高。严重感染的低血压患者或使用类固醇激素、水杨酸类、苯妥英钠、肾上腺皮质激素等可使皮质醇降低。

（杜文胜　韩昵薇）

第五节 临床微生物检验标本采集

临床常见微生物学检验标本种类很多，通常有血液、尿液、粪便、脑脊液、胸腔积液、腹水、痰液、泌尿生殖道的分泌物及组织等。实验室可根据不同的标本制定《标本采集手册》以指导临床正确采集和送检各种临床标本、识别不合格标本并对合格标本进行检验，确保检验结果的准确性和可靠性。

微生物检验标本采集和运送的一般原则如下。

1.早期采集 采集时间最好是病程早期、急性期或症状典型时期，且应尽量在使用抗生素之前。

2.无菌采集 需按无菌操作技术要求采集各种临床标本，尽量避免外源性和正常菌群的污染。

3.根据培养目的正确采集 需氧菌、厌氧菌、兼性厌氧菌等细菌的培养要求不同采集方法亦不相同。

4.标本适量 标本量过多或过少都会影响检验结果的准确性，故应采集适量的合格标本。

5.及时送检 标本采集后需及时送达实验室。如不能在2h内送达实验室，可使用转运培养基或低温暂存（血培养、苛养菌培养除外）。对于特殊培养要求的标本，如厌氧培养的标本，应尽快放入厌氧运送系统送达实验室。

6.安全采集及运送 标本采集和运送过程中需注意生物安全，防止职业暴露或标本溢洒，污染环境。

一、血液及骨髓标本

血流感染（bloodstream infection，BSI）是一种严重的全身感染性疾病，病原微生物在循环血液中呈一过性、间歇性或持续性存在，对机体所有的脏器，特别是心脏瓣膜、关节等造成损害，严重者可导致休克、多脏器衰竭、弥散性血管内凝血（DIC），甚至是死亡。细菌、真菌、病毒及寄生虫均可以引起血流感染，血培养是诊断血流感染的主要手段。

1.患者准备及采血

（1）采血指征：可疑血流感染的患者出现以下任一指征时可采集血培养：①体温＞38℃或＜36℃；②寒战；③外周血白细胞计数增多或减少（＞10.0×10^9/L，特别有"核左移"时，或＜4.0×10^9/L）；④呼吸频率每分钟＞20次或动脉血二氧化碳分压（$PaCO_2$）＜32mmHg；⑤每分钟心率＞90次；⑥皮肤黏膜出血；⑦昏迷；⑧多器官功能障碍；⑨血压降低；⑩炎性反应参数升高等。

（2）采集时间：在应用抗生素治疗前，患者发热初期或寒战时采血。如患者在用药期间需采集血培养，应在下次用药前采集。

（3）采集套数、采血量及培养瓶的选择：成年人每次应采集2～3套（1套为从同一穿刺点采集的血液标本，分别注入需氧和厌氧培养瓶），每瓶采血量8～10ml或按照说明书采集，但不同厂家是有一定差异。至少从2个穿刺点采血，以提高阳性培养率及对培养结果的解释。若使用注射器采集的血液先注入厌氧瓶后注入需氧瓶，注意不要将空气注入厌氧瓶中，以免破坏瓶内的无氧状态；真空采血针采集的血液先注入需氧瓶后注入厌氧瓶。儿童血培养容器选择儿童培养瓶，采血量不应超过总血量的1%，见表4-2。若有以下情况时可考虑增加厌氧瓶培养：①其母产褥期患有腹膜炎或慢性口腔炎或鼻窦炎、蜂窝织炎；②有腹腔感染的症状或体征；③咬伤；④接受类固醇治疗的粒细胞缺乏患儿。考虑肺炎链球菌感染的菌血症时宜同时做脑脊液培养。

表4-2　儿童采血量一览表

年龄/体重	采集点及采血量
新生儿及1岁以下且体重低于4kg	1个采集点，0.5～1.5ml，采集1套
1～6岁	2个采集点，年龄每增长1岁，采血量增加0.5ml
1岁	2个采集点，各采集0.5ml，共1ml采血量
2岁	2个采集点，各采集1ml，共2ml采血量
3岁	2个采集点，各采集1.5ml，共3ml采血量
…	…
体重15～40kg	2个采集点，各采集5～10ml，共10～20ml采血量

注：每个部位采集1瓶送检

（4）采血时间间隔

①非持续性菌血症同时或短时间内，采集2～3套血培养。

②可疑急性心内膜炎患者应立即采集血培养，并在30min内，于患者的不同部位完成3套血培养的采集，采集后立即进行抗生素的经验治疗。如果24h内报告阴性，则继续采集2套血培养。

③可疑亚急性心内膜炎患者宜每间隔30～60min采集1套，连续采集3套标本。如果24h内报告阴性，则继续采集2套血培养。

2.标本采集方法

（1）采集部位：采集外周静脉血，不建议采集动脉血或通过血管内导管采血。

（2）采集前准备：采集前检查血培养瓶有无破损，是否在有效期内；做好手部消毒，静脉穿刺点选定后，取出血培养瓶顶部的塑料帽，使用75%乙醇或70%异丙醇消毒橡皮塞，自然干燥。

（3）采集血液：一般是无菌操作采集患者肘静脉血。采用三步法或一步法对穿刺点皮肤消毒后，使用真空采血针穿刺取血（表4-3）。注意：成年人按不同部位分别注入需氧瓶（蓝色瓶盖）和厌氧瓶（紫色瓶盖），儿童注入儿童瓶（粉红色瓶盖）送检，见表4-4及图4-28。

（4）采集骨髓标本：通常选择从髂骨穿刺采集：①髂前上棘穿刺点，在髂前上棘后1～2cm处；②髂后上棘穿刺点，位于骶椎两侧，臀部上方突出的部位；③胸骨穿刺点，位于胸骨柄或胸骨体相当于第1、2肋间隙位置；④腰椎棘突突出处。需在严格无菌条件下进行操作，采集后骨髓注入同血液标本，量少时优先注入成年人需氧瓶送检。如骨髓抽取量少于1ml时，需注入儿童瓶送检。注意骨髓采集前患者应做出、凝血检查，有自发性皮下出血史或凝血功能严重不良者禁忌做此操作。

表4-3　采血过程

简易操作流程	具体操作步骤
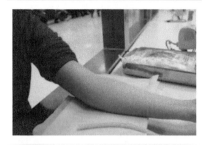	1. 采血前先进行手消毒，嘱患者挽起衣袖，紧握拳头，伸直手臂放在一次性垫巾上，轻轻拍打肘关节，寻找易找、易固定、进针方便、安全处作为穿刺点
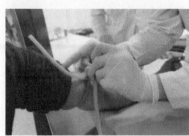	2. 在穿刺部位上方≥7cm处，系上止血带，从上往下系，止血带外端朝上，以免影响操作
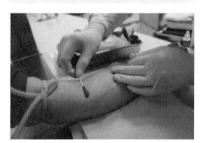	3. 三步法 （1）75%乙醇擦拭采血点，待干30s以上 （2）1%～2%碘酊作用30s或1%碘伏作用60s，从穿刺点向外画圈消毒，消毒区域达3cm以上 （3）75%乙醇擦拭碘酊或碘伏消毒过的区域进行脱碘。一步法：0.5%葡萄糖酸洗必泰作用30s（不能用于月龄2个月以内的新生儿），或70%的异丙醇消毒后自然干燥（用于2个月以内的新生儿）
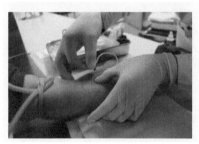	4. 除去采血针外套，露出针头，以左手拇指固定皮肤，右手持采血针，采血针斜面朝上，沿静脉走向，使针头走向与皮肤成15°斜行快速刺入皮肤，当进入静脉腔有落空感时停止穿刺，且采血针另一端可见回血
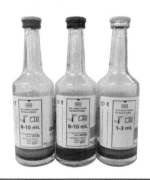	5. 常规方法：采血针头刺入静脉，另一头刺入相应的培养瓶中，利用瓶内真空抽取而血液标本。若使用注射器取血后，不更换针头直接注入血培养瓶。采集完成后，用无菌棉纱布压迫穿刺点，拔出针头，叮嘱患者压紧穿刺点3min，将采血针放置到指定的利器盒内。轻轻颠倒混匀以防血液凝固，可用75%乙醇清除血培养瓶上的血液

表 4-4 血培养采集要求

培养瓶选择	标本类型	样本量	拟培养细菌	标本采集步骤
成年人需养瓶（蓝色瓶盖）正面　背面	全血、骨髓	血 8~10ml骨髓 1~3ml	需氧菌、兼性厌氧菌培养	严格消毒→采样→颠倒混匀→立即送检（不能及时送检者室温保存，不能置于冰箱冷藏）
成年人厌养瓶（紫色瓶盖）正面　背面	全血、骨髓、	血 8~10ml骨髓 1~3ml	厌氧菌培养	严格消毒→采样→颠倒混匀→立即送检（不能及时送检者室温保存，不能置于冰箱冷藏）
儿童培养瓶（粉红色瓶盖）正面　背面	全血、骨髓	1~3ml	需氧菌培养	严格消毒→采样→颠倒混匀→立即送检（不能及时送检应室温保存，不能置于冰箱冷藏）

注：以上是按美国BD公司血培养仪要求采血，不同厂家采血量参照说明书执行

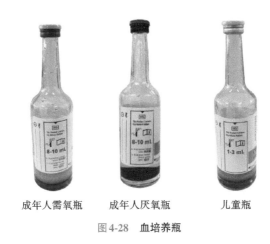

成年人需氧瓶　　　成年人厌氧瓶　　　儿童瓶

图4-28　血培养瓶

3.标本处理　血液、骨髓标本培养处理流程，见图4-29。

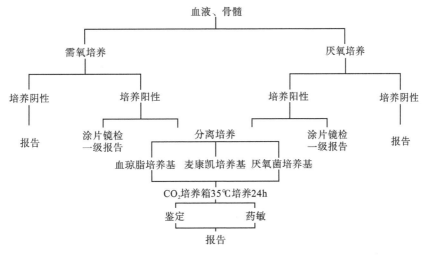

图4-29　血液及骨髓标本处理流程

4.标本运送及保存　采集后的血培养瓶应2h内送至实验室。如不能立即送检，可室温暂存，切不能置于冰箱冷藏储存。某些苛养菌（如脑膜炎奈瑟菌、肺炎链球菌等）不能及时送检时，需放37℃温箱保存，但不能超过24h。

5.不合格标本的识别　工作人员在接收血培养瓶时应注意检验信息是否完整、检验项目是否与申请单一致、是否张贴条码、培养瓶内部是否有凝块、浑浊、溶血等、培养瓶是否过期等。如休克、昏迷及婴幼儿等特殊情况下，血液标本量少可按让步标本处理，但报告单应有备注。

二、脑脊液标本

正常人的脑脊液是无菌的，当从脑脊液中检测出病原菌，提示中枢神经系统感染，主要表现为脑膜炎、脑炎及脑脓肿。常见的引起儿童细菌性脑膜炎的病原体是脑膜炎奈瑟菌，而成年人细菌性脑膜炎则以肺炎链球菌为主。新生儿细菌性脑膜炎以B群链球菌为主，其次为产单核李斯特菌、大肠埃希菌及流感嗜血杆菌。引起真菌性脑膜炎的病原菌最常见于隐球菌，白念珠菌和其他真菌引起的脑膜炎多见于免疫功能低下或恶性疾病的患者。

1.患者准备　术前工作人员应向患者详细介绍采集脑脊液标本的目的和腰椎穿刺术实施过程，使患者消除顾虑、放松心情，积极配合医师的处置工作，并做好术前皮肤清洁工作以防感染发生，排尽尿液。凡疑有颅内压升高者必须先做眼底检查；凡患者处于休克、衰竭或濒危状态，以及局部皮肤有炎症、颅后窝有占位性病变这均列为手术禁忌。

2.标本采集

（1）采集指征：不明原因引起的头痛、脑膜刺激征象、颈部僵直，脑神经病例征象、发热、体温过低、易受刺激等临床症状；脑积水，多见于新生儿和小婴儿；脑性低钠血症，出现惊厥、昏迷、水肿等症状；或由于脑实质损害及粘连可使脑神经受累或出现肢体瘫痪等症状。

（2）采集时间：怀疑中枢神经系统感染时应立即采集标本，最好在应用抗生素之前。

（3）采集方法：采集一般用腰椎穿刺术获得，特殊情况可采用小脑延髓池或侧脑室穿刺术采集，收集脑脊液。患者侧卧于硬板床，背部与床面垂直，双手抱膝紧贴腹部，头向前胸屈曲，使躯干呈弓形，脊柱尽量后凸以增宽脊椎间隙。需在严格无菌条件下进行操作，用2%利多卡因自皮肤到椎间韧带做局部麻醉。用碘伏进行局部皮肤消毒，在第3、4腰椎或第4、5腰椎间隙插入穿刺针进行脑脊液采集，注入儿童培养瓶或厌氧瓶增菌培养（图4-30）。脑脊液一般收集3管，分别用于生化检查、细菌学检查和常规检查。若只收集1管，先送微生物学检查；若收集2管，应将第2管送微生物学检查，以防止第1管有皮肤细菌的污染。

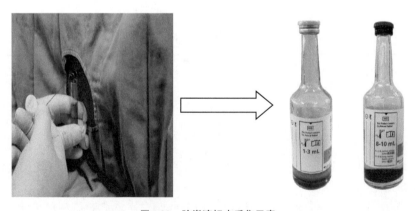

图4-30　脑脊液标本采集示意

（4）采集量：不同病原体的检测对于脑脊液的采集量有不同的要求，样本量过少会导致结果假阴性。用于常规细菌检测应为1ml或＞1ml，用于检测分枝杆菌和真菌应为5ml或＞5ml。培养瓶送检，可采集脑脊液1～3ml直接注入儿童培养瓶颠倒混匀后送检，含SPS抗凝剂的血培养瓶对脑膜炎奈瑟菌生长有抑制作用。如需要做厌氧菌培养时，可注入厌氧培养瓶送检（表4-5）。

表4-5 脑脊液标本采集要求

容器选择	标本类型	临床用途	标本采集步骤
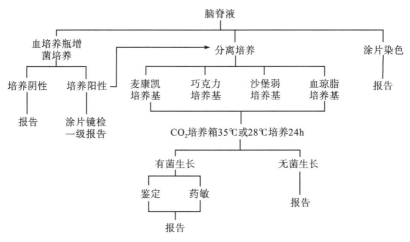	脑脊液（1～5ml）	细菌、真菌培养、涂片检查	生成检验申请单→缴费→医师协助采集→立即送检（放置时间过久细菌死亡溶解）

3.标本处理 脑脊液标本培养处理流程，见图4-31。

图4-31 脑脊液标本处理流程

4.标本运送及保存 采集后的脑脊液应置于无菌加盖螺口试管中防止溢洒或培养瓶中，立即送至实验室，最佳送检时间为15min内。超过1h，会导致某些细菌死亡，影响结果。某些苛养菌（如脑膜炎奈瑟菌、肺炎链球菌和流感嗜血杆菌等）应保温送检或进行床旁接种，不可置冰箱保存。

5.不合格标本的识别 工作人员在接收标本时应注意检验信息是否完整、检验项目是否与申请单一致、是否张贴条码等，或是否使用无菌容器盛装标本，送检过程是否有溢洒或可能污染等。

三、体液标本的采集

体液标本是指除血液、骨髓和脑脊液以外的心包液、关节液、胸腔积液、腹水等。健康人体的体液是无菌的，采集时应防止体表正常菌群的污染。无菌体液培养常见的病原菌有金黄色葡萄球菌、A群链球菌、肺炎链球菌、草绿色链球菌、肠球菌、大肠埃希菌、肺炎克雷伯菌、铜绿假单胞菌、不动杆菌，白念珠菌与近平滑念珠菌等。

1.患者准备 术前工作人员应向患者详细介绍采集标本的目的和穿刺术实施过程，使患者消除顾虑、放松心情，积极配合医师的处置工作，并做好术前皮肤清洁工作以防感染发生。

2.标本采集 采用无菌穿刺术，用注射器抽取体内可疑感染部位的液体（胸腔积液、腹水、心包液、关节液或鞘膜液等）2～5ml注入无菌容器，注明标本种类并立即送检。穿刺留取的体液标本可直接注入培养瓶送检，如怀疑厌氧菌感染时应增加厌氧瓶进行厌氧菌培养，见表4-6。

表4-6 体液标本采集要求

容器选择	标本类型	临床用途	采集步骤
成年人培养瓶（蓝色瓶盖） 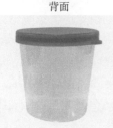 正面　　背面 成年人培养瓶（紫色瓶盖） 背面	胸腔积液（腹水等） 2～5ml	细菌、真菌培养	生成检验申请单→缴费→医师协助采集→立即送检（放置时间过久细菌死亡溶解）
	胸腔积液（腹水等）穿刺液标本2～5ml	细菌、真菌培养、涂片检查	生成检验申请单→缴费→医师协助采集→立即送检

3.标本处理　体液标本培养处理流程，见图4-32。

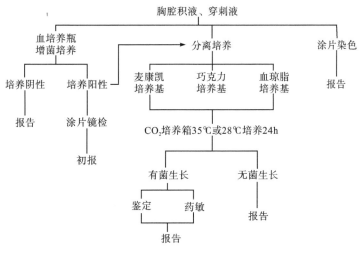

图4-32　体液标本处理流程

4.标本运送及保存　采集后1h内送至实验室。不能及时送检时可室温暂存，但不能超过24h，切不可置于冰箱冷藏以防某些对温度敏感的细菌死亡。需要进行真菌培养的标本不能立即送检时，可置于4℃保存但不能超过24h。高度怀疑厌氧菌感染时，应采用厌氧系统转运或注入厌氧瓶送检。

5.不合格标本的识别　工作人员在接收标本时应注意检验信息是否完整、检验项目是否与申请单一致、是否张贴条码等、送检过程是否有溢洒或可能的污染等。检验目的是厌氧菌培养时，采集运送为需氧环境应拒收。未使用无菌溶器可按让步标本接收。

四、尿液标本的采集

尿液培养是诊断泌尿系统感染、明确感染病原体的重要标本。健康个体膀胱穿刺尿是无菌的，经尿道排出尿液受到尿道口及外尿道寄居的正常菌群污染而混有细菌。经尿道取清洁中段尿，细菌计数一般 $< 10^3 CFU/ml$，当患有泌尿系统感染时，尿中细菌计数 $\geqslant 10^5 CFU/ml$，因此尿液培养是判断泌尿系统感染的重要实验室依据。常见的病原菌主要为大肠埃希菌、奇异变形杆菌、阴沟肠杆菌等革兰阴性杆菌，腐生葡萄球菌和肠球菌等也是引起尿路感染常见的细菌。

1.患者准备　有尿路感染的临床表现时，应采集尿液标本进行细菌学培养。应在开始抗生素治疗前留取清晨第一次尿的清洁中段尿，并嘱患者睡前尽量少饮水，这样尿液不会被稀释且在膀胱内滞留6h以上，细菌有足够的时间繁殖，从而降低培养结果的假阴性率。

2.标本采集

（1）中段尿液：晨起后用肥皂水清洁外阴及尿道口周围，用无菌用水冲洗，再使用无菌纱布擦拭，男性应上翻包皮（图4-33），女性应分开大阴唇（图4-34），仔细清洗后自然排尿，让尿流不间断，留取中段尿液约10ml直接排入无菌容器中，立即送检，见表4-7。

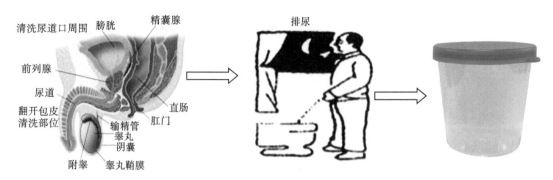

图4-33　男性尿液标本采集

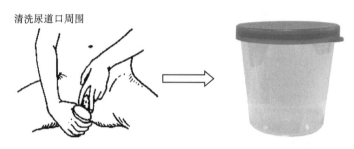

图4-34　女性尿液标本采集

表4-7　尿液标本采集要求

容器选择	标本类型	临床用途	标本采集步骤
	尿液（5～10ml）	细菌、真菌培养、涂片检查	生成检验申请单→缴费→消毒→收集尿液→立即送检

（2）导管尿液：用70%乙醇消毒导尿管采样口，按无菌操作方法用注射器穿刺导尿管吸取尿液或者夹住导管口10～20min，用针筒从采样口抽取5～10ml尿液置于无菌容器中送检。切不可从集尿袋下端管口留取尿液，由于导尿管口可受到尿道口正常菌群的影响故不适合作为尿培养的标本。

（3）膀胱穿刺尿液：采用无菌操作技术由耻骨上经皮肤穿刺入膀胱抽取10～20ml尿液，此方法适用于婴儿、中段尿培养难以确定结果或疑有厌氧菌感染者，是评估膀胱内细菌感染的"金标准"。

（4）膀胱导管导尿液：严格按照无菌操作经尿道将导尿管直接插入膀胱，弃去先流出的15ml尿液，再留取10～20ml尿液标本。因为此方法易将下尿道细菌经导管引入膀胱导致继发性感染，故一般不采用此方法。

（5）婴幼儿尿液：采集由于婴幼儿不能自主控制膀胱收缩，可清洗外阴后，将无菌采集尿袋固定在外阴部位收集排出的尿液，时间应控制在30min内，采集完成后立即送检。由于此法很难避免会阴部正常菌群的污染，假阳性率在85%～99%，故尿液培养结果阴性对于临床排除诊断更有意义。

3.标本处理 尿液标本培养处理流程，见图4-35。

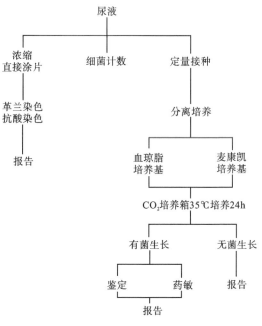

图4-35 尿液标本处理流程

4.标本运送及保存 新鲜尿液应在2h内送检，如不能在规定时间内送检可置于4℃冰箱或添加适量防腐剂（如0.5ml冻干硼酸-甘油或硼酸-甲酸盐）暂存，但不能超过24h。用于厌氧菌培养的尿液标本不能冷藏保存。

5.不合格标本的识别 工作人员在接收标本时应注意检验信息是否完整、检验项目是否与申请单一致、是否张贴条码等，或盛装标本的容器是否恰当，送检过程中是否溢洒等。如有下列情况应拒收：新鲜尿液采集时间超过2h；4℃冷藏或添加防腐剂但已超过24h；集尿袋下方留取的尿液；除耻骨上膀胱穿刺法外，其他方法采集尿液申请做厌氧菌培养等。但对于疑难病症、重症患者留取标本困难的，即使尿液来源不合格也可作为让步标本进行处理，并告知临床医师。

五、呼吸道标本的采集

人体的上呼吸道有寄生的正常菌群，主要有草绿色链球菌、奈瑟菌、微球菌和口腔厌氧菌等，低龄儿童的咽喉部还可携带肺炎链球菌或嗜血杆菌。上呼吸道标本（口咽拭子、鼻咽拭子及鼻分泌物等）容易获得，但易受到正常菌群的污染，也很难区分感染菌和定植菌，因此，上呼吸道标本不做常规细菌培养，也不建议对潜在的致病菌（如脑膜炎奈瑟菌、流感嗜血杆菌、肺炎链球菌等）进行筛查。下呼吸道是无菌的，但下呼吸道分泌物经上呼吸道排出时通常受到上呼吸道正常菌群的污染，故从下呼吸道检测到上呼吸道的正常菌群需要结合临床表现判断是否存在该细菌引起的感染。

1.**患者准备**　患者在咳痰前应用冷开水或无菌生理盐水反复漱口，有活动性义齿的患者先取下活动性义齿。

2.**标本采集**　根据患者病情，按不同的检验目的，呼吸道标本采集检验前要求，见表4-8。按以下方法进行呼吸道标本采集。

（1）自然咳痰法：晨痰为佳，尽可能在用抗生素之前采集标本。用力咳出呼吸道深部的痰，勿将唾液和鼻后分泌物当作痰咳出。将痰液直接吐入无菌痰杯中，标本量应≥1ml。咳痰困难者可用超声雾化器吸入20～30ml的3%NaCl诱导咳出痰液。注意诱导痰标本只适用于检测卡氏肺孢子菌和结核分枝杆菌，对其他病原菌检出效果差。

（2）特殊器械采集法：支气管肺泡灌洗液（BALF）、保护性毛刷（PSB）的采集、非导向的支气管肺泡灌洗（NBL）标本、支气管抽吸物标本、支气管冲洗液、保护性导管标本、环甲软骨气管穿刺标本、气管的抽吸物等标本需要由临床医师按照相应的操作规程采集，采集过程中需注意避免咽喉部正常菌群的污染。

（3）拭子的采集法：①口咽拭子，患者头后倾，张大嘴。采样者用压舌板固定患者舌头，将拭子越过舌根到咽后壁及扁桃体隐窝、侧壁等处，反复擦拭3～5次收集黏膜细胞后取出。取出时置于避免触及脸颊、舌、悬垂体、口腔黏膜和唾液，防止口腔正常菌群污染。②鼻咽拭子，将采样拭子轻轻转动缓慢插入患者鼻腔，当遇到阻力后即到达后鼻烟，停留数秒吸取分泌物后缓慢旋出。

表4-8　呼吸道标本采集要求

溶器选择	标本类型	临床用途	标本采集步骤
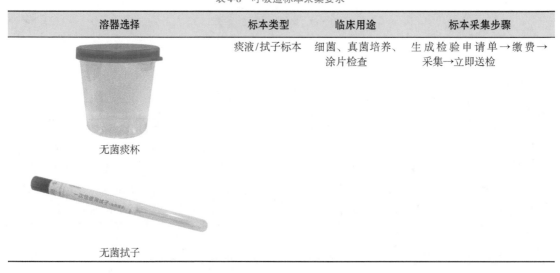 无菌痰杯 无菌拭子	痰液/拭子标本	细菌、真菌培养、涂片检查	生成检验申请单→缴费→采集→立即送检

3.**标本处理**　呼吸道标本培养处理流程，见图4-36。

4.**标本运送及保存**　用无菌痰杯收集标本后，应在2h内送至微生物实验室。若不能及时送检，为防止非苛养的口咽部定植菌过度生长，可低温冷藏标本，但不可超过24h。标本冷藏后培养分离到肺炎链球菌等苛养菌的机会和数量会大大减少，需提示临床医师可能造成的结果。拭子标本为防止干燥需立即送检，或床旁接种后送至实验室。

5.**不合格标本的识别**　痰标本中鳞状上皮细胞＜10个/低倍视野、白细胞＞25个/低倍

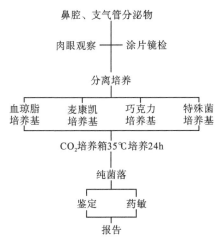

图 4-36　呼吸道标本处理流程

视野为合格标准，采集合格标本对细菌的诊断尤为重要。故痰涂片白细胞＜10个/低倍视野，上皮细胞＞25个/低倍视野，则视为不合格标本应拒收。此外，还应拒收24h内重复采集的痰培养标本、水样或唾液样痰、室温放置超过2h的痰标本、未使用无菌痰杯或标本溢漏等。

六、脓液、创伤感染分泌物及组织标本的采集

正常人皮肤黏膜表面寄生有正常菌群，当皮肤完整性受到破坏后（如烧伤、创伤、咬伤等），外源性致病菌或体表的正常菌群可引起皮肤和软组织感染。常见的引起感染的病原菌金黄色葡萄球菌、化脓性链球菌、肠球菌、铜绿假单胞菌、大肠埃希菌、肺炎克雷伯菌、变形杆菌、枸橼酸杆菌等，也可感染酵母菌、皮肤癣菌或动物源性病原菌包括布鲁菌、多杀巴斯德菌等。

1.患者准备　采集标本前应向患者做适当解释，以消除疑虑和恐惧，由临床医师采集后送检。注意创伤出血敷有药物的患者，应在清创2h后采集标本，避免出现假阴性。采集标本时注意避免正常菌群的污染，厌氧培养时需注意尽量避免与空气接触。

2.标本采集

（1）开放性脓肿和脓性分泌物先以无菌生理盐水冲洗溃疡表面渗出物或75%乙醇擦去表面渗出物，使用拭子采集深部伤口或溃疡基底部的分泌物。需采集2支拭子分别做涂片检和细菌培养，此种标本只能做需氧菌培养。若涂片检查见到大量上皮细胞，说明标本受到正常皮肤黏膜部位细菌的污染，多形核白细胞的存在则提示标本质量可接受。

（2）大面积烧伤的创面分泌物先用无菌生理盐水或75%乙醇清洗伤口表面，后用拭子深入伤口，取邻近新生组织处标本后送检，此种标本只适合需氧菌培养。

（3）封闭性脓肿先以无菌生理盐水冲洗溃疡表面渗出物或75%乙醇擦去表面渗出物后，用注射器抽取，将脓液注入无菌容器内送检，也可抽取脓液3～10ml注入成年人需氧、厌氧培养瓶中颠倒混匀后送检。不可用拭子采集标本做厌氧培养。

（4）压疮溃疡用无菌生理盐水清洗溃疡表面，用无菌镊子采集活检标本。如用无菌拭子，则需用力采集损伤底部区域。

（5）组织标本严格无菌操作留取标本，根据检验目的、感染类型及标本量的多少，置于不同容器中立即送检，见表4-9。浅表皮肤应在使用抗生素之前采集；深部组织可在手术时或内镜检查时采集；尸检组织标本应在死后迅速采集标本送检。少量标本应加数滴无菌生理盐水保持湿润，以防标本干涸。在采集标本前先用75%乙醇清洁浅部损害部位。

表 4-9　脓液、创伤感染分泌物及组织标本的采集要求

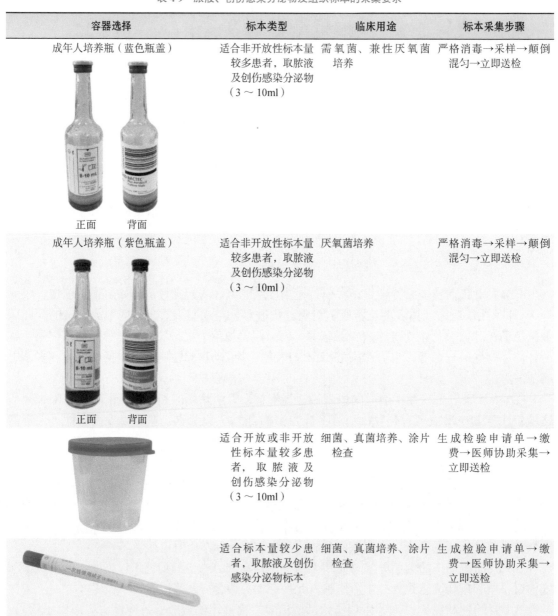

容器选择	标本类型	临床用途	标本采集步骤
成年人培养瓶（蓝色瓶盖） 正面　背面	适合非开放性标本量较多患者，取脓液及创伤感染分泌物（3～10ml）	需氧菌、兼性厌氧菌培养	严格消毒→采样→颠倒混匀→立即送检
成年人培养瓶（紫色瓶盖） 正面　背面	适合非开放性标本量较多患者，取脓液及创伤感染分泌物（3～10ml）	厌氧菌培养	严格消毒→采样→颠倒混匀→立即送检
	适合开放或非开放性标本量较多患者，取脓液及创伤感染分泌物（3～10ml）	细菌、真菌培养、涂片检查	生成检验申请单→缴费→医师协助采集→立即送检
	适合标本量较少患者，取脓液及创伤感染分泌物标本	细菌、真菌培养、涂片检查	生成检验申请单→缴费→医师协助采集→立即送检

①头发、指甲、皮屑标本：头发标本，应挑选那些无光泽的毛发、断发或者是在毛囊处有折断现象毛发，用无菌镊子从头皮处拔取病发根放入无菌杯内送检。指甲标本，应从变色、萎缩或变脆的部位取材，尽可能在甲近端刮取，如甲板增厚，应从厚甲下方刮取。皮屑

皮肤标本，用无菌锤子或灭菌小刀从损害部位的边缘向外刮取皮屑放入无菌杯内送检，如鳞屑量较少时，则用透明胶带粘着皮屑放入无菌杯中送检。

②组织标本：来自身体不同部位的组织可经注射器穿刺或手术活检获得，经匀将器处理后培养（图4-37），分离出来的病原菌往往是感染的致病菌。活检组织的体积推荐在3mm×4mm以上，并应保持湿润在30min以内送至实验室，不可冷藏。需要进行厌氧培养的组织应由厌氧菌转运系统运送。

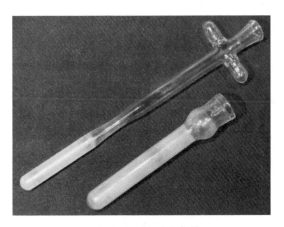

图4-37 组织标本匀浆器

3.标本处理 脓液、创伤感染分泌物标本培养处理流程，见图4-38。

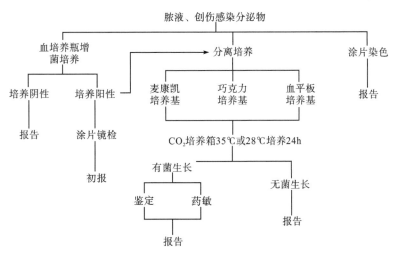

图4-38 脓液、创伤感染分泌物及组织标本处理流程

4.标本运送及保存 各种活检组织标本，应在15min内送检，其余标本应在2h内送检。注意甲醛固定的组织块标本不能用于病原微生物培养检查。封闭性脓液或深部标本如需做厌氧培养应床边接种或用厌氧转运系统运送。

5.不合格标本的识别 未使用适当容器或标本溢洒，超过要求的送检时间，分泌物标本凝固或标本量过少，应重新送检。在一些特殊情况下，如疑难病症或传染性疾病的会诊，即使所提供的标本质量不合格也必须进行处理，并标注。

七、粪便标本的采集

正常人的肠道中栖居大量的不同种类的微生物，组成了对人类健康极为重要的体内微生态环境——微生态菌膜屏障，参与营养、消化、吸收及清理肠道、维护健康的作用。引起胃肠道感染的细菌种类多，且可与正常菌群共生，致病作用各不相同，因此诊断较为困难，加强粪便中的病原微生物的诊断具有临床意义。常见的胃肠道感染致病菌有志贺菌、沙门菌、致病性大肠埃希菌、小肠结肠炎耶尔森菌、霍乱弧菌、副溶血弧菌、葡萄球菌、弯曲菌、蜡样芽孢杆菌、念珠菌和病毒等。另外，应用抗生素后引发的肠道正常菌群失调也是以腹泻为主要症状的，重者可继发特殊条件致病菌感染（如患者长期使用抗生素，艰难梭菌也可能是腹泻的在病原菌）。婴幼儿腹泻病原体以轮状病毒为主。

1.**患者准备**　粪便一般由患者自行采集，但医护人员应告知正确的留取方法，还应掌握好粪便采集的时机，以提高致病菌的检出率，如腹泻及发热患者应在急性期、使用抗生素前采集粪便标本做细菌培养；怀疑沙门菌感染引起的肠热症患者应在发病2周后采集粪便标本。

2.**标本采集**　消化道感染患者粪便标本的采集要求，见表4-10。

表4-10　粪便标本的采集要求

容器选择	标本类型	临床用途	标本采集步骤
	粪便（最好含黏液、血液等异常部分2～3g）	细菌、真菌培养、涂片检查	生成检验申请单→缴费→收集粪便→立即送检

（1）自然排便法常规性病原菌培养，自然排便后，挑取有脓血、黏液便2～3g，液体粪便取絮状物2～3ml，直接放于无菌广口容器中送检。若无病理成分，可多部位取材。做粪便培养的标本要注意避免污染，不能直接从尿布上或便盆中取样。

（2）直肠拭子法排便困难或婴幼儿可采用直肠拭子法采集，用生理盐水或肥皂水清洁肛门后，用无菌拭子插入肛门2～4cm，在肛门括约肌处柔和地旋转拭子，可在拭子上明显见到粪便，插入无菌管内立即送检。一般不推荐使用此方法做腹泻致病菌的培养。

3.**标本处理**　粪便标本培养处理流程，见图4-39。

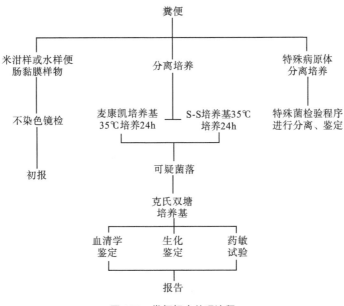

图 4-39 粪便标本处理流程

4.**标本运送及保存** 未置保存液的粪便标本应收集在无菌封口容器在 1h 内送至实验室，室温保存不能超过 2h，如不能及时送检可置于保存液中冷藏，于 24h 内送检。培养艰难梭菌的标本保存于 -20℃ 以下。培养沙门菌和志贺菌应放置于磷酸盐丙三醇溶液中保存，分离志贺菌的标本应于获取标本后 30min 内送检，否则该菌易死亡。保存弯曲杆菌和弧菌的标本，需加 $CaCl_2$（100mg/L）。阿米巴滋养体检测应注意标本保温并立即送检。寄生虫虫体收集 24h 粪便送检。

5.**不合格标本的识别** 有下列情况的标本应拒收：①未使用无菌封口容器盛装；②混入消毒剂及其他化学药品；③混入尿液或其他成分的粪便或已经干燥的标本应拒收；④粪便标本放置时间超过 2h。

八、生殖道标本的采集

生殖道标本主要用于检测各种临床综合征的病原体。女性阴道内定植许多内源性细菌，如乳酸杆菌、棒状杆菌属细菌、阴道加德纳菌、凝固酶阴性葡萄球菌、金黄色葡萄球菌、无乳链球菌、肠球菌、大肠埃希菌、厌氧菌及念珠菌。常见的引起女性生殖道感染的病原体有梅毒螺旋体、杜克雷嗜血杆菌、沙眼衣原体、解脲脲原体、肉芽肿克雷伯菌、淋病奈瑟菌、放线菌、过度生长的阴道加德纳菌、肠杆菌科细菌、A 群和 B 群链球菌、肠球菌、混合厌氧菌等。常见的引起男性生殖道感染的病原体有肠杆菌科细菌、铜绿假单胞菌、肠球菌等。

1.**患者准备** 男性采集前列腺液的患者应先排尿，采集尿道分泌物时不应排尿，最好采集晨起分泌物。如做细菌培养，应先清洗尿道口，再用无菌容器收集前列腺液、尿道分泌物。精液检查前需禁欲 5d 以上，同时保持身体状态良好。女性阴道分泌物标本采集前 24h 应禁欲、无阴道灌洗及局部用药等，经期的患者不宜行阴道分泌物检查。

2.**标本采集** 正常情况下，尿道口、尿道黏膜、阴茎包皮、龟头存在多种细菌或其他微生物，因此，在采集前列腺液和尿道分泌物前，应先清洗尿道口，如做细菌培养必须先进行消毒，否则易受正常细菌污染，造成假阳性结果，不同生殖道标本采集要求，见表4-11。

表4-11　生殖道标本的采集要求

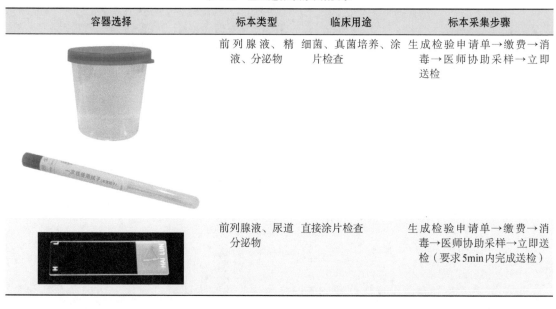

容器选择	标本类型	临床用途	标本采集步骤
	前列腺液、精液、分泌物	细菌、真菌培养、涂片检查	生成检验申请单→缴费→消毒→医师协助采样→立即送检
	前列腺液、尿道分泌物	直接涂片检查	生成检验申请单→缴费→消毒→医师协助采样→立即送检（要求5min内完成送检）

（1）男性尿道分泌物采集方法：翻开包皮，用肥皂水清洗尿道口周围，再清水冲洗，将无菌尿道拭子插入尿道2～4cm，停留20s采集标本送检，如尿道分泌物多做细菌涂片检查，可直接滴在玻片送检（图4-40）。

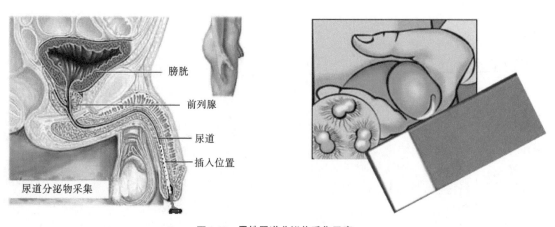

膀胱

前列腺

尿道

插入位置

尿道分泌物采集

图4-40　男性尿道分泌物采集示意

（2）前列腺按摩液采集方法：前列腺液需通过按摩前列腺获得（图4-41），在已确诊或高度怀疑前列腺炎症、结核或肿瘤时，不能做此项操作，以免引起病变扩散或传播。采集前清洗尿道口周围，由临床医师从肛门用手指按摩前列腺，收集前列腺溢出液全部于无菌容器内送检，见表4-11。

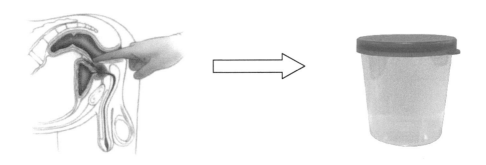

图4-41　前列腺按摩液采集方法

（3）精液采集方法：适宜用手淫法采精前清洗手和生殖器，特别是阴茎龟头处，安静环境采集，晨起采精最佳。由受检者自行手淫射精（图4-42），并将一次射精排出的全部精液于无菌溶器中送检，采集后立即送检。不宜用避孕套留取，因避孕套含有杀精药物影响检验结果。

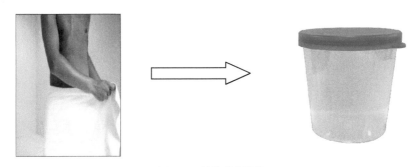

图4-42　精液采集示意

（4）阴道、宫颈分泌物：拭去过多的分泌物和排出液，用无菌拭子在阴道后穹部、宫颈管口等处获取分泌物送检（图4-43），如需涂片，则多取一个普通拭子的标本。

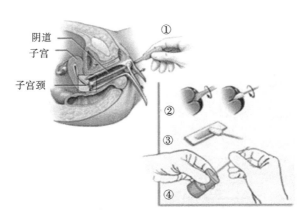

图4-43　阴道、宫颈分泌物采集及涂片示意

3.标本处理　生殖道分泌物标本培养处理流程，见图4-44。

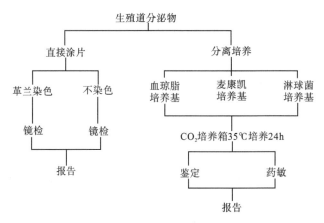

图4-44　生殖道分泌物标本处理流程

4.标本运送及保存　采集标本立即送检，防止采集标本的拭子干结。精液应保温且在30min内送至检验科，不能暴露于过冷或过热环境。疑为淋病奈瑟菌感染采集的标本应立即保温送检或床边接种淋病奈瑟菌专用培养基。

5.不合格标本的识别　标本采集、送检过程中被污染、唯一标识不清、已干燥标本、非无菌容器采集的标本、采集过程遗漏精液，运送过程中有洒漏的标本应拒收，精液已液化的或用避孕套采集的精液标本、采集后未及时送检的标本应拒收。

九、眼、耳标本的采集

正常的内眼和中耳是无菌的。眼部感染常见病原体包括金黄色葡萄球菌、铜绿假单胞菌、肺炎链球菌、肺炎克雷伯菌、肠杆菌科细菌、肠球菌、诺卡菌、淋病奈瑟菌、卡他莫拉菌、分枝杆菌和真菌等。耳部感染的主要致病菌有金黄色葡萄球菌、化脓性链球菌、流感嗜血杆菌、卡他莫拉菌、铜绿假单胞菌、肺炎链球菌等。

1.患者准备　眼、耳标本的采集应由临床专业医护人员进行，采集标本时注意避免正常菌群的污染。在应用抗生素之前采集，以晨起后采集为宜。

2.标本采集

（1）眼睛分泌物由临床医师取样后直接接种于血平板和沙保罗平板上（图4-45），如疑似淋球菌感染可接种淋球菌平板送检。如需涂片镜检可取两张洁净玻片由医师直接采集标本涂片后送检。

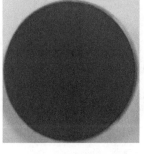
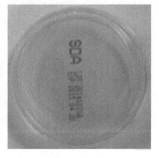

血平板　　　　　　　　　　沙堡弱

图4-45　眼睛分泌物培养常见平板

（2）耳标本对患有外耳炎的患者，取耳道深部拭子送检。对于内耳炎的患者，不建议取拭子送检。如鼓膜穿孔，穿刺抽取深部分泌物进行检查，见表4-12。

表4-12 眼、耳标本的采集要求

容器选择	标本类型	临床用途	标本采集步骤
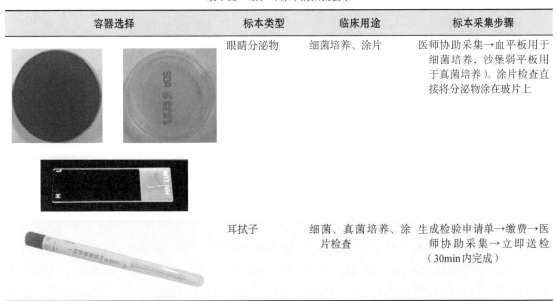	眼睛分泌物	细菌培养、涂片	医师协助采集→血平板用于细菌培养，沙堡弱平板用于真菌培养）。涂片检查直接将分泌物涂在玻片上
	耳拭子	细菌、真菌培养、涂片检查	生成检验申请单→缴费→医师协助采集→立即送检（30min内完成）

3.标本处理 眼、耳标本培养处理流程，见图4-46。

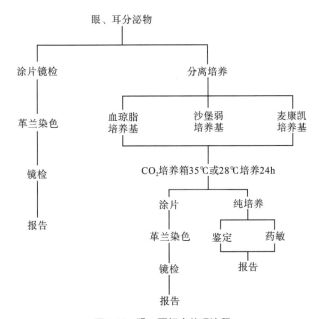

图4-46 眼、耳标本处理流程

4.标本运送及保存 标本采集后2h内送至实验室，室温保存不超过24h。对于少的标本在转运过程中容易干燥而降低病原菌的检出率，建议进行床旁接种或采集后用转运拭子运送。

5.不合格标本的识别　标本采集、送检过程中被污染、唯一标识不清、已干燥标本的应拒收。

（陈安林　张丽丽　董泽令）

第六节　临床分子生物学检验标本采集

临床分子生物学实验室对各种临床标本的采集应按检测要求建立相应的标本采集作业指导书，并对临床标本采集相关人员进行培训。标本采集要注意的关键点是：患者的准备，临床标本采集的时间，采集的规范性，正确的标本容器，标本运送的及时性和正确保存。

一、血液样本的采集与处理

1.患者准备　患者应处于平静状态，应避免激烈运动，空腹采血，禁食高脂肪、高蛋白、高色素饮食。避免在输脂肪乳过程中或其后采血，禁止在输液手臂同侧采集血液。

2.标本采集

（1）标本容器准备：抗凝全血标本，应选择EDTA和枸橼酸钠为首选抗凝剂采血管（图4-47），不使用肝素抗凝［因其对聚合酶链式反应（polymerase chain reaction，PCR）扩增有抑制，且很难在核酸提取过程中完全去除］；血清样本，选择普通生化采血或促凝剂分离胶采血管采集血液后应尽快分离血清（图4-48），避免RNA的降解。用于HCV-RNA、HIV-RNA等RNA病毒核酸扩增检测的血样建议使用抗凝全血，但为更好方便临床，目前选择使用促凝剂分离胶采血管的医院较多。

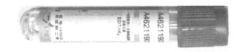

图4-47　EB病毒DNA、MTHFR677C/T等全血标本采血管

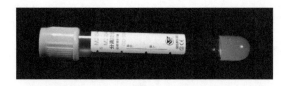

图4-48　HBV-DNA、HCV-RNA等血清标本采血管

（2）采样人员的准备：病房护士在采集样品前首先要查看医嘱，打印条形码；门诊和体检中心护士直接查看检验申请单所开检验项目，打印条形码；准备相应项目所用的采血管，将条形码贴在采血管上；准备采血所用的器械；核对采样患者和申请单是否一致，指导患者采样准备，并佩戴一次性手套、口罩等。

（3）抗凝全血标本采集：用真空采血针取肘静脉或其他部位的静脉血2ml注入含EDTA-K$_2$抗凝剂的抗凝管中，立即轻轻将试管颠倒混匀5～8次（图4-49），以使其充分抗凝，并在试管上做好标志。该管血可用于提取基因组DNA项目（如地中海贫血基因筛查、

MTHFR677C/T多态性检测、EB病毒DNA）。血浆部分也可用于丙型肝炎RNA病毒等提取分析。

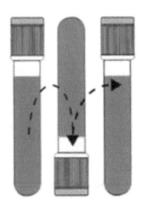

图4-49　血液样本混匀示意

（4）血清标本采集：用真空采血针取肘静脉或其他部位的静脉血3～5ml注入含带有分离胶促凝剂管中，立即轻轻将试管颠倒混匀2～3次，在试管上做好标志。该管血临床上可用于HBV-DNA检测、乙肝耐药基因检测、HCV-RNA检测、丙型肝炎病毒基因分型检测、HIV病毒基因检测等。

3. 标本处理

（1）血清（浆）样本：对于DNA测定，可以按照一般的血清标本处理程序，对测定影响不大，可在2～8℃下保存3d。但对于RNA测定，如为EDTA抗凝全血标本，抗凝后6h内分离血浆，如使用血清标本，则需尽快（2h内）分离血清。血清（浆）标本的短期（1～2周）保存可在–20℃下，较长期保存应在–70℃下。由于靶核酸（尤其是RNA）易受核酸酶的作用而迅速降解，为使临床标本中可能存在的核酸酶失活，可加入离散剂，最常用的是4mol/L异硫氰酸胍盐（Guanidinium isothiocyanate，GITC），并同时与还原剂如β巯基乙醇或二巯基乙醇一起使用。使用GITC作为稳定剂保存靶核酸为RNA的标本，标本可在室温下稳定约7d。此外，如测定的靶核酸为血循环中的RNA，为避免室温放置过久而致RNA的降解，最好不要使用血清标本，而应使用EDTA抗凝后尽快分离后的血浆标本。

（2）抗凝全血样本：用于检测EB病毒的全血样本，需从外周全血中分离单个核细胞，主要有两条途径，一是采用淋巴细胞分离液分离制备；二是使用红细胞裂解液，裂解全血中的红细胞，经生理盐水数次洗涤，即可得到单个核细胞。外周血单个核细胞如暂不提取核酸，可保存于–70℃下。部分项目直接用全血提取即可，如地中海贫血基因筛查和叶酸利用能力基因多态性等检测为全血样本。全血样本如用于DNA提取检测，可4℃下短期保存，如用于RNA检测，则应在取血后，尽快提取RNA。

4. 不合格标本的识别

（1）标本采集、收集时间超过规定时间（一般不超过2h）。

（2）标本收集容器不符合规定。

（3）标本标识不清或申请单上姓名或床号与标本上姓名或床号不一致。

（4）与项目要求的抗凝剂不符。

（5）检验项目不清楚。

（6）抗凝血标本中有凝块。

（7）检验标本与检验项目不符。

（8）保本运送不符合相应要求等。

5. 标本保存与稳定性

（1）标本采集后尽快送检，室温中保存不得超过 2h。

（2）标本检测后的血样管加盖密封冷藏（2～8℃）保存3d，以备复查。提取的DNA模板，2～8℃保存2d，若为RNA模板，则需–20℃保存3d。

（3）过保存期标本的处理超过保存期的标本，用塑料袋包扎，由检验科卫生员收集、高压消毒后，由后勤管理科派专人收集，集中处理。

二、咽拭子样本的采集

1. 患者准备　采集咽峡部标本的患者于采集前数小时不能用消毒药物漱口。采集患者发病3d内的咽拭子标本，用于病原检测。

2. 标本采集　用专用采样棉拭子（图4-50），适度用力拭抹咽后壁和两侧扁桃体部位，应避免触及舌部；迅速将棉签放入装有3～5ml保存液（含5%牛血清维持液或生理盐水，推荐使用维持液）的15ml外螺旋盖采样管中，在靠近顶端处折断棉签杆，旋紧管盖并密封，以防干燥，外表贴上带有唯一识别号码的标签，立即送检（图4-51）。咽拭子等属于分泌物，临床上常用作为手足口病毒分型检测、肺炎支原体DNA测定和结核分枝杆菌DNA检测。

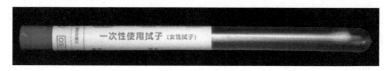

图4-50　无菌棉拭子

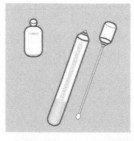
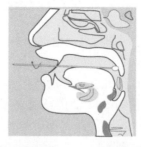
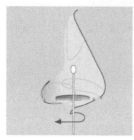
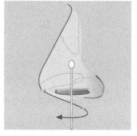
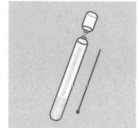

图4-51　咽拭子采集示意

3. 标本处理　手足口病毒检测的咽拭子标本，当实验室收到标本后需及时进行处理，处理时先用力挤压有生理盐水的咽拭子部位，使其附着在拭子上的细胞尽量被融入生理盐水中，充分振荡洗涤后，室温静置5～10min，待出现明显的沉淀物后，取上清立即12 000 r/min离心5min，弃上清液，沉淀按实验室作业指导书进行核酸提取，如不立即进行扩增分析，则需冷冻保存，−20℃保存1周，−70℃可长期保存。

4. 标本保存与稳定性　如标本不能立即送检，可放置于4℃暂存并在12h内送达实验室，−20℃以下低温保存1周，需长期保存的标本存于−70℃冰箱。

三、痰液样本采集

1. 患者准备　标本在采集前，首先让患者用清水漱口数次，以除去口腔内大量杂菌。

2. 标本采集　交代患者深咳下呼吸道的痰液，盛入一次性痰杯中（图4-52），及时送检。痰标本临床上可用于测定结核分枝杆菌DNA、肺炎支原体DNA等项目检测。

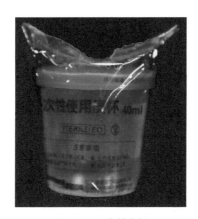

图4-52　一次性痰杯

3. 标本处理　由于痰标本中含有大量黏蛋白和杂质，故在核酸提取时，需对样本进行初步处理，即用NaOH或变性剂液化。液化标本如不立即用于核酸提取，可保存于−70℃下。此外，如用于非结核杆菌的PCR检测，痰标本只能室温悬浮于生理盐水中，充分振荡混匀，促使大块黏状物下沉，取上清液离心，所得到的沉淀物即可用于核酸提取。

4. 标本保存与稳定性　室温2h内运送，4℃暂存并在24h内送达实验室。4℃保存不超过3d，−20℃保存不超过1周。长期保存需−70℃。

5. 不合格标本的识别

（1）标本放置时间过长（一般不超过2h），细菌繁殖影响检验结果。

（2）标本运送不符合要求。

四、尿液标本采集

1. 患者准备　采集尿液前患者应先洗手，男性患者露出尿道口，清洁阴茎头，从尿道口开始向上清洁；女性患者用消毒小布巾或清水清洁尿道口及周围。

2. 标本采集　收集中段尿于清洁干燥的容器中（图4-53）；需导尿留取标本的患者：由

临床医护人员告知患者，其导尿操作术也由临床医护人员完成，从导出的尿液中留取部分尿液于清洁干燥的容器内，取量不少于5ml。该标本临床上可用于测定乙肝病毒DNA、巨细胞病毒DNA、沙眼衣原体DNA、解脲脲原体DNA等项目。

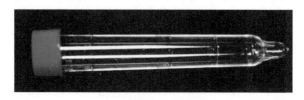

图4-53　尿液标本采集管

3. **标本处理**　标本采集后应尽快送检。最好在2h内进行核酸提取分析。若是血性标本则应使用红细胞裂解液处理，再按水样标本的方式先以4000r/min离心10min，去除肉眼可见的结晶等沉淀物，留取约2ml混匀，取约1ml转入EP管中，12 000r/min离心5min，按实验室作业指导书提取核酸。

4. **标本保存与稳定性**　如不能及时检测应存放在2～8℃。巨细胞病毒DNA测定样本4℃保存不超过3d，沙眼衣原体DNA尿液样本–20℃保存不超过1周，解脲脲原体DNA尿液样本4℃保存不超过5h。

5. **不合格标本的识别**

（1）标本放置时间过长，细菌繁殖影响检验结果。

（2）混有前列腺液、精液、阴道分泌物、月经以及粪便等的标本。

五、胸腔积液、腹水采集

1. **患者准备**　理解做胸腔积液、腹水穿刺术的目的，解除顾虑、放松心情，术前做好皮肤清洁以防感染发生，积极配合医师的处置工作。

2. **标本采集**

（1）胸腔积液：选择胸部叩诊实音最为明显部位或在B超定位穿刺点，2%利多卡因进行局部麻醉，左手示指和中指固定穿刺部位，右于将穿刺针的三通活栓转到与胸腔关闭处，再将穿刺针在麻醉处缓缓刺入，当针锋插入突然有"落空感"时，将三通活栓转至与胸腔相通，进行抽液10～20ml于采集管中（图4-54）。

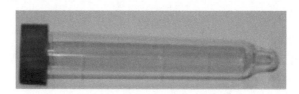

图4-54　胸腔积液、腹水样本采集容器

（2）腹水：选择左下腹肚脐与髂前上棘连线的中、外1/3交点处，其余同胸腔积液。该标本临床上可用于乙肝病毒DNA、结核分枝杆菌DNA等项目检测。

3. **标本处理**　若是血性标本则应使用红细胞裂解液处理，再按水样标本的方式先以

4000r/min离心10min，去除肉眼可见的结晶等沉淀物，留取约2ml混匀，取约1ml转入EP管中，12 000r/min离心5min，留取沉淀。按实验室作业指导书提取核酸。

4. 标本保存与稳定性　室温1h内送至实验室，4℃冰箱保存不超过3d。

5. 不合格标本的识别

（1）检验申请单信息必须与标本容器标签信息一致。

（2）标本采集后未能及时送检并超过2h。

六、脑脊液标本采集

1. 患者准备　理解做腰椎穿刺术的目的，解除顾虑、放松心情，术前做好皮肤清洁以防感染发生，积极配合医师的处置工作。

2. 标本采集　以腰椎穿刺术收集脑脊液2ml注入无菌试管中（图4-55），并立即送检。该样本临床上可用于乙肝病毒DNA、结核分枝杆菌DNA和弓形虫DNA检测等项目。

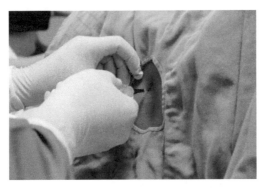

图4-55　脑脊液标本采集

3. 标本处理　若是血性标本则应使用红细胞裂解液处理，再按水样标本的方式先以4000r/min离心10min，去除肉眼可见的结晶等沉淀物，留取约2ml混匀，取约1ml转入EP管中，12 000r/min离心5min，按实验室作业指导书提取核酸。

4. 标本保存与稳定性　室温1h内送至实验室，4℃冰箱可保存3d。

5. 不合格标本的识别

（1）标本放置时间过长（一般不超过2h），影响检验结果。

（2）标本运送不符合要求。

七、羊水标本采集

1. 患者准备　理解做羊水穿刺术的目的，解除顾虑、放松心情，术前做好皮肤清洁以防感染发生，积极配合医师的处置工作。

2. 标本采集　妊娠16～20周，B超确定胎盘和胎儿位置情况，经羊水穿刺检查采集羊水。该标本临床上可用于乙肝病毒DNA、弓形虫DNA和地中海贫血基因筛查等项目。

3. 标本处理　将采集的羊水及时盛入15ml无菌试管或其他容器中（如小瓶）。

4. 标本保存与稳定性　室温2h内送至实验室，4℃冰箱可保存3d。

5. 不合格标本的识别

（1）标本放置时间过长（不超过2h），影响检验结果。

（2）标本运送不符合要求。

（3）标本溶血。

八、乳汁标本采集

1. **患者准备**　让患者理解做乳汁检查的目的，解除顾虑、放松心情，做好皮肤清洁以防感染发生，积极配合医师的处置工作。

2. **标本采集**　清洗双手，将拇指放在乳房上部，下部用示指和中指托住，轻柔地滑动拇指、中指和示指挤出乳汁。该标本临床上可用于乙肝病毒DNA和巨细胞病毒DNA等检测项目。

3. **标本处理**　采用无菌试管或小瓶收集3～5ml，立即送检。

4. **标本保存与稳定性**　室温2h内送至实验室，4℃冰箱可保存3d。

九、泌尿生殖系统分泌物样本的采集

1. **患者准备**　阴道分泌物标本采集前24h应禁欲、无阴道灌洗及局部用药等；采集前列腺液前患者应先排尿，采集尿道分泌物时不应排尿，最好采集晨起分泌物，再用无菌容器收集前列腺液、尿道分泌物。

2. **标本采集**　取材所用消毒的刮板、吸管或棉拭子必须清洁干燥，无任何化学药品或润滑剂。阴道窥器插入前必要时可用少许无菌生理盐水湿润。根据不同的检查目的采自不同部位标本。一般采用生理盐水浸湿的棉拭子至阴道深部或阴道穹后部、宫颈管口等处取材（图4-56）。将分泌物根据检验项目要求置于0.9%生理盐水的棉拭子管送检，HPV-DNA分型样本采用专用含有保存液容器（图4-57）保存送检。该标本临床上可用于HPV-DNA分型、巨细胞病毒DNA、淋病奈瑟菌DNA、沙眼衣原体DNA和解脲脲原体DNA检测项目等。

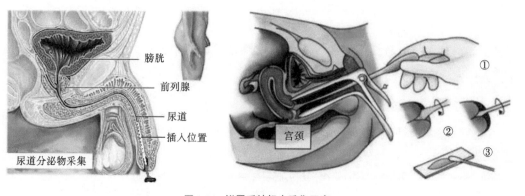

膀胱
前列腺
尿道
插入位置
尿道分泌物采集

宫颈

①
②
③

图4-56　泌尿系统标本采集示意

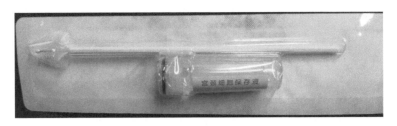

图4-57　乳头瘤病毒基因分型（HPV-DNA）样本采集容器

3. 标本处理　将棉拭子置于适量生理盐水中，充分振荡洗涤后，室温静置5～10min，待出现明显的沉淀物后，取上清立即12 000r/min离心5min，弃上清液，沉淀按实验室作业指导书进行核酸提取，如不立即进行扩增分析，则需冷冻保存，–20℃保存1周，–70℃可长期保存。

4. 标本保存与稳定性　室温2h内送检，–20℃保存1周。

5. 标本拒收　标本采集、送检过程中被污染、唯一标识不清者拒收。

十、检验前过程对PCR检验结果的影响

1. 标本采集的时间　在临床疾病发展过程中，把控标本的采集时间十分重要。当病原体感染机体后，在体内含量是一个动态变化的过程，其含量能达到PCR检出水平的时间点并不能覆盖整个感染过程，因此临床医师应注意标本采集时间。如肠道病毒EV71和CVA16感染，采集急性期（发病0～7d）和恢复期（发病14～30d）双份配对血清用于阐明和分析EV71和CVA16感染后IgG和IgM抗体的动态变化；咽拭子和粪便标本应采集患者发病3d内病毒复制活跃期和用药之前的样本；乙型肝炎病毒（HBV）、丙型肝炎病毒（HCV）和人免疫缺陷病毒（HIV）感染等，机体感染后，在特异抗原和抗体出现以前，血液循环中即可有较高浓度的相应病毒存在，而在机体产生抗体后，血液中病原体的浓度在不同的感染阶段有可能是不一样的，就有可能会低于特定PCR方法的测定下限，出现病毒核酸检测为阴性的现象。

2. 标本采集部位　通常在采集标本之前，需对标本采集部位进行清洁消毒，以清除微生物或其他杂物对检验结果的干扰。这在血液标本的采集上问题不大，不会出现对结果影响很大的情况。但在泌尿生殖道分泌物标本、咽拭子样本、疱疹分泌物等样本和一些皮肤表面采集的样本等，可能就影响很大。因此，标本采集部位的准备应由熟练人员进行。在临床上，经常有医护人员质疑咽拭子采集的肠道病毒EV71和CVA16感染的检测结果和泌尿生殖道分泌物标本中沙眼衣原体检测结果。这可能就有相当一部分是由于标本采集的不规范和采集不当所造成的。通过采集泌尿生殖系统感染的样本（如HPV病毒），应将宫颈刷插入宫颈口1～1.5cm，直至最外侧刷毛触到外宫颈，逆时针方向旋转3周（图4-56）。因为这些病毒存在于相应的上皮细胞中，必须采到相应的细胞，才有可能获得足够量的病原体用于检测。

3. 标本的类型和采集量　在病原体核酸检测中，样本的选择对特定病原体的PCR检测结果至关重要。如血清或血浆样本用于HBV、HCV和HIV基因检测，全血样本用于EB病毒DNA、地中海贫血基因突变或缺失筛查和叶酸代谢利用相关基因等个体化基因多态性分析等。痰液用于肺结核的结核分枝杆菌的核酸检测，泌尿生殖道用棉拭子用于沙眼衣原体、B

族链球菌等的核酸检测；咽拭子、肛拭子样本用于呼吸道和消化道系统病原提检测等。对于PCR扩增检测来说，理论上在一个扩增反应体系中只要有一分子病原体核酸，在理想反应条件下就可以检测出来。但为尽可能检出病原体，就要尽可能采集含病原体足够多的标本。对于病原体含量低的标本，标本量采集的多少对测定非常重要，如采用核酸扩增检测技术进行血液中病原体的筛查，特异抗原或抗体阴性的血液样本往往病原体含量较低。因此，在核酸提取时就有必要加大标本的用量。在一般情况下，可以通过肉眼观察对标本的采集质量进行评价：如血清（浆）标本可观察标本是否溶血、脂血程度，标本量是否足够等，并能明确这种情况是否会对相应的检测造成影响。对于分泌物标本，则可从细胞组成，所需类型细胞的数量和核酸总量等方面进行评价。评价方法包括肉眼观察、显微镜下观察和化学分析等。例如，咽拭子、泌尿生殖道分泌物和疱疹分泌物标本用于肺炎支原体、沙眼衣原体等扩增检测，则可以镜下观察是否有上皮细胞存在，因该病原体生主要存在上皮细胞内，如果镜下一个上皮细胞也没有或极少，则标本采集肯定是不合格，应重新采集。同样，痰标本如果白细胞数量极少，则可能并没有采到真正的痰液样本。

4.标本采集及运输　标本的采集材料（如棉签、拭子等）均应为一次性使用，运输容器应为密闭的一次性无菌装置，采样所用的防腐剂、抗凝剂及相关试剂材料均不应对核酸扩增及检测过程造成干扰或抑制。如全血、骨髓和血浆样本，首先要抗凝，抗凝剂的选择很重要。一般应使用EDTA-K_2和枸橼酸盐作为抗凝剂，肝素因其对PCR扩增有很强的抑制作用，且在后面的核酸提取中很难去除，应尽量避免使用。此外，应考虑标本保存液稀释对测定结果的影响。现已有厂商专门有用于PCR检测标本采集的无核酸酶容器供应，若无，可无菌加入适量的生理盐水等。如采集手足口病原体的咽拭子标本，采集时适度用力拭抹咽后壁和两侧扁桃体有红肿或疱疹的部位，应避免触及舌部；迅速将棉签放入装有3～5ml保存液（含5%牛血清维持液或生理盐水，推荐使用维持液）的15ml外螺旋盖采样管中，在靠近顶端处折断棉签杆，旋紧管盖并密封，以防干燥，并及时送检。

5.标本采集中的防污措施　医护人员在采集前需佩戴一次性口罩、手套等，标本采集最好采用一次性无菌及无核酸酶的材料，不用处理便可直接使用，采集中要特别注意污染，防止混入操作者的头发、表皮细胞、唾液、痰液等。如使用玻璃器皿，必须经0.1%DEPC水处理后高压，以使可能存在的RNase失活。总而言之，标本的收集及适当的预处理，对用于PCR测定的核酸模板的成功提取，具有决定性作用。

（肖代敏）

第七节　临床输血学检验标本的采集

输血是临床抢救患者生命非常重要的一种治疗手段，需要临床医师、护理人员和输血科专业技术人员共同参与。为了受血者能够得到及时、安全、有效、准确的治疗，输血前受血者标本的正确采集是保障安全输血最为重要的环节之一。一旦受血者的标本张冠李戴，或未按要求正确采集，所有的安全输血防范措施都将化为泡影。本节内容将对临床输血学相关检验的标本采集要求进行介绍。

一、ABO、RhD血型鉴定标本

1.患者准备　患者不需特殊准备。坐位或卧位采集静脉血。

2.标本采集

（1）标本容器准备：含EDTA抗凝真空采血管（紫色盖）。采集前按医嘱打印条形码，粘贴于含抗凝剂真空采血管上，注意条形码长轴与含抗凝剂真空采血管长轴方向一致。

（2）采集部位及采血量：推荐采集肘部静脉，采集静脉全血2ml；静脉血管条件不好或紧急情况下也可以采集动脉血。若患者正在输血或输液，严禁从输液侧肢体或输液管中抽取标本。需从输液对侧或选取其他部位采集。若在紧急情况下，无法从其他部位采集标本，允许从输液管中抽血，但要用生理盐水冲洗管道，并弃去最初抽取的5ml血液后再采集血液标本。

（3）标本采集后轻轻混匀并立即送检。

（4）采集流程小结：打印条形码→粘贴EDTA抗凝真空采血管（紫色盖）→核对信息→采集→再次核对信息。

3.标本处理

（1）红细胞ABO血型正定型、Rh血型鉴定

①全自动血型分析仪器检测：将标本信息扫描录入LIS系统，编号，（900～1000）×g离心5min，拔盖后，直接装载标本上机，注意条形码应对准样品架留置的条码扫描窗。

②半自动微柱卡检测法：将标本信息扫描录入LIS系统，编号，（900～1000）×g离心5min，拔盖后，取RBC用生理盐水稀释成0.5%～0.8%浓度的待检溶液。

③试管法检测：将标本信息扫描录入LIS系统，编号，（900～1000）×g离心5min，拔盖后，取RBC用生理盐水稀释为2%～5%浓度的待检溶液。

④玻片法或纸片法检测：将标本信息扫描录入LIS系统，编号，（900～1000）×g离心5min，拔盖后，取RBC用生理盐水稀释为15%～25%浓度的待检溶液。

（2）红细胞ABO血型反定型鉴定

①全自动血型分析仪器检测：（900～1000）×g离心5min，拔盖后，直接装载样本上机，注意条形码应对准样品架留置的条码扫描窗。

②半自动微柱卡检测法：（900～1000）×g离心5min，拔盖后，取分离好的血浆待检。

③试管法检测：（900～1000）×g离心5min，拔盖后，取分离好的血浆待检。

4.不合格标本的识别

（1）标识不符合要求，缺失信息或条码打印不清楚、粘贴不规范的标本为不合格标本。

（2）标本管有破损、血液有渗漏或被污染为不合格标本。

（3）标本有凝块、离心后有明显的稀释、溶血（溶血性疾病除外）为不合格标本。

5.标本保存与稳定性

（1）标本保存期：测定完成后，将标本密封放置于2～8℃冰箱保存7d，以备复查。

（2）过期标本的处理：超过保存期的标本，用塑料袋包扎，由输血科专业人员收集、高压灭菌后，由后勤管理科派专人收集，集中处理。

6.注意事项

（1）标本有凝块可干扰血型鉴定结果，导致正反定型不符。

（2）从输液管侧抽取的稀释标本不合格原因：

①稀释标本血浆抗体效价降低，抗原抗体反应减弱，影响ABO反定型，出现ABO血型正反定型不符。

②输注的某些药物会干扰ABO、RhD血型鉴定结果。若患者输注高分子药物（如羟乙基淀粉）进行治疗，被混入血液标本中，可促进红细胞聚集，正定型红细胞为缗钱状凝聚；输入丙种球蛋白、白蛋白等蛋白类药物进行治疗时被混入血液标本，可使反定型A、B、O标准细胞均凝集。

（3）溶血标本不合格原因：溶血容易干扰反定型结果。

（4）污染标本不合格原因：细菌污染标本容易引起红细胞假凝集。若人为因素导致受检标本被污染了其他血液，易引起错误的血型判断。

（5）受检者血浆中缺乏应有的抗-A或抗-B，如丙种球蛋白缺乏症，或抗体活性低，出现反定型试验凝集结果较弱，可将试管于室温放置5～10min，以促进弱抗体与相应血型抗原的结合，再次离心观察结果。如果反应仍然很弱，可适当增加血浆量。如果室温增强手段没有获得预期结果，可采取4℃放置5～15min，但需要采取相同方式处理O细胞，O细胞没有出现凝集，结果有效；若红细胞出现弱凝集时，应在显微镜下观察结果，以排除假凝集。

（6）怀疑存在冷凝集素的标本，在进行血型鉴定时应使用37℃生理盐水洗涤红细胞（至少3次），洗涤细胞与生理盐水的体积比应＞1：8，或者45℃热放散红细胞后，再进行正定型检测。

（7）怀疑红细胞被细菌或细菌酶污染产生的假凝集，可置于37℃孵育10min后观察结果，此种凝集在4～37℃随着温度的升高，凝集程度逐渐减弱，在37℃时最弱或消失。

（8）患者使用药物的影响：若受血者使用右旋糖酐、PVP等治疗，应注意将红细胞洗涤；若受血者使用肝素治疗，则应尽量在使用硫酸鱼精蛋白中和之后，再留取血液标本。

（9）受检者血浆蛋白紊乱（如巨球蛋白血症）或试验温度过高，常引起红细胞呈缗钱状排列，使用生理盐水稀释，可使假凝集消失。

（10）ABO正定型时出现"混合外观凝集"现象应排除以下情况

①近期曾输过异型血，使患者血液标本成为不同型别的红细胞混合物；

②ABO血型不合骨髓或外周血干细胞移植术后，血型转换期；

③嵌合体血型等。

（11）新生儿和月龄小于4个月的婴儿，由于血型抗体产生不完全，正反定型不相符，可不进行反定型检测，以正定型为准。

（12）获得性B，由于肠道细菌的作用，红细胞可获得"类B"的活性，并表现为正反定型不一致。

二、交叉配血、不规则抗体筛选及鉴定标本

1. 患者准备　患者不需特殊准备。坐位或卧位采集静脉血。

2. 标本采集

（1）护士要求：采集交叉配血血液标本的护士，必须具有初级以上护士职称，实习、进修护士不得进行。采集时，必须有两名护士，一人采集、双人核对。

（2）患者输血申请单与交叉配血条形码：若没有输血申请单及交叉配血条形码不能采集

血液标本；采集血液标本前必须核对输血申请单与交叉配血条形码上提供的患者姓名、性别、床号、住院号、年龄与实际患者是否一致。如果二者不一致，则不能抽血。

（3）标本容器准备：含EDTA抗凝真空采血管（紫色盖）。不规则抗体筛选与交叉配血标本可以为同一标本。

（4）正确识别患者身份：通过询问患者及其家属、腕带来确认患者身份，禁止通过床头卡来确认患者身份。

（5）采集部位及采血量：推荐采集肘部静脉，采集静脉全血2～3ml；静脉血管条件不好或紧急情况下也可使用动脉血。若患者正在输血或输液，严禁从输液侧肢体或输液管中抽取标本，需从输液对侧或选取其他部位采集。若患者正在紧急抢救，无法从其他部位采集血液标本的情况下，允许从输液管中抽血，但要用生理盐水冲洗管道，并弃去最初抽取的5ml血液后再采集血液标本。

（6）床边采血后床旁贴标签：采血前在床旁用标记笔在抗凝真空采血管上写上患者的名字，采血后立即给血样管贴上交叉配血条形码标签。另一相同的交叉配血条形码标签贴在输血申请单上，两人仔细核对科室、床号、姓名、性别、年龄和住院号等。注意：不能事先贴标签或离开床旁后贴标签。

（7）采血者在输血申请单上相应的标本采集者处签名，另一名核对护士在标本复核者处签名，并记录采血时间。

（8）由护士或医务人员将申请单和血液标本一并送至输血科。

（9）采集流程小结：输血申请单→打印条形码2张→核对信息→床旁写名字在采血管（紫色盖）上→采集血液标本→贴条码在采集的血液标本上→另一相同条形码贴在申请单上→双人核对信息→签名及写日期。

（10）交叉配血标本和血型鉴定标本不能使用同一标本，且不能同一次采集（急诊抢救时除外）。一次只能为一例患者采血。

（11）转科的患者必须重抽交叉配血标本。

3.标本与申请单接收与处理

（1）标本与申请单的接收与审核：严格审核临床输血申请单和血液标本上信息是否一致，立即进行ABO血型正反定型、Rh（D）血型鉴定，并在血液标本管、申请单上记录血型和日期。若交叉配血标本管鉴定的血型与既往血型不符，立即通知临床当班护士床边重新采集配血标本，并亲自送标本；同时封存有疑问的血液标本。

（2）不规则抗体筛选标本处理：（900～1000）×g离心5min，待检。注意：分离好的血浆不能有絮状物或纤维蛋白。

（3）交叉配血标本处理：（900～1000）×g离心5min，取分离好的血浆待用。

①生理盐水交叉配血、聚凝胺交叉配血：取受血者及供血者的压积RBC用生理盐水稀释为5%浓度的红细胞悬液待用。

②抗人球蛋白微柱凝胶卡交叉配血：受血者及供血者的压积RBC用生理盐水稀释为0.5%～0.8%浓度的红细胞悬液待用。

4.不合格标本的识别

（1）标识不符合要求，缺失信息或条码打印不清楚、粘贴不规范的标本为不合格标本。

（2）标本管有破损、血液有渗漏或被污染为不合格标本。

（3）标本检测结果与申请单不相符，申请单上条码信息与标本上条码信息不符为不合格标本。

（4）标本有凝块、离心后有明显的稀释、溶血（溶血性疾病除外）为不合格标本。

5.标本保存与稳定性

（1）标本保存期：配血及抗体筛选的标本为输血前3d内采集，能代表患者当前的免疫状态。标本最好2～8℃保存。标本超过3d后，再将标本密封放置于2～8℃冰箱保存7d，以备复查。

（2）短时间内多次输血患者血样问题：若患者既往有多次输血史，妊娠史，在48～72h多次输血，极容易产生大量回忆性红细胞血型抗体。对这类患者，输血24h后再次输血，最好重新采集血液标本，并重新进行红细胞不规则抗体筛选，以确保患者输血安全有效。2005年第7版的《英国输血单位规程》（*Guidelines for Blood Transfusion Services in the United Kindom*）对输血时间间隔与采集标本的时间限制进行了规定（表4-13）。血液标本在保存中可能变质和出现问题，包括红细胞溶解、细菌污染、血清补体活性丧失、血清抗体（特别是IgM）效价降低或活性丧失等，因此血液标本保存时间不能超过一定时间。对此，《英国输血单位规程》建议见表4-14。

表4-13　输血前标本的采集时间限制

末次输血与上次输血间隔	标本采集时间与末次输血的时间限制
3～14d	输血前24h
15～28d	输血前72h
29d至3个月	输血前1周

表4-14　血液标本最长保存时间的建议

标本	18～25℃	4℃	−30℃
EDTA全血标本	不超过48h	不超过7d	不适合
已分离的血浆/血清标本	不适合	不超过7d	不超过6个月

（3）过期标本的处理：超过保存期的标本，用塑料袋包扎，由输血科专业人员收集、高压灭菌后，由后勤管理科派专人收集，集中处理。

6.注意事项

（1）标本有凝块可以干扰交叉配血结果，使结果产生假阳性，误认为配血不合。

（2）从输液管侧抽取的稀释标本不合格原因

①稀释的血液标本中血浆抗体效价降低，抗原抗体反应减弱，容易导致红细胞不规则抗体筛选出现假阴性，主侧交叉配血试验假阴性，患者输血后容易引起溶血性输血不良反应。

②标本中被混入某些药物，容易引起红细胞假凝集，从而影响配血试验。

（3）溶血标本不合格原因：溶血后的标本进行交叉配血时可以掩盖由特异性抗原与抗体反应引起的溶血。

（4）由患者家属或未经培训的护工、卫生员运送的配血标本无法保证血液样本核对环节的合法性及权威性，此类标本应拒收。

（5）透析、介入、体外循环等治疗后患者血浆（清）中含大量肝素，应尽量在使用硫酸鱼精蛋白中和之后，再留取血液标本。

（6）消化道出血患者使用酚磺乙胺后，酚磺乙胺在水溶液中带负电荷，能使红细胞Zeta电位上升，致可逆凝集反应受到抑制，多加入凝聚胺溶液也无法完全排除干扰，遇到此类患者应在使用酚磺乙胺4～6h后重新抽取血液标本进行检测或更换其他试验方法。

（7）患者输入大量低分子右旋糖酐时出现缗钱状凝集。采用等量生理盐水置换法，此种凝集将会消失。

三、血小板抗体检测标本采集

1.患者准备 患者不需特殊准备。坐位或卧位采集静脉血。

2.标本采集

（1）标本容器准备：用EDTA抗凝真空采血管（紫色盖）或不抗凝真空采血促凝管（红色盖）均可。采集前按医嘱打印条形码，粘贴于真空采血管上，注意条形码长轴与真空采血管长轴方向一致。

（2）采集部位及采血量：推荐采集肘部静脉，采集静脉全血2ml。

（3）标本采集后应及时送检，若不能及时检测，置2～8℃冰箱保存。

3.标本处理 标本以（900～1000）×g离心5～10min，分离出血清或血浆待检。待检的血清或血浆标本检测前应充分离心去除颗粒及聚集物，否则可能会出现假阳性结果。待检标本脂类含量高或微生物污染可能导致假阳性；纤维蛋白原未充分析出的血清标本可能导致错误结果。

4.不合格标本的识别

（1）标识不符合要求，缺失信息或条形码打印不清楚、粘贴不规范的标本为不合格标本。

（2）离心后有明显的稀释为不合格标本。

（3）标本量太少，离心后血清或血浆太少为不合格标本。

5.标本保存与稳定性

（1）标本保存期：测定完成后，将标本密封放置于2～8℃冰箱保存7d，以备复查。

（2）过期标本的处理：超过保存期的标本，用塑料袋包扎，由输血科专业人员收集、高压灭菌后，由后勤管理科派专人收集，集中处理。

四、孕妇产前IgG抗A、抗B、抗D抗体效价监测

1.患者准备 孕妇不需特殊准备，无须空腹。坐位或卧位采集静脉血。第1次测定在妊娠16周进行，以此作为抗体基础水平；第2次检测于妊娠28～30周进行；以后每隔2～4周重复测定1次，了解IgG抗体效价是否增加。

2.标本采集

（1）标本容器准备：真空采血促凝管（红色盖）。采集前按医嘱打印条形码，粘贴于促凝剂真空采血管上，注意条形码长轴与促凝剂真空采血管长轴方向一致。

（2）采集部位及采血量：推荐采集肘部静脉血3ml。

（3）标本采集后应立即送检，若不能及时检测，将标本置2～8℃保存。

3.标本处理

（1）离心：（900～1000）×g离心5min，分离出血清待检，注意该血清不得有絮状物或沉淀。

（2）破坏IgM抗体：因O型孕妇血清中含有天然IgM型抗A、抗B抗体，检测时需用0.2M 2-ME（β-巯基乙醇）或0.01M DTT（二硫苏糖醇）破坏。具体操作为：在试管中加入200μl孕妇血清和等体积（200μl）2-ME应用液，混匀，采用玻璃纸封口，置37℃孵育箱中孵育60min。

（3）倍比稀释：取小试管9支，编号，按照血清稀释度编2～10号（注意：破坏IgM抗体后的血清标本为1号，稀释度为1：2），从2号管（即2～10号管）开始分别在试管底部加生理盐水200μl，从1号管中取200μl血清稀释液至2号试管混匀，再从2号管中移出200μl血清稀释液至3号试管，用相同方法继续倍比稀释。1～10号试管稀释比分别是1：2、1：4、1：8、1：16、1：32······1：1024。

4.不合格标本的识别

（1）标识不符合要求，缺失信息或条形码打印不清楚、粘贴不规范的标本为不合格标本。

（2）离心后有明显的稀释、溶血为不合格标本。

（3）标本量太少，离心后血清太少为不合格标本。

5.标本保存与稳定性

（1）标本保存期：测定完成后，将血样标本密封放置于2～8℃冰箱保存7d，以备复查。将每次采集的血清标本分装冻存，在每次检测时采用相同的方法、采用表型抗原相同的红细胞，当次检测的血清要和以前冻存的血清同时对照试验。

（2）过期标本的处理：超过保存期的标本，用塑料袋包扎，由输血科专业人员收集、高压灭菌后，由后勤管理科派专人收集，集中处理。

五、新生儿溶血病的检测

1.患者准备　患者不需特殊准备。

2.标本采集

（1）标本容器准备：EDTA抗凝管（紫色盖）。

（2）采集部位及采血量：一般抽取颈部静脉血，采集静脉全血2ml。

（3）注意事项：无凝块、无稀释、无污染。

（4）标本采集后应立即送检，若不能及时检测，将标本置2～8℃冰箱保存。

3.标本处理

（1）离心：（900～1000）×g离心5min，分离出血浆，做游离试验。

（2）洗涤红细胞：用生理盐水洗涤红细胞3次，每次洗涤红细胞与盐水的体积比应＞1：8，洗涤后的红细胞用于直抗试验和放散试验。

4.不合格标本的识别

（1）标识不符合要求，缺失信息或条码打印不清楚、粘贴不规范的标本为不合格标本。

（2）标本有凝块、离心后有明显的稀释为不合格标本。

（3）标本量太少，离心后血浆太少为不合格标本。

5.标本保存与稳定性

（1）标本保存期：测定完成后，将标本密封放置于2～8℃冰箱保存7d，以备复查血型。

（2）过期标本的处理：超过保存期的标本，用塑料袋包扎，由输血科专业人员收集、高压灭菌后，由后勤管理科派专人收集，集中处理。

六、直接抗人球蛋白试验

1.患者准备　患者不需特殊准备。坐位或卧位采集静脉血。

2.标本采集

（1）标本容器准备：EDTA抗凝真空采血管（紫色盖）。采集前按医嘱打印条形码，粘贴于真空采血管上，注意条形码长轴与真空采血管长轴方向相同。

（2）采集部位及采血量：推荐采集肘部静脉，采集静脉血2ml。

（3）标本采集后应及时送检，若不能及时检测，置2～8℃冰箱保存。

3.标本处理

（1）离心：（900～1000）×g离心5min。

（2）洗涤红细胞：取压积红细胞用生理盐水洗涤3次，每次洗涤红细胞与盐水的体积比应＞1∶8。

（3）配制3%～5%的红细胞悬液待检。

4.不合格标本的识别

（1）标识不符合要求，缺失信息或条码打印不清楚、粘贴不规范的标本为不合格标本。

（2）标本严重溶血，采血时间超过72h为不合格标本。

5.标本保存与稳定性

（1）标本保存期：测定完成后，将标本密封放置于2～8℃冰箱保存7d，以备复查。

（2）过期标本的处理：超过保存期的标本，用塑料袋包扎，由输血科专业人员收集、高压灭菌后，由后勤管理科派专人收集，集中处理。

6.注意事项

（1）标本采集后最好立即进行试验，延迟试验或中途停止可使抗体从细胞表面丢失。

（2）最好对阴性结果进行核实，即在该试管中再加1滴IgG致敏红细胞，如结果为阳性，则表示试管内的抗人球蛋白的确未被消耗。

七、唾液ABH血型物质的检测

1.患者准备　受检者采集唾液前需漱口。

2.标本采集

（1）标本容器准备：采集前按医嘱打印条形码，粘贴于洁净的试管上，注意条形码长轴与试管长轴方向一致。

（2）采集方法及采集量：受检者漱口后留取自然分泌的唾液5ml（为了促进唾液分泌，可以让受检者咀嚼石蜡或橡皮等物）。婴幼儿可用棉签放在舌下数分钟，取得唾液，然后将棉签放入含有数滴清洁生理盐水的试管中，用钳子挤压。标本量至少1ml。

3.标本处理　唾液1300×g离心10min，除去沉渣，取上清唾液注入清洁玻璃试管中，并将该试管放入沸水浴中煮沸10min，以破坏能灭活特异性物质的酶以及常常存在于分泌物中的抗A和抗B；再以1300×g离心10min，留取上清唾液注入另一试管中备用。

4.不合格标本的识别

（1）标识不符合要求，缺失信息或条码打印不清楚、粘贴不规范的标本为不合格标本。

（2）标本量太少，少于1ml。

5.标本保存与稳定性

（1）标本保存期：测定完成后，将标本密封放置于4℃冰箱保存7d，以备复查。

（2）过期标本的处理：超过保存期的标本，用塑料袋包扎，由输血科专业人员收集、高压灭菌后，由后勤管理科派专人收集，集中处理。

6.注意事项

（1）如果唾液在加热前未离心去沉渣，则可能由组织细胞释放H物质，使非分泌型出现假阳性结果。

（2）欲从唾液中得到清晰的不含黏液的液体，最好的办法是将离心去除沉渣的唾液–20℃冰冻保存数天后融化，再离心去上清液，冷冻唾液ABH血型物质的活性可保持几年。

（3）如采用单克隆抗-A、抗-B用于本试验，则必须验证其具有抑制活性。

（4）为了防止弱分泌型的漏检，可同时做生理盐水对照试验，比较二者的凝集强度。

（黄美容）

第八节　血药浓度检测标本采集

治疗药物浓度监测（therapeutic drug monitoring，TDM）是在药动学理论的指导下，应用准确度、灵敏度可靠的方法，检测患者血液或其他体液中的药物浓度，获取有关药动学参数，指导最适个体化用药方案的制订和调整，以及药物中毒的诊断和治疗，保证药物治疗的有效性和安全性。

1.患者准备　采血前应空腹8～12h，应避免剧烈运动和劳动，采血前应休息5～10min。采血时，患者要保持相对安静和情绪稳定。冬季采血时应要求患者暖和后保持血液循环通畅，以保证检验结果的准确性，取样的多少和时间，应根据监测的要求、目的及具体药物而定。

2.标本采集

（1）标本种类：血清、血浆、全血、唾液、尿液、脑脊液等体液。

（2）标本容器准备：根据医嘱打印条形码，粘贴于相应容器上（图4-58），注意条形码长轴与容器长轴相同。

（3）标本采集

①血液标本采集：采用坐位（卧床患者除外），行无菌术采集肘静脉（如为婴儿，可选择采其他可采血部位，如颈静脉、股动脉等）血液3ml于真空采血管内（静脉注射或滴注药物时不能在同侧静脉取血），立即混匀。血清与血浆是治疗药物浓度监测（TDM）中常用检测标本，但免疫抑制剂环孢素A和FK506测定采用的标本为全血，血液中药物以游离型和结

合型两种形式存在，故在TDM中通常测定的药物浓度是血中药物的总浓度。

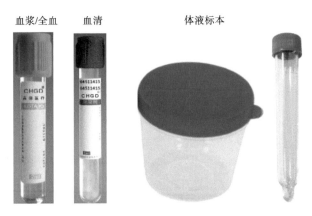

图4-58　采集容器选择

②唾液标本采集：唾液标本的收集宜在自然分泌状态下进行，一般在漱口后15min，可采用直接吐入容器或用特制的负压吸盘采集；若为口服用药，应在服药后充分漱口，并不在服药后短期内留取唾液，避免残留药物干扰；若口腔有炎症时不宜采用唾液，炎性渗出物可能会干扰测定，唾液采集后应立即测定其pH，以供结果解释时参考。唾液中的药物几乎以游离态存在，大多由血浆中的游离药物被动扩散而来，故唾液药物浓度与血浆游离药物浓度相关性很高。

用唾液作为TDM标本应具备以下情况：a.已知唾液药物浓度与血液药物浓度比值较恒定的药物；b.唾液与血液间能较快达到分布平衡的药物，多数弱碱性、中性及在体内分布属单房室模型的药物；c.本身或同时服用的药物无抑制唾液分泌的M胆碱受体阻断作用，例如，对乙酰氨基酚、水杨酸类、苯妥英、苯巴比妥、氨茶碱、锂盐等可用唾液作为TDM。

③尿液标本采集：采尿前患者应洗手后清洁尿道口和周围处，开始排尿时将前段尿排入便盆或厕所，收集中段尿于清洁干燥的容器中，多余的尿排入便盆或厕所。测定尿液药物浓度，对治疗泌尿系统疾病的药物更接近靶位浓度，但缺乏尿液中药物浓度与治疗和毒性作用关系的可靠资料供参考，故在TDM的实际工作中以尿液为标本的甚少。

④脑脊液标本采集：选择髂后上棘连线与后正中线的交点为穿刺点，相当于第3～4腰椎棘突间隙，行无菌操作抽取脑脊液。测定脑脊液药物浓度，对治疗中枢神经系统疾病的药物更接近靶位浓度，但有关脑脊液中药物的药学资料少而不全。因此，在TDM工作中难易推广。

（4）标本采集时间

①监测、调整用药方案患者用药后浓度达稳态（一般用药或调整用药后5～7d）后某次用药前进行标本采集。

②急性药物中毒立即取样测定。

③治疗效果监测根据临床需要确定取样时间，监测治疗效果。

④怀疑用量不足、疗效不好或观察疗效一般应测定谷浓度，采样时间为早上用药前。

⑤对超量使用或怀疑出现毒副反应者一般应测定峰浓度，采血时间根据测定的药物的达

峰时间进行采集（有不明者及时向实验室咨询）。

⑥患者处于无发作也无中毒表现达稳定状态时，采血时间可随机，但间隔一定时间复查时，应与前一次测定时采血时间相一致。

⑦监测服缓（控）释剂型者血药浓度可在达稳态后任何时间测定，但最好测定服药前的空腹血药浓度。

⑧标本采集后应连同TDM申请表立即送实验室，及时对标本进行分离。

3.标本处理

（1）标本分离：将标本放置于室温15min，以1500×g/min离心10min分离上清液，其上清液中不得含有血细胞、凝块、纤维丝和絮状悬浮物等。

（2）去蛋白：血清（浆）、唾液、尿液、脑脊液等样本中都或多或少含有蛋白质，其对多种测定方法构成干扰，因而在测定前需进行去蛋白处理。去除样本中蛋白质方法有沉淀离心法、色谱法、超滤法和超速离心法。沉淀离心法简便快捷，最常用，沉淀离心法主要的有机溶剂有甲醛、乙腈、丙酮及乙醇等，可使蛋白质脱去水化层及减少表面电荷，导致蛋白质分子变性聚集而沉淀。用沉淀离心法处理样本中的蛋白质时，所测得的药物浓度包括游离的和与蛋白结合的两部分药物的总浓度。若需测定游离药物浓度，只能用温和的层析、超滤或超速离心法，这样既可去蛋白，又不会使与蛋白结合的药物释出。

（3）萃取：萃取法包括包括液-液萃取和液-固萃取，萃取可有效提高检测灵敏度和去除样本中杂质的干扰，并可浓缩样品。

①液-液萃取：药物大多是有机化合物，并有不少为弱酸、弱碱性，在不同pH溶液中将发生不同程度的解离。通过调节溶液的pH，可使被测药物以脂溶性高的分子状态存在，选用待测组分分配比高，与样本不混溶且不发生乳化的有机溶剂，可使高脂溶性的分子态化合物转移到有机溶剂中，分离出高极性干扰组分，通过离心分离出有机相和水相，即达到萃取目的。

②液-固萃取：根据待测组分的理化性质，选泽不同极性的色谱柱，可萃取低极性、高极性或两性化合物，待测标本（多经去蛋白处理）通过该柱后，用适当的洗涤剂洗脱，选择性地收集含待测组分的洗脱液，供进一步检测。

4.不合格标本的识别

（1）样本量不足或溶血需重新采样。

（2）TDM申请表信息不完善、不清楚，条形码打印不清楚或粘贴不规范。

5.标本保存与稳定性

（1）检测前标本保存：接到标本后，要按测定方法立即对标本进行离心分离处理并测定，离心分离标本室温稳定4h；确实因工作安排关系，不能立刻测定者，要将标本离心分离处理后标本放冰箱避光保存，短期保存温度为4℃（可稳定8～12h），长期保存则需置-20℃及以下温度，并尽早安排测定。

（2）检测后标本保存：将已检测完标本放2～8℃冰箱保存7d，以备复查。

（黎　共）

参考文献

丛玉隆，马俊龙，1998.当代尿液分析技术与临床.北京：中国科学技术出版社.

丛玉隆，2002.尿液沉渣检查标准化的建议.中华肌腱炎医学杂志，25（4）：249-250.

丛玉隆，王成彬，毛远丽，等，2011.现代医学实验室管理与认可实践（第2版）.北京：人民军医出版社.

府伟灵，徐克前，2012.临床生物化学检验（第5版）.北京：人民卫生出版社.

府伟灵，王清涛，李艳，2014.中国临床实验室血液标本分析前标准共识.北京：人民卫生出版社.

兰炯采，贠中桥，陈静娴，2011.输血免疫血液学实验技术.北京：人民卫生出版社.

兰炯采，2012.《医疗机构临床用血管理办法》贯彻实施与临床用血新技术及质量安全控制实用全书.北京：人民卫生出版社.

李金明，王静，张瑞，2017.实时荧光PCR技术.北京：科学出版社.

李勇，马学严，2006.实用血液免疫学：血型理论和实验技术.北京：科学出版社.

刘成玉，罗春丽，2012.临床检验基础（第5版）.北京：人民卫生出版社.

刘艳荣，2010.实用流式细胞术-血液病.北京：北京大学医学出版社.

刘运德，楼永良，2015.临床微生物学检验技术.北京：人民卫生出版社.

倪语星，尚红，2012.临床微生物学检验（第5版）.北京：人民卫生出版社.

尚红，王毓三，申子瑜，2014.全国临床检验操作规程（第4版）.北京：人民卫生出版社.

申子瑜，李金明，2002.临床基因扩增检验技术.北京：人民卫生出版社.

石凌波，崔伟历，张凤川，2008.检验医学分析前质量控制.北京：人民军医出版社.

孙晓春，龚道元，2014.临床输血学检验.北京：人民卫生出版社.

童明庆，2010.临床检验标本采集送检手册.北京：人民卫生出版社.

王辉，任健康，王明贵，2015.临床微生物学检验.北京：人民卫生出版社.

王惠萱，李雪梅，王珂，2008.临床检验标本采集手册.昆明：云南科技出版社.

魏军，李秀萍，2012.常用临床检验标本采集手册.银川：宁夏人民出版社.

吴晓曼，2007.临床检验基础实验指导（第3版）.北京：人民卫生出版社.

许文荣，林东红，2015.临床基础检验学技术.北京：人民卫生出版社.

许文荣，王建中，2012.临床血液学检验（第5版）.北京：人民卫生出版社.

叶应抚，王毓三，申子瑜，2006.全国临床检验操作规程（第3版）.南京：东南大学出版社.

张明秀，李炜煊，陈桂山，2011.临床检验标本采集手册.北京：人民军医出版社.

中华人民共和国卫生行业标准.WS/T 359-2011血浆凝固实验血液标本的采集及处理指南.

中华人民共和国卫生行业标准.WS/T489-2016尿路感染临床微生物实验室诊断.

中华人民共和国卫生行业标准.WS/T499-2017下呼吸道感染细菌培养操作指南.

中华人民共和国卫生行业标准.WS/T503-2017临床微生物实验室血培养操作规范.

周庭银，倪语星，王明贵，等，2014.血流感染实验诊断与临床诊治.上海：上海科学技术出版社.

周庭银，2012.临床微生物学诊断与图解（第3版）.上海：上海科学技术出版社.

第五章 检验与临床沟通

沟通是人与人之间、人与群体之间思想与感情的传递和反馈的过程，以求思想达成一致和感情的通畅。任何工作、事情要想做好，必须要有良好、通畅的沟通为基础。21世纪的检验医学正向着自动化、快速化、智能化、信息化、小型化与一体化的方向发展，这对检验质量提出了更高的要求，同时也为临床医学的发展提供了更多必不可少的检查资料。随着我国通过ISO 15189质量管理认证的实验室不断增加，检验人员对风险评估的认识不断深入。近年来国内外有学者分析了医学实验室出现与临床不符结果的原因，发现分析前因素占20%～70%，分析中因素约占15%，而分析后因素占20%～40%。由此可见，最影响检验结果的是分析前因素，而分析前因素与临床医师、护士、护工及患者密切相关，检验人员对其难以控制，这既是国内外医学实验室管理的热点话题，也是我国实验室质量管理中最薄弱但又必须控制的环节。因此，为了提高检验质量，确保检验结果的准确可靠，减少医疗纠纷，检验人员应该加强检验内部与外部的沟通，减少检验差错事故的发生。

第一节 内部沟通

医学实验室的持续发展离不开检验人员间的相互配合。密切的团队沟通，高效的协作效率常常会起到事半功倍的效果。但在日常工作中，由于人与人之间、专业组与专业组之间缺乏沟通和交流，常常会遇到一些摩擦、冲突或误解。如果这些矛盾不及时处理会导致科室气氛紧张，效率降低，士气低落，最终使医学实验室难以形成团队凝聚力，增大人为内耗成本。因此，加强医学实验室内部的有效沟通，发挥团队和管理的最佳效能，是医学实验室未来更好发展的关键。

一、医学实验室管理中存在的沟通问题

随着检验项目的不断增多，医学实验室内部的专业组也越分越细，包括临检体液组、临检血液组、临床化学组、临床免疫组、临床分子组、临床微生物等。专业组越是细化，其沟通就越困难。影响有效沟通的因素主要有以下几个方面。

1. 组织机构中的沟通障碍 医学实验室的内部沟通有几种类型：管理层人员间，专业组间，专业组内部，管理层人员与员工间。概括来讲即分为上下沟通和平行沟通。

（1）上下沟通：员工和管理人员对于同一事物的理解所占的角度不一、高度不同所致。比如，老师和同学对同一问题的分析处理肯定是不一样的。另一个原因是我们不得不承认部

分员工所考虑的只是自身利益，而管理者考虑的是全局利益。鉴于员工与管理者认识点的不同所以需要上下沟通。

（2）平行沟通：每个员工都在实验室工作，是一个集体；然而，每个员工的岗位、分工、对事情的认识水平、文化层次等方面均有差异，如不能很好协调沟通，将会影响整个实验室正常运行。

另外，如果管理层太多，信息从最高决策层传递到员工中所需要的程序就越烦琐。一般来说，信息传播的层级越多，到达目的地的时间越长，信息失真的可能性就越大。这样会浪费时间，影响信息的及时传达，从而降低工作效率。

2. 个人因素的沟通障碍

（1）个体差异因素所引起的障碍：①人际交往能力将直接影响着沟通的进行。包括处理对上、下属的关系以及不同专业组之间关系的能力。②由于人们是根据自己的文化背景、知识阅历去理解和处理信息，当个人间的文化背景、知识阅历不尽相同时就需要彼此沟通。

（2）对信息的态度不同所造成的障碍：由于信息必须在人与人之间传送，那么它极有可能被过滤或被曲解。当参与的人越多，信息被丢失或曲解的可能性越大。在沟通过程中，沟通者的态度也会对信息的传递和沟通效果产生相应的影响。也可从不同的层次来考虑：①人对人的态度，在沟通时沟通双方的态度不友好，或者不能互相配合，那么沟通的效果就不会很理想；②人对事的态度，沟通者对信息重视的程度不同和关注的重点不同，最后沟通的效果也各有不同。

（3）利益因素所产生的障碍：医学实验室内部不同的专业组和个人也存在自己各自的利益。为了获取利益，在沟通时，他们会选择对自己有利的信息，删除或减少对自己不利的信息，这就造成信息传递的失真，影响组织目标和管理决策的实现。

3. 医学实验室文化的沟通障碍 医学实验室文化反映了医学实验室员工的思维模式、信念、价值观及行事作风等。在统一的医学实验室文化中，信息处理是统一的。如果医学实验室文化是多维的或不信任的，管理信息的传递者或执行者会去揣摩、猜测信息发出者或传递者的本意以及他们之间的相关联系，再去完全或有选择性地传递或执行，就影响管理沟通的进度和程度，这就降低了医学实验室管理的效率和效果，增加了医学实验室的管理成本，同时也降低了医学实验室的效益。

二、医学实验室管理中进行有效沟通的对策

1. 提高管理者思想认识 管理者应当提高对沟通重要性的认识，必须切实转变自己家长或权威型的沟通角色，真正实现由过去的单向、由上而下传达的方式转向平等的、双向的，既有自上而下，又有自下而上的交流方式。另外，管理者需对沟通做充分准备，在沟通之前制订出明确的沟通目标和明晰的沟通计划。同时鼓励参与沟通的人员进行协商及信息和材料的收集、分析，并在此基础上进行宣传和解释。给医学实验室员工提供一个良好的沟通环境，这样才能从根本上提高医学实验室沟通效率，进而提高医学实验室的运作效率。

2. 建立一系列有利于内部沟通的制度

（1）定期的内部问卷调查、访谈等：了解员工对工作条件、绩效、科室政策等的看法和意见。收集多年多次的问卷调查建资料库，通过数据库资料可为不同的员工提供类似于"定制化"的福利，因为对其中一个员工来说休假是最重要的，而对另一个员工而言，更高的补

助或培训机会或许才是其想要的福利。因此，医学实验室管理人员可以通过这个数据库来提高内部服务质量，提高员工的满意感。

（2）内部投诉制度：科室员工可能受到专业组内或科室内部不公平待遇，如领导不负责任、奖金核算上的拖拉甚至上级领导的官僚作风。这些无疑会影响员工的满意度，使他们满腔怨言，如果管理人员不重视或者根本就不知道这些问题，久而久之，员工要么消极怠工，要么辞职转岗。因此，医学实验室内部应建立投诉制度，应鼓励员工投诉，并且及时地处理，采取一定补救措施以使内部服务质量不断提高。

（3）培育相互沟通的医学实验室文化：医学实验室可逐渐地形成一套自己独有的价值观和理念，这种价值观以良好沟通为特色，它可通过集体活动（如集体旅游、联欢会、聚会等）加强员工间的联系。因为在这些活动中，无论是最上层的管理人员还是员工，都可以卸下工作的担子，恢复最真实的自我，轻轻松松地平等交流，建立起一种大家庭式的感情氛围，从而提高员工的满意度，使医学实验室员工不但可以获得薪金、职位上的回报，也可获得情感上的归属。

3. 改善沟通渠道

（1）鼓励双向交流，积极推动上行沟通要重视上下级之间的双向交流。

建立良好的上行沟通渠道：①通过宣传开放、透明的医学实验室文化理念对上行沟通予以支持，鼓励员工通过医学实验室提供的正式沟通渠道积极向上级反映情况；②采取具体措施改善上行沟通，比如设立专门咨询部门、制订员工申诉制度、员工建议机制、进行内部管理满意度调查等。

积极推行上行沟通：①能有效改变科室内部下属报喜不报忧的劣习；②能促使员工热心对医学实验室的技术革新、内部管理、文化建设等提出各种建设性意见。

（2）提倡跨专业组、跨层级沟通医学实验室应提倡正当的跨层级沟通模式，同时医学实验室应鼓励营造一个开放的沟通环境，任何一个员工都可通过电子邮件或书面报告的方式向其专业组长或医学实验室主任提出合理化建议。

沟通不是结果，而是过程。强调医学实验室内部沟通能加强各成员及专业组间的相互协作，提高团队凝聚力。管理是手段，沟通是桥梁。只有那些熟谙沟通策略和技巧的管理者，才能带领科室成员更好地前进。所以，重视沟通，选择适当的方法，使用正确的渠道，进行有效的沟通，是提高医学实验室服务质量和管理质量的关键一环。

（葛晓军）

第二节　外部沟通

医学实验室的外部沟通主要包括三方面：①医学实验室要出色的完成任务并不断发展，离不开临床医师和护士的理解、帮助、支持和参与，所以医学实验室要与临床密切沟通；②医学实验室工作的顺利运行，离不开大批量的仪器和试剂，这就需要和仪器试剂商密切沟通，③医学实验室奖金的发放，员工的福利，离不开财务科的帮助，医学实验室仪器的配置离不开设备处的帮忙，所以医学实验室的顺利运行还需要与医院内部相关职能部门密切沟通。

一、检验与临床沟通

就目前而言，医学实验室与临床科室之间缺乏有效的沟通，主要体现在检验项目的申请不合理、标本采集与运送不规范、医学实验室管理制度不健全、不重视检验与临床沟通等方面。引起这一现状的主要原因包括临床医护人员与检验人员的知识结构不对等，没有掌握沟通技巧，缺乏有效的沟通途径以及医院管理部门不重视检验与临床沟通。为了保证检验与临床沟通的有效性，更好地为临床提供有效服务，这就需要做到以下方面。

（一）医院领导必须重视和支持检验与临床的交流合作

医学实验室的管理者必须经常和检验的主管院领导和医务处等部门沟通，使领导从思想上重视检验与临床沟通的必要性，得到领导支持。通过意见反馈本、公告栏、院内网等途径广泛宣传检验与临床之间的重要关系，定期在院内开展一些有关检验新项目、新进展，以及标本的采集、准备等方面的讲座，使临床工作者了解医学实验室的工作要求及相关项目的临床意义。这种自上而下的信息传递方式有助于提高全院工作人员的重视程度，有利于双方今后进一步工作的开展。

（二）医学实验室在开展新项目前的沟通与合适项目的选择

医学实验室每开展一项诊断项目应首先主动征求临床医师的意见，熟悉了解临床需求程度和对疾病诊断的实用价值及患者对检验费用的承受能力，掌握临床对开展新项目的具体要求和期望，根据临床信息决定开展新的项目的范围和实施的措施，并与临床医师和护士共同制订分析前质量控制的程序和要求，以保证检验项目的顺利开展。项目开展后，最好将相关资料送到各科主任或相关医师手中，并做适当说明，取得他们的支持，同时通过院报及院内网等公布详细信息，包括如何填写申请单、送检时间、标本的正确采集及标本量、该项目的敏感性和特异性、对结果的正确理解等。必要时可以在各科室例会时做简单介绍，减少因对检验项目缺乏了解造成的重复工作，也减少对患者的有创操作次数。例如，当医学实验室新开的D-二聚体检测时，不仅需告知医师采集量、采集管（抗凝剂）、标本送检时间等，还需将结果及时告知医师，以便患者得到及时治疗。尽量使该项目在短期内获得较好的推广，对临床诊断和效果评价起到积极作用。当然，作为临床医师对于新的检验项目有疑问时，也应该主动与医学实验室联系，进行咨询。

目前，在检验技术不断发展的同时，也带来了新的问题：①研究发现，在对医学实验室的系统评价中，34%～40%的实验检查中有15%～95%项目使用不当甚至不必要。②新的检验项目只有在充分评价其准确性、可靠性时，才有助于医疗决策。但是，由于片面追求临床和经济效益，有些检验项目在用于临床时缺乏严格临床评价。③在很多临床疾病的研究系统中，也常常缺乏对检验项目应用的评估资料。因此，医学实验室技术人员与临床医师应遵守循证医学和循证检验医学的原则，对检验项目和检验结构寻求最佳的证据，结合患者的临床表现和所患疾病特征，科学地加以运用。

（三）医学实验室人员应定期与临床医务人员沟通

医学实验室管理层必须制订与临床医务人员沟通规范，根据不同科室制订不同的沟通内容、沟通时间，定期到临床与医师和护士进行沟通，将沟通工作制度化。检验人员可通过这种方式及时了解临床对医学实验室的需求和建议，回顾近阶段医疗工作中存在的问题，提出解决问题的方法和措施，同时也可以向临床医务人员提出一些建议从而确保检验结果的可靠性,真正做到相互促进,提高医疗质量。在检验过程中,检验人员如发现有明显异常或通常情况下不太可能出现的结果时,应及时联系相关医师,了解具体情况后再发出报告。同样,临床医师在诊疗过程中如发现检验结果有疑问时,也应及时与医学实验室联系,了解相关情况,以做出正确处理。检验人员如发现标本凝固、量过少、溶血、乳糜等情况,应及时告知医师重新采集标本,而临床科室也应及时送检,避免放置时间过长。

（四）加强检验和临床医务人员之间的相互学习

检验是临床医学和基础医学的桥梁,检验的结果要依基础医学底蕴和广泛检验知识来解释（比如,血小板减少;比如,乙型肝炎患者检查表面抗原,结果有时阳性有时阴性等）。实验室人员必须要求自己不断学习新知识,开展新的实验方法,才能在与医师对话过程中提出新观点,为临床医师的项目选择提出自己的建议。检验人员可以参加临床会诊、病例讨论甚至查房,积极参与到临床疾病的诊疗工作中,提出有助于明确诊断的进一步检测手段;同时学习临床知识,也有助于对检验结果做出正确判断和解释。必要时建立联系人制度,临床医师也可定期到医学实验室轮转,了解标本采集的注意事项、检验流程及可能影响结果的各种因素、检验项目的最佳组合以及最佳检测时机等,在临床工作中需辩证地分析每一项检验结果,如果发现结果和临床不符时能推测可能存在的影响因素,并及时制订相应的检查策略。

（五）检验前与临床密切沟通以保证检验标本采集的质量

为减少标本因素对检验结果的影响,可以利用休息时间到临床科室讲《各种标本的采集及注意事项》,指导护士正确采集标本和示范操作。向临床发放"检验标本的采集要求、量及注意事项"。如粪便标本应送检有黏液、脓液、血液的部分;动脉血气采集过程中要尽量避免气泡进入注射器,若注射器内存在气泡应尽快排出,采血后的标本要注意密闭,防止针头处血液与大气发生气体交换。痰标本易受口咽部定植菌的污染,获取标本前要清洁口腔,在专业医务人员的指导下收集深部痰液和脓性痰液,且在1h内送检,延长送检时间会影响致病菌的检出率,一般痰标本需要连续多次送检,以提高阳性率。所以,标本应实行专人专送,并执行标本接收制度,对不合格标本记录在"不合格标本"登记本上,同时拒收,向临床发放"不合格标本"通知单。让临床医师和护士了解检验的理化特性及潜在的干扰因素,从而掌握了正确的采集标本、处理、储存和运送标本。标本采集和运输在检验流程中是重要的一个环节,需要各部门的合作才能控制检验前误差。

（六）医学实验室也需要定期公开检测项目的质控结果

临床诊断的准确性不断提高,不仅得益于医学检验技术的蓬勃发展,更与严格的质量控制密切相关。质量控制应该包括患者的准备,标本的正确收集,标本的及时送检,检验所采用的方法、试剂、仪器,以及工作人员的专业操作培训、检验结果的及时反馈等方面,其中临床和检验方面工作人员的素质是关键。质量控制要从单纯的室间质量控制转变为全面质量保证,定期进行质量评价可提高检验结果的准确性、稳定性和可靠性。

（七）检验报告解读的沟通

每项检验有其不同的敏感度,而且受生物变异因素影响的程度也不尽相同,同一检验结果的参数在同一种疾病的不同过程中也不相同,比如肌红蛋白、肌钙蛋白、CK都是心肌损伤标志物,但在发病的不同时间,结果差异很大。3P试验在DIC早期表现阳性,但在晚期尽管FDP可以超出参考范围好几倍,3P试验却表现为阴性反应;又如每项检验的方法学不同，所表现结果的不确定度也不同，动态分析指标有明显改变要注意结合检验的不确定度造成的差异。另外，各项检验项目参考范围的建立，检验指标位于"正常"和"病态"之间的"灰区"范围，以及某些检验项目危急报告值范围，都需要临床医师与检验医师相互沟通。

（八）检验人员和临床医务人员应当共同制订某些检验指标的危急值

若超过危急值，检验人员应复查后及时通过信息系统和电话联系临床医师，了解患者情况后与医师共同决定重新送标本检验或者根据现有结果进行临床处理，避免延误治疗时机。此时对医学实验室提出了更高的要求，对于动脉血气、电解质、肾功能、血常规、心肌损伤等项目在尽量短的时间内给出结果，及时分析标本。同时，临床医师也必须在检验申请单上注明"急查"或者在送检标本后及时电话联系医学实验室。

总之，加强医学实验室与临床交流时提高检验医学水平的重要环节，是保证医疗质量、以人为本、更好地为患者服务的有效措施，应引起重视，促进其发展。

二、检验与仪器、试剂厂家的沟通

目前，随着检验市场和医院管理的进一步规范，医学实验室和仪器、试剂厂家的沟通越来越少，医学实验室的需求首先报医院设备、试剂管理部门，再由医院相关部门统一进行招标、议价等流程。仪器、试剂使用过程中难免会出现问题，医学实验室的仪器和试剂管理组要经常与相应厂家保持沟通，保证医学实验室的检验质量。医学实验室应当按照ISO 15189的要求建立相应的管理制度，要求仪器、试剂厂家定期配合医学实验室对其产品做相应的保养和性能验证。

三、检验与医院职能部门的沟通

首先，医学实验室属于医院的辅助检查科室，医学实验室的发展离不开医院领导和各个相关部门的支持，如设备处、财务科、人事科等。与这些科室的良好沟通主要靠医学实验室的管理层人员。①医学实验室的管理层要经常给医院的领导、设备处汇报医学实验室目前仪器、试剂发展、使用和进一步需求情况；②和财务科沟通，了解医学实验室奖金分配情况，保证职工的福利；③和人事科沟通，保证医学实验室人才结构、需求，保证医学实验室的可持续发展；④医学实验室还需要和后勤、安保、工会等保持好稳定、有效的沟通。总之，医学实验室是医院的一份子，医学实验室的发展离不开各个职能部门的支持，这都建立在稳定、有效的沟通基础之上。

（葛晓军）

第三节　沟通典型案例

【案例一】　临床血液组

1.案例经过　住院医师张某轮转到血液科管床，跟着带教老师做骨髓穿刺是几乎每天都要面对的工作。通过学习，张某知道了恶性血液病的初诊患者需要做骨髓形态学、免疫分型、染色体、分子生物学检查，复诊的化疗患者做骨髓形态学及微小残留（minimal residual disease，MRD）检查即可。在血液内科轮转学习了2周，张某发现了问题：形态学检出的MRD骨髓白血病细胞比例和用流式细胞仪检测的白血病细胞比例不全相同，某患者既往诊断单核细胞白血病，治疗2个月后，骨髓报告白血病细胞占10%以上，而流式细胞学诊断占4%左右，差别怎么这么大？为了搞清楚究竟哪张化验单出了问题，张某带着同一患者的骨髓报告和流式细胞学报告找到了医学实验室血液室咨询。

医学实验室老师的解释是：在做骨髓涂片穿刺时，首先用干燥的注射器抽吸0.2ml左右的骨髓进行涂片，然后继续用肝素抗凝的注射器抽取其他检查需要的骨髓，分别是流式检测2ml、染色体及FISH 5ml。也就是说：一例患者要完成骨髓检查，需采集骨髓标本7.2ml，最先采集的0.2ml，是骨髓液纯度最高的，后面采集的7ml，都有可能混有血液。混血现象在骨髓标本采集中是很难避免的，张某恍然大悟。

2.风险评估　　MRD指恶性血液病诱导化疗后（或骨髓移植治疗后）在体内残留的少量恶性细胞。目前，有很多种方法被用来检测这些细胞，包括经典的遗传学方法、FISH、定性或定量RT-PCR和多参数流式细胞仪方法。近年来，MRD检测已经成为恶性血液病治疗过程中最重要的检查项目之一，可评估治疗的效果，并能早发现疾病的进展。理论上说，MRD无论用何种方法进行都应该较形态学更加精确。原因是：正常骨髓象是存在少量原始细胞的，白血病化疗后的患者同样如此，仅靠显微镜形态观察是无法区分是否是白血病细胞还是正常存在的原始细胞。而流式细胞术和其他检测方法是可以发现白血病细胞的异常表型和分子特点，可以明确是否白血病细胞。所以，当形态学检查报告和流式细胞术MRD报告不一致时，应该优先参考流式细胞术结果。但是，从MRD取材、送检到检测的过程中，各个环节都有可能导致试验误差。本案例提到的骨髓稀释因素在临床上普遍存在，如果不给予关注则可能导致MRD结果重大偏差。当临床检查结果不能相互印证时，需要多思考根本原因。

3.持续改进　　在临床工作中，流式细胞术检测MRD的可靠性高于形态，所以在不能做到分部位采集标本的情况下，采用优先收集流式细胞术标本，再采集形态学标本，这将大大减少结果偏差。这就需要医学实验室、血液室制订或是修改标本采集流程，以及与临床沟通说明正确采集标本的必要性。

（葛晓军）

【案例二】　临床检验组
持续无效的血浆输注

1.案例经过　　2017年5月19日上午10时，医学实验室接到呼吸二科全院大会诊邀请，经科室反复商议，决定由当事组有一定经验人员参加会诊，这是临检组凝血方面参加的首次会诊，难度很大，但意义也不可小觑，经组内讨论由组长参加，时间已经到了11时，立即组织人员，收集患者病史资料。患者，女性，20岁，因"头痛、呕吐2个月、咳嗽、气促及发热1周，腹痛半天"2017年4月25日收入院。本次会诊目的，患者病情重，目前诊断考虑亚急性血行播散性肺结核，继发性凝血功能障碍，多次测凝血功能异常：APTT 49.4 ～ 130.6s，PT 19.1 ～ 59.9s，凝血因子V活性3.9%，经补充血浆后凝血功能异常纠正不明显，患者妊娠12周，患者及其家属有引产需求。

查阅患者病历，患者肺结核的诊断明确，现主要问题是凝血功能异常行引产术的风险及查相关检查，除凝血功能结果异常外，患者凝血因子V活性3.9%，其他检查结果基本正常，见图5-1。

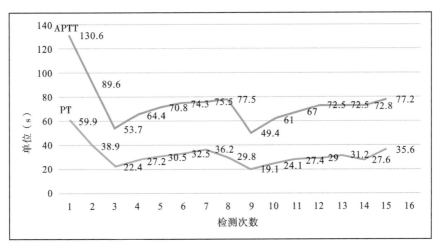

图5-1　肺结核患者APTT和PT检测结果

临床用药情况：除抗结核治疗外；从4月25日至5月18日开始血浆输注，每次200～600ml，总计7000ml左右；期间在5月3日使用维生素K治疗连续3d。

2.风险评估　通过对患者的病历资料分析，会诊前利用中午空闲查阅相关资料，患者大量的血浆输注是否产生抗凝血因子抗体值得关注。

3.持续改进　根据本实验室条件，结合患者情况，补做了血浆纠正试验，患者所异常项目均得到纠正，可排除抗因子抗体产生。查阅文献，抗结核药物利福平可以影响维生素K的摄入、合成及吸收，对维生素K依赖因子非维生素K依赖因子均有影响，所以使用维生素K治疗期间患者凝血功能得到改善。

会诊建议，患者凝血因子V活性3.9%考虑为原发性缺乏，但凝血因子V为易变因子，极不稳定，离体后2h活性即降到5%左右，普通血浆输注无法补充。在凝血过程中，凝血因子V为辅因子，其作用不明显。该患者的后续处理应综合考虑，结合患者既往病史，无出血不良事件，患者行引产术发生大出血风险较小，术中可备少量新鲜血浆应急。

4.心得　临床需要检验，检验要充分准备后勇敢走进临床，互相帮助，一切为了患者。

（杨小理）

【案例三】

极易被错误发出的血小板降低报告

1.案例经过　2017年11月1日，某检验室收到儿科某患者血常规1样本，首次检测结果如图5-2所示。

该结果已达某检验室复检条件，按照复检规则，必须推片染色镜检，推片前要求实习同学检查样本状态，并未检查出血液凝固，检查情况如图5-3、图5-4所示。在血涂片体尾交界位置平均每油镜视野4～6个血小板，血片边缘及尾部也未见聚集的血小板。

2.风险评估　查看患者病历，并无血小板减少相关病史记录，电话与临床沟通，告知患者之前在县级医院检查血小板数量不少，但本次采血不够顺畅。

3.持续改进　重新找出患者样本，再次检查样本状态，结果如图5-5所示。

立即与临床沟通，发现样本内有凝块，要求重新抽血复查；并告知临床最好让有经验的

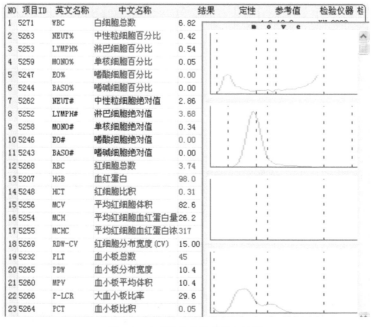

NO.	项目ID	英文名称	中文名称	结果	定性	参考值	检验仪器
1	5271	WBC	白细胞总数	6.82			
2	5263	NEUT%	中性粒细胞百分比	0.42			
3	5253	LYMPH%	淋巴细胞百分比	0.54			
4	5259	MONO%	单核细胞百分比	0.05			
5	5247	EO%	嗜酸细胞百分比	0.00			
6	5244	BASO%	嗜碱细胞百分比	0.00			
7	5262	NEUT#	中性粒细胞绝对值	2.86			
8	5252	LYMPH#	淋巴细胞绝对值	3.68			
9	5258	MONO#	单核细胞绝对值	0.34			
10	5246	EO#	嗜酸细胞绝对值	0.00			
11	5243	BASO#	嗜碱细胞绝对值	0.00			
12	5268	RBC	红细胞总数	3.74			
13	5207	HGB	血红蛋白	98.0			
14	5248	HCT	红细胞比积	0.31			
15	5256	MCV	平均红细胞体积	82.6			
16	5254	MCH	平均红细胞血红蛋白量	26.2			
17	5255	MCHC	平均红细胞血红蛋白浓	317			
18	5269	RDW-CV	红细胞分布宽度(CV)	15.00			
19	5232	PLT	血小板总数	45			
20	5265	PDW	血小板分布宽度	10.4			
21	5260	MPV	血小板平均体积	10.4			
22	5266	P-LCR	大血小板比率	29.6			
23	5264	PCT	血小板比积	0.05			

图5-2　患者首次血常规检查结果

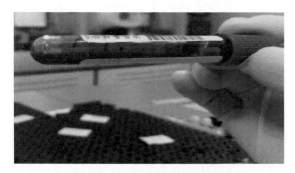

图5-3　肉眼观察试管内无凝块

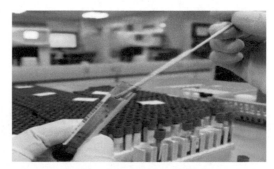

图5-4　光滑竹签未挑取出凝块

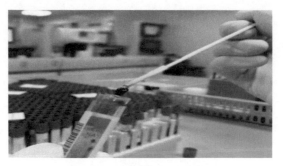

图5-5　折断带刺竹签检查到凝块

老师采集样本，30min后收到临床重新采集样本检测结果如图5-6所示：血小板完全正常。

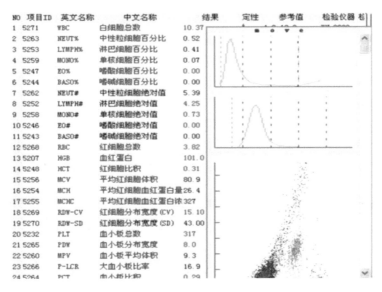

NO	项目ID	英文名称	中文名称	结果	定性	参考值	检验仪器
1	5271	WBC	白细胞总数	10.37			
2	5263	NEUT%	中性粒细胞百分比	0.52			
3	5253	LYMPH%	淋巴细胞百分比	0.41			
4	5259	MONO%	单核细胞百分比	0.07			
5	5247	EO%	嗜酸细胞百分比	0.00			
6	5244	BASO%	嗜碱细胞百分比	0.00			
7	5262	NEUT#	中性粒细胞绝对值	5.39			
8	5252	LYMPH#	淋巴细胞绝对值	4.25			
9	5258	MONO#	单核细胞绝对值	0.73			
10	5246	EO#	嗜酸细胞绝对值	0.00			
11	5243	BASO#	嗜碱细胞绝对值	0.00			
12	5268	RBC	红细胞总数	3.82			
13	5207	HGB	血红蛋白	101.0			
14	5248	HCT	红细胞比积	0.31			
15	5256	MCV	平均红细胞体积	80.9			
16	5254	MCH	平均红细胞血红蛋白量	26.4			
17	5255	MCHC	平均红细胞血红蛋白浓度	327			
18	5269	RDW-CV	红细胞分布宽度(CV)	15.10			
19	5270	RDW-SD	红细胞分布宽度(SD)	43.00			
20	5232	PLT	血小板总数	317			
21	5265	PDW	血小板分布宽度	8.0			
22	5260	MPV	血小板平均体积	9.3			
23	5266	P-LCR	大血小板比率	16.9			
24	5264	PCT	血小板比积	0.29			

图5-6　患者重新采血检查结果

4.心得　问题总是有出处的，只是我们还没有发现而已；我们的细心程度，决定了发出报告质量高度。

（杨小理）

【案例四】临床生化组

1.案例经过　小儿内科某2岁患儿因"腹泻4d，发热1d"治疗无效后转入某院，经治疗后好转，医嘱抽血化验电解质结果回报后，如正常可出院。生化初查结果显示：K^+ 9.3mmol/L，Ca^{2+} 0.08mmol/L，医学实验室医师查看标本，并无溶血情况，复查结果同前，打电话告知临床，询问是否有高钾低钙的临床表现，临床医师否认，医学实验室要求其重新抽血复查，重抽血电解质复查结果为K^+ 3.54mmol/L，Ca^{2+} 1.95mmol/L。

事后与该科室值班护士沟通，得知该患儿的第一次抽血护士为实习护士，因为患儿年龄小，不易抽血，在完成血常规抽血后，没有血液流出，当班护士直接将血常规管中的血液倒入生化管中。

2.风险评估　不同采血管的作用不同，不能混用采血管，同时也应按照凝血项管、无抗凝管（含或不含促凝剂和分离胶）、有抗凝管的顺序进行采血。血常规真空采血管中含$EDTA-K_2$抗凝剂，钾离子浓度高，而且EDTA会螯合血中的钙，使血清中的钙浓度降低，所以若用$EDTA-K_2$抗凝血做电解质检测时，结果会显示血钾增高，血钙降低。

临床实习护士对真空采血管的使用原理不清楚，错误的认为"只要是血液就可以检测"，将$EDTA-K_2$的抗凝血倒入红头真空采血管中，故导致血钾、血钙检测结果与实际结果差异巨大。不仅如此，$EDTA-K_2$抗凝剂还会影响血镁、血磷、总胆红素、碱性磷酸酶、尿酸等检测结果。

3.持续改进　前处理组人员按照医学实验室《临床检验标本采集手册》中的规定，加强对临床护士的培训，特别是新进护士与实习护士，指导临床护士正确的采血方式，并做好标本采集的监督工作及做好每月不合格标本的反馈工作，保证临床采集标本的合格率，避免由于检验前标本采集工作的失误对检验结果的影响。

（刘长金）

【案例五】 临床免疫组

1.案例经过　2016年7月28日一例25岁男性患者就诊于皮肤科，皮肤科医师怀疑是性病，给患者开了一个TP+TRUST半定量的检验申请，于当日将标本送到某检验科HIV室进行检测，其检测结果为TPPA阳性，TRUST半定量结果为1∶8。该患者被诊断为梅毒感染，并进行了系统治疗。2016年10月24日该患者抽血进行了TP+TRUST半定量检测，结果TPPA为阴性，TRUST为阴性，HIV室老师在审核结果时，发现结果与上一次结果不符，HIV室工作人员马上将此标本又进行了复查，TPPA和TRUST结果仍为阴性，这是怎么回事呢？而成年人一旦梅毒特异性抗体为阳性，转为阴性的可能性几乎很小。HIV室的几位工作人员就进行讨论，仔细分析原因，会不会是标本采集环节出问题了，为了慎重，最后决定重新采集标本，经与患者沟通，患者同意重新采集血样进行复查，复查结果还是TPPA阴性，TRUST阴性。排除以上情况后，HIV室工作人员考虑，是不是该患者体内免疫功能受到损害，导致梅毒抗体滴度过低，工作人员就试将该患者的标本用于HIV抗体检测，结果该患者HIV抗体初筛阳性，经与临床医师和患者沟通后，建议查HIV抗体。

2.风险评估　免疫手工项目影响因素较多，每个检测步骤都可能影响检测结果的准确性，尤其是HIV和TP项目的特殊性，检验人员更应注意。

3.持续改进　严格执行项目复检程序，加强与临床、患者之间的沟通。

（杜文胜）

【案例六】 临床分子组

1.案例经过　2017年年底，某天下午上班时，临床分子生物实验室HBV-DNA扩增结果出来后，PCR室工作人员在进行结果报告分析时，发现有一男性患者，HBV-DNA检测结果小于1.00×10^2IU/ml。其相关检查乙肝五项结果是HBsAg、HBeAg、抗-HBc阳性（即大三阳），肝功能转氨酶指标（AST和ALT）结果超过检测参考范围上限，理论上患者如果乙肝五项结果出现大三阳情况，其体内的乙肝病毒处于复制活动期，并且肝功能受到一定的损害，一般情况不会出现HBV-DNA检测阴性的现象。检测结果是否有问题？还是经过抗病毒治疗后DNA转阴了？这样的检测结果能否发出？是否应该复查？下一步应该怎么处理？

2.风险评估　我们都知道，HBsAg和HBV-DNA是反映乙肝病毒复制活跃程度的重要最直接的指标，尤其是结合乙肝五项指标出现HBsAg、HBeAg、抗-HBc阳性，两者间具有良好的相关性。一般情况下HBV-DNA病毒载量也较高，乙肝五项出现大三阳而HBV-DNA出现阴性结果可能性非常低，但在实际工作中却可以遇到。如何分析和解释出现的这种结果，对于检验医师来说十分重要，稍有疏忽，就会导致错误结果的风险。

3.持续改进　当实验室遇到这种情况时，结果报告的发放应非常谨慎，应从以下几方面进行综合分析：①要再一次查看该样本、室内质控品和标准品PCR扩增曲线是否正常，同批次质控品结果是否在控，标准曲线是否符合要求；②是排除是否实验室人员操作中的技术问题，回顾本批次实验样本核酸提取过程和配制反应体系过程是否存在不规范或不正确的因素，查看样本是否"张冠李戴"；③再次查看患者本次相关检查和历史结果，看看与该病相关检查结果是否存在异常，看看是否与历史结果相一致进行综合判断；④查看患者病历资料和咨询临床医师或与患者进行沟通，查看或咨询患者是否近期进行了相应的治疗或用药。如果患者正在使用敏感的药物治疗，HBV-DNA病毒复制得到有效的抑制，血液循环中病毒含量下降至检测方法的下限而血清中相应的抗原抗体仍处于一定的水平，此时出现上述情况也是合理的。如果患者未进行相应的治疗而出现这种情况，则要考虑实验室结果假阴性的问题。对样本进行复查，必要时需重新抽血进行复检。

总之，实验室在进行样本检验结果报告的过程中，一但发现检验结果有明显的异常或不太可能得结果出现时，实验室报告人员应引起高度重视，在排除实验室技术误差的同时积极与医师或患者进行沟通。了解具体的情况后进行综合的分析和判断，保证检验结果准确可靠。

（肖代敏）

【案例七】 临床微生物组

1.案例经过　26岁患者，停经7个月，不规则阴道出血1周。入院积极完成相关检查及检验。经剖宫产手术后产下一男婴（死胎），未见羊水，胎盘少许残留，出院前行清宫术。但患者住院期间出现持续发热，最高体温达到38.3℃，腹壁感染。当日进行全子宫探查术，见子宫表面充血严重、结缔组织增厚水肿，内见大量褐色脓性积液。宫腔内分泌物恶臭，有脓苔。与临床微生物实验室沟通和实验室建议取分泌物送至实验室进行一般细菌培养及鉴定并且分别使用了普通送检和培养瓶送检。普通送检标本进行常规接种后培养无细菌生长。但培养瓶送检标本培养2d后厌氧培养瓶中标本仪器报告阳性，镜下革兰染色见少量革兰阳性棒状杆菌，有芽孢；进行间性厌氧培养次日未见细菌生长，将培养瓶中培养液取出图片染色仍为革兰阳性棒状杆菌；后进行厌氧培养基转种，厌氧培养基中生长为白色圆形规则菌落，菌落干燥。进行生化鉴定和MS质谱分析后证实该菌为产气荚膜梭菌。

2.风险评估　产气荚膜梭菌能产生10余种外毒素，有些外毒素即为胞外酶。4种主要毒素中，α毒素（卵磷脂酶）毒性最强，各菌型均能产生，在气性坏疽的形成中起主要作用。此外，很多A型菌株还能产生肠毒素，引起食物中毒。所以生物安全是临床工作中的重中之重，临床处理时应该及时处理伤口，清创、扩创、局部使用H_2O_2冲洗，对所有有器械和敷料严格消毒灭菌。必要时截肢以防止病变扩散。可使用高压氧舱治疗。由于气性坏疽病原菌种类较多，产生的毒素型别也较多，抗原复杂，故无相应的类毒素和抗毒素，进行预防和治疗。

微生物实验室中标本采集的合格与否严重的影响着整个实验结果的准确性，不同的标本种类临床微生物实验室将选择不同的培养和鉴定的方法，不同的检查方法针对的是不同的细菌。当不明原因的发热、经验治疗无效、反复感染发生、手术台上取得的不可复制的标本时，应积极与实验室进行沟通，采取大面积撒网式检验。就本病例而言，若临床医师没有及时与实验室进行沟通，那么送检的时候并不会进行厌氧菌培养的考虑，而采用一般培养的方案；微生物实验室就会按照常规分泌物进行培养，最终导致结果为阴性，延误患者治疗。

所以要求临床医师应该对所留取的标本一定要有清楚的认识。比如留取的分泌物，究竟是什么具体部位的分泌物。对溃疡而言，是浅表还是基底部。再如研究留取的液体是胸腔积液还是腹腔引流液，对微生物学而言两者是不同的标本，培养的方式不同，结果的临床解释也不同。

3.持续改进　对临床医务工作者按照医学实验室《临床标本采集手册》中的规定，加强对医务工作者的培训，使临床医务工作者明确以下几点。

（1）选择适当的时机。

（2）应留取真正感染部位的标本。

（3）不应因留取标本而造成体内感染的散播或人际间的传播。

（4）不要污染标本、污染环境。

（5）标本量应足够。

（6）了解常规培养、特殊培养所选择正确的容器。

（7）基本信息正确。

（8）正确的转运常规培养、特殊培养标本。

（陈安林）

【案例八】 输血检验

1.案例经过 夜班，20：00收到血液内科17床患者输血申请单、取血证，以及血型鉴定、交叉配血2支标本。核对信息无误后对2支标本同时进行血型鉴定，结果均为AB型Rh阳性。患者Hb 48g/L，申请输注去白红细胞2U，通过抗体筛选和交叉配血判断患者与供者血液相合，血液合格，将去白红细胞发予临床。

15min后接到血液内科电话，护士在输血前为患者量体温，给患者进行心理疏导，沟通既往输血史、血型时得到患者反馈：既往血型为B型，与本次鉴定结果不符。输血科值班人员立即对患者的2支血样进行复查，结果同前，均为AB型Rh阳性。告知病房复查结果，同时请值班护士重新采集患者血样，并将已发的去白红细胞及输血报告单送回输血科。对病房重新采集的血样进行血型鉴定，结果为B型Rh阳性。判断病房抽错血了！输血科立即对3支血样进行了封存并打电话请临床值班护士调查原因。经过沟通，发现值班护士未正确按照标本采集流程，同时抽了2例患者的血样，采集后未在床旁标注患者信息、贴条形码，只是将2例患者的血样分开放置，匆忙中将2例患者的条码贴错了。找到原因后将之前的错误报告及配血全部作废，请病房重新开医嘱，按照正确的标本采集流程重新配血。后复查患者血型并重新做抗体筛选和交叉配血，发出双方无溶血、无凝集的去白红细胞给临床进行输注治疗，输血后无任何不良反应。

2.风险评估

（1）临床与患者的沟通，病房与输血科工作人员的沟通都非常重要！在本案例中，若护士在输血前未与患者进行沟通，病房不与输血科进行沟通，就不会发现发出的血液有误，因为2支血样的血型是一致的。这样将直接导致患者错误输注AB型的去白红细胞，出现严重的溶血性输血反应，如果抢救不及时，可能导致患者死亡，后果不堪设想！

（2）护士未按照医嘱正确采集标本，标本"张冠李戴"，这是最致命的错误。若该患者以前未查过血型，2例患者将误输血，后果不堪设想！

3.持续改进

（1）输血科应加强全院输血安全质量管理培训，护理部及病房科室应加强输血护理安全操作培训。

（2）护士应该谨遵医嘱，严格按照标本采集流程正确采集标本。采集配血标本要持输血申请单，条形码，双人到床旁采集标本，一人采集，双人核对，采集完成后，在血样上写上患者的名字并在床旁贴好条形码，核对无误，再在申请单采血者及复核者处签名并记录日期。

（3）临床采集血型标本及交叉配血标本应该不同批次采集、不同批次运送，不能同时采集2例及以上患者的标本。

（黄美容）

参 考 文 献

丛玉隆，2006.加强检验科与临床交流促进检验科与临床结合.中华检验医学杂志，29（1）：2-5.

丛玉隆，2005.加强实验室与临床诊疗工作的交流是提高医疗质量的重要措施——写在"检验之窗"栏目新开之际.中华医学信息导报，20（12）：16.

鲁波，2004.加强临床与医学检验的沟通.中华综合临床医学杂志：72.

罗燕萍，杨继勇，2013.浅谈微生物检验科室加强与临床科室的交流与沟通.中华检验医学杂志，36（4）：375-376.

王辉，2014.微生物室与临床的沟通应从规范送检开始.中华检验医学杂志，37（1）：21-23.

王利新，王利茹，苏荣，等，2013.临床实验室应多途径加强与临床科室的沟通.中华检验医学杂志，36（1）：88-89.

王清泉，张瑞平，林静，2009.加强检验科与临床交流提高医院诊疗水平.解放军医院管理杂志，16（3）：279-280.

翟玉龙，2014.对企业有效管理沟通问题的思考.魅力中国，19：87.

张平，张艳，2015.加强检验科与临床沟通的意义.检验医学与临床，9：1336-1338.

张正，2003.加强检验科与临床结合的探讨.中华检验医学杂志，26（1）：60.

第六章 检验前生物安全管理与控制

临床检验工作中，需接触大量来自临床患者的各类标本，如血液、体液和组织标本等，这些标本具有潜在的生物危害。因此，需加强实验室生物安全管理、提高实验室工作人员生物安全意识及其相关防护知识，以防止实验室人员、环境和公众暴露于检验前、检验中和检验后的已知或潜在的生物因子中。

实验室生物安全（laboratory biosafety）是指保护实验室工作人员避免接触实验室工作中的感染性生物因子发生意外暴露的原则、技术和措施，主要涉及感染性生物因子的实验操作，以及实验室人员、相关人员和环境的防护措施等方面的内容。研究显示，除明确的意外外伤史，导致实验室相关感染的原因大多是由气溶胶引起的感染性生物因子感染，与实验室的生物安全等级及实验室的生物安全防护水平密切相关。

第一节 生物安全基本要求与法规

实验室应根据国务院颁布的《微生物实验室和生物医学实验室生物安全通用准则》《医疗废物管理条例》《生物安全实验室建设技术规范》等法律法规和规章制度建立生物安全管理体系，有的放矢地对本实验室进行生物安全管理和活动。

一、危险度等级与实验室生物安全防护水平分级

CNAS-GL14：2007《医学实验室安全应用指南》中根据生物因子对个体和群体的风险程度将其分为四级。风险等级一级（低个体风险，低群体风险）不会导致健康工作者和动物致病的细菌、真菌、病毒和寄生虫等生物因子；风险等级二级（中等个体风险，有限群体风险）能引起人或动物发病，但一般情况下对健康工作者、群体、家畜或环境不会引起严重危害的病原体。实验室感染不导致严重疾病，具备有效治疗和预防措施。风险等级三级（高个体风险，低群体风险）能引起人类或动物严重疾病，或造成严重经济损失，但通常不能因偶然接触而在个体间传播或能使用抗生素、抗寄生虫药治疗的病原体。风险等级四级（高个体风险，高群体风险）能引起人类或动物非常严重的疾病，一般不能治愈，容易直接、间接或因偶然接触在人与人、动物与人、人与动物或动物与动物间传播的病原体。

根据上述危险度分级和实验室采取的防护措施，将生物安全的防护水平（biosafety level，BSL）分为四级，一级防护水平最低，四级防护水平最高。以BSL-1、BSL-2、BSL-3、BSL-4表示实验室的相应生物安全防护水平。生物安全水平为 级的实验室适用于操作第

四类病原微生物；生物安全水平为二级的实验室适用于操作第三类病原微生物；生物安全水平为三级的实验室适用于操作第二类病原微生物；生物安全水平为四级的实验室适用于操作第一类病原微生物。临床微生物检验实验室、临床分子检验实验室及HIV初筛实验室属于生物安全二级实验室，临床血液学检验实验室、临床体液学检验实验室、临床免疫学检验实验室、临床生物化学检验实验室、临床输血学检验实验室属于生物安全一级实验室。

二、实验室风险评估

风险评估（risk assessment）是指评估风险的大小以及确定风险是否可接受的全过程，是实验室生物安全的核心。根据CNAS-GL14：2007《医学实验室安全应用指南》中要求，当实验操作涉及感染性或潜在感染性生物因子时应进行生物风险程度评估。生物风险程度评估应至少包括以下内容：生物因子、化学、物理、辐射、电气、水灾、火灾、自然灾害等。此外，实验室因工作条件、人员变动、新项目新技术的开展等多方面的变化而发生条件改变，安全风险的来源和程度也会随之变化。因此，应及时对实验室生物安全风险进行适时重新评估，以达到定期进行风险评估或对风险评估报告进行复审。由于实验室生物安全工作涉及病原微生物、建筑设计工程、防护材料、空气动力等众多方面，实验室风险评估工作最好是由具有权威部门认可资质的第三方专业机构或对该领域及实验研究具有经验和资历的专家来完成。

通过风险评估，持续进行危险识别、风险评估和实施必要的控制措施，制定科学的操作规程。此外，实验室通过对感染性生物因子危害评估设置相应的防护屏障并设置警示标识，使实验室工作人员明确生物安全风险，进行相应的生物安全防护。同时建立应急预案，降低实验室工作人员和环境暴露的风险，保障整个实验室生物安全和社会公共卫生安全。

【案例】　实验室重点岗位风险评估（末梢血采集岗位）

医学检验科采血岗位涉及门诊、急诊和住院患者的末梢血采集。此岗位直接接触到血液，对实验操作人员具有很大的潜在血液污染的危险。针头、玻璃碎片及采血针是其主要锐器致伤因子，血液是其常见污染源。故对其风险做如下评估。

1.血液的风险危害　我国是HBV感染的高发区，约有1.3亿人携带HBV，HBV表面抗原（HBsAg）的携带率为8%～20%，自20世纪90年代以来HCV感染也呈上升趋势，其感染率为3%。当前在我国艾滋病感染的流行已进入增长期。乙型肝炎、丙型肝炎、梅毒、艾滋病等病毒在无偿献血人群中的检出率占有一定的比例。经调查显示，玻璃碎片和针头是导致锐器伤的主要元凶，意外被带病原体的血液污染破损的皮肤或被病原体污染的采血玻璃管、血常规采血针、吸头、针头等锐器刺破皮肤都是其职业暴露的主要来源，长期接触针头者导致锐器伤的风险达到不经常接触者的23倍。另外，呼吸道吸入气溶胶也是传播方式之一。因此，检验人员随时面临着职业暴露的危险。

2.疾病的传播途径　检验人员感染性疾病的一般传染途径有皮肤破损、穿刺、黏膜和气溶胶。

（1）皮肤破损：带有HBV、HCV、HIV和梅毒等病原体的血液，长时间接触溃疡、擦伤和小伤口等破损皮肤，将很可能造成机体的感染。

（2）穿刺：由于针头、破碎的玻璃和采血针等对皮肤的意外损伤，使带有病原体的血液、血浆或血清进入皮下或者循环系统，造成感染。此类意外致伤是职业性HBV和HIV感染首要因素。如被带有HIV的针头意外穿刺皮肤，那么感染HIV的可能性在0 ～ 0.9%，平均为0.4%。而对于HBV，感染的可能性在6% ～ 30%，平均为18%。具相应的统计显示，每1000例艾滋病患者，每年可造成1例由于针头意外造成的职业性HIV感染；而每1000例乙型肝炎患者，每年可造成45例类似职业性HBV感染。因此，针头意外导致的职业性感染应得到重视。

（3）黏膜：鼻腔、口腔黏膜或眼结膜等可以被不小心溢出及离心意外中飞溅的血液所感染，还可能被HIV、HBV、HCV、梅毒等病原体污染的仪器、电话、工作台面等感染。

（4）气溶胶：离心、溢出或溅洒、混旋、混合、研磨、超声处理，以及开瓶时两个界面的分离等均可产生气溶胶导致感染。此外，采血或发放化验单时，直接与患者面对面交谈，也易感染呼吸道疾病。

3. 危险因素 血源性危害：调查研究发现，检验人员被针刺伤占第2位。最常见危害较大的职业传染病有乙型肝炎、丙性肝炎、艾滋病（AIDS）等。

4. 防护措施

（1）加强检验工作人员的防护意识及防护行为：只有检验工作人员积极主动从多方面学习了解HBV、HCV、HIV等相关的知识，使自己知道该如何采取防护措施，才能最大限度地减少危害。而且医院和医学检验科应高度重视，定期加强培训，使检验人员提高意识，自觉地养成良好的工作习惯。

（2）规范操作程序：要严格执行规章制度，养成良好的工作习惯，采血时严格按要求进行，如佩戴口罩等。同时科室应制定一套有关卫生防护的规章制度，做到人人自觉遵守。

（3）避免锐器损伤：熟练掌握采血针的使用，采血针的拿取、脱帽，采血结束后采血针的准确丢弃等操作。先用消毒液然后再戴乳胶手套（或乳胶指套），医用乳胶手套能够为检验人员提供很好的保护。乳胶手套尽管不能避免针头造成的机械损伤，但可以在很大程度上减少皮肤与血液的接触。而且，当不幸被针头造成意外伤害后，乳胶手套还可以起到一定的阻挡和封闭作用，减少进入伤口的血量，从而降低感染。

（4）重视手部清洁：采血前手部消毒时要注意消毒液量不能太少，以能完全润湿双手为宜，待自然干燥后方可进行采血。采血后正确的洗手方法可使皮肤面的暂居菌减少1000倍，用普通肥皂和清水擦揉15s以上，可清除暂居菌或降低其在皮肤上的密度，搓洗15s，皮肤表面的金黄色葡萄球菌可下降77%，洗2min可降低85%；对铜绿假单胞菌效果更好，搓洗15s便可去除92%，洗2min可去除97.8%。

（5）职业暴露的局部处理：职业暴露后现场急救处理尤为重要，若黏膜暴露应用清水或生理盐水反复冲洗干净；若皮肤意外接触到血液等污染物，应立即用肥皂和清水冲洗，若被带有患者血液的针头刺伤，立即对伤口进行轻轻挤压，尽可能挤出损伤处的血液，然后用肥皂和流水清洗伤口，用70%乙醇、0.2% ～ 0.5%过氧乙酸、0.5%碘伏等浸泡或涂抹消毒，并包扎伤口、戴手套等。发生意外伤害暴露后，要立即进行伤口局部处理，并立即报告科室组长、科主任及预防保健科，受伤者及患者应进行HBV、HCV、HIV和梅毒等检测。依据检测结果尽快采取相应的处理措施，减少职业感染的发生。

三、实验室生物安全防护

实验室生物安全防护（laboratory biosafety protection）是指实验室工作人员在处理生物危

险因子的过程中，为确保实验室人员不会被其暴露、周围环境不受其污染，在实验室和动物实验室的设计与建造、使用个体防护装置、严格遵守标准化的工作及操作程序和规程等方面所采取的综合防护措施，包括一级防护和二级防护。一级防护，即安全设备、个体防护装置和措施，主要包括生物安全柜、各种密闭容器、离心机安全罩等基础隔离设施及个人防护装备；二级防护，即实验室的特殊设计和建设要求，涉及的范围很广，包括实验室的建筑及安装的各种技术装备和措施。

临床实验室分区及主要的安全设备

临床实验室在总体设计时需要充分考虑到可能影响实验室安全的诸多因素，例如，在实验室入口设置明显的工作区标识，防止外来无关人员误入；根据实际临床操作及生物因子的性质进行实验室的分区，设置清洁区、半污染区和污染区，并设置有隔离墙阻隔且有明显的分区标识；标本接收区、前处理区、检测区与数据处理区分开；实验室设计宽敞，有良好的采光及通风，并有安全出口标识的紧急疏散安全保障及消防装置，保障事故发生时人员的紧急疏散和安全撤离等。

1.临床微生物实验室　应设计成相对独立的、根据微生物的分类及各自特点要求规划各自的实验室区域。主要由标本接收室、常规操作室、仪器室、试剂准备室、检测室、高危实验室（检测结核、病毒等）、洗消室等组成。主要设施有通风柜、生物安全柜、药品柜、工作台、培养箱等。微生物实验室还需要设置洗手台并安装急救冲淋、洗眼装置。

2.临床基础检验实验室　由于标本量大，患者流动快，故适宜采用大开间设计，根据检验项目分为临床血液检验区、临床体液检验区等。主要设施有通风柜、生物安全柜、工作台、洗手台等。

3.临床生化免疫检验实验室　目前生化与免疫检验项目繁多，而且越来越多的医院引进自动化流水线仪器，宜采用大开间设计。但一些特殊项目要求实验室应有独立的实验室，如HIV检测实验室、自身抗体检测实验室等，应按照国家有关规定要求设置。

4.临床分子诊断检验实验室　由于检验项目多，且核酸扩增试验对仪器和环境要求高，宜设计成相对独立的、根据功能分区的实验室，如试剂准备室、样本处理室、扩增室、分析室等，且各实验室之间应设置标本传递窗。主要设施有通风柜、生物安全柜、工作台、洗手台等。

第二节　检验前实验室外部生物安全管理与控制

对于实验室的生物安全管理与控制，可细化为实验室外部与实验室内部两方面。检验前实验室外部生物安全指从医生开具检验申请单开始至标本送达实验室的全过程，主要包括标本的采集、运送。实验室应根据CNAS-CL02：2012，即《医学实验室质量和能力认可准则》组织编写《标本采集手册》以规范临床标本的采集、保存、运送、交接等环节，特供临床医护人员及检验人员在对患者标本采集前的准备、标本采集、标本运送及验收等工作中作参考。

一、标本采集的生物安全管理与控制

目前临床标本主要涉及血液、尿液、粪便、前列腺液、尿道分泌物、精液、阴道分泌物、脑脊液、浆膜腔积液（胸腔积液、腹水和心包积液）、骨髓、组织等标本。临床检验样本采集过程中应采取必要的生物安全防护及知晓采集过程中可能出现的风险事件，最大程度地保护患者和采集者的安全。有关职业暴露的调查发现，感染主要发生于注射或采血时及操作处理注射器过程中被针刺伤引起。医院应加强生物安全宣讲与培训，临床护理人员及实验室人员等应加强自我防护意识，规范操作，减少职业暴露的发生。

（一）标本

1.血液　临床血液标本主要包括静脉血、动脉血、末梢血。采集血液标本需要准备一次性采血针及一次性采血管，一次性垫巾、0.5%碘伏、75%乙醇、乳胶手套、锐器桶等物品。采血时患者坐位或卧位，应在患者安静状态下采集，防止患者挣扎时采血针刺伤工作人员及他人，造成意外暴露；采血完毕后，产生的医疗垃圾按规定分类存放、统一处理；采血后整理用物，按《洗手七部法》消毒洗手（图6-1）。

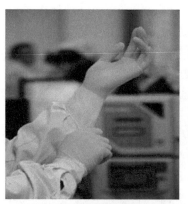
采血前消毒双手并戴手套

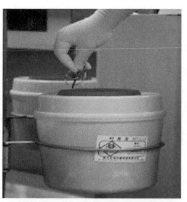
采血结束后将采血针丢入锐器盒

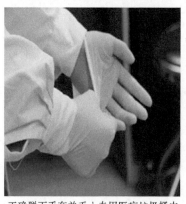
正确脱下手套并丢入专用医疗垃圾桶内

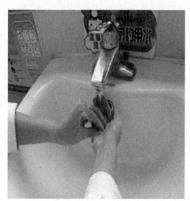
七步洗手法清洁双手

图6-1　采血注意事项

2.尿液　临床尿液标本主要包括晨尿、随机尿、空腹尿、餐后尿、3h尿、12h尿、24h尿。应用最广的是留取中段尿，容器选择一次性尿管或一次性无菌痰杯。如患者不能执行所推荐

尿液采集的方法，需要工作人员提供帮助时，应佩戴手套。

3.粪便 通常采用自然排便法，无粪便者又必须检查时，可通过肛门指检或肛拭子采集，由工作人员协助采集标本时需注意佩戴手套。

4.前列腺液、尿道分泌物、阴道分泌物、精液 ①前列腺液需通过按摩前列腺获得，在已确诊或高度怀疑前列腺炎症、结核或肿瘤时，严禁此项操作，以免引起病变扩散或传播。②尿道分泌物使用无菌尿道拭子采集标本，如尿道分泌物过多，且项目为细菌涂片检查时，可直接滴在玻片上送检。③阴道分泌物一般采用生理盐水浸湿的棉拭子自阴道深部或阴道穹后部、宫颈管口等处取材。④精液通常由受检者自行手淫法采集。工作人员在采集上述标本时需注意采取个人防护措施。

5.脑脊液、浆膜腔积液（胸腹腔积液和心包积液）、骨髓 标本采集前需准备0.5%碘伏、2%利多卡因、腰穿包、穿刺针头、无菌手套、无菌洞巾、无菌纱布、无菌棉签、医用胶布、口罩、试管及无菌管等物品，必要时备好抢救用药。操作应严格按照《标本采集手册》执行，采集过程中需佩戴手套及口罩，必要时穿实验服或隔离衣。

（二）采集中意外的应急处理

样本采集过程中出现锐器刺伤，应立即摘掉手套，同时用洗手液和大量清水冲洗伤口或污染处，皮肤消毒后再包扎伤口。如果是较严重的伤口，应去找专业人员缝合伤口，必要时注射破伤风疫苗。若是被血液、体液污染的针头或其他锐器刺伤后，应立即用力捏住受伤部位，向离心方向挤出伤口的血液，不可来回挤压，同时用洗手液和大量清水冲洗伤口。还应对此标本及当事人进行AST、HIV、HBV、HCV、梅毒等项目检测。如被可疑HBV感染的锐器刺伤时，应尽快注射抗乙肝病毒高效价抗体和乙肝疫苗；如被可疑HCV感染的锐器刺伤时，除尽快检测HCV抗体外，并与4～6周检测HCV-RNA；如被可疑HIV感染的锐器刺伤时，应及时找专科医师就诊并预防性用药，检测HIV抗体并进行周期性复查。黏膜或眼睛被血污染后应用大量生理盐水或清水冲洗，及时到专科就诊，并上报科主任，必要时上报医院感染办公室或生物安全管理委员会，同时做必要的处理和记录。必要时按职业暴露处理程序处理。

二、标本运送过程中的生物安全防护

临床标本采集后，需及时送到实验室进行处理、分析。送检过程中为保护公众、环境及标本运送者的安全，应注意防撒、防漏、防污染，做好生物安全防护。

（一）原始样品的运送

1.物品准备 工作服或防护服、口罩、手套、帽子、无菌棉签、皮肤消毒液、含氯消毒剂、洗手液、标本专用密闭盛装容器、标本运送箱、一次性垫巾等。

2.转运岗位设置 门诊中心注射室原始样本由医学检验科护工（工勤人员）负责每天定时收集，运送至医学检验科，由医学检验科前处理组人员核收登记。住院患者由各临床科室设立血液标本专人采集岗位，并严格限制标本采集时间（6：00～8：00）；各科室配备标本扫描仪1把，采集后的血液标本应及时录入标本采集时间；医学检验科设置6：00早班岗位，提前做好仪器校准及质控，以满足临床标本检测需求；医学检验科指派专人负责收集临床血液标本，每日2次（7：00、8：00各1次）；其他标本（尿液、粪便、胸腔积液、腹水、心包积液、脑脊液、零散血液等）由各临床科室指派专人实时录入标本采集时间，并安排相关人

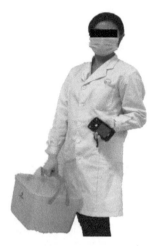

图6-2　标本采集运输示范

员运送至医学检验科，医学检验科前处理组人员核收登记并签字。

3.安全保障　原始样品运送过程中必须用带盖标本运送箱及时安全送至医学检验科。运送过程中严防泄漏或溅出、避免剧烈颠簸晃动和阳光直射。当有温度限定时，须将样品置于保温箱内送。特殊原始样品须由送样人员和收样人员共同验收，核实无误后签字确认。如果样品要在医院外部传送（若需市内运输），则须使用密封容器以专车专人运送。

4.正确的标本采集运输　要求如图6-2。

（二）运送中意外的应急处理

医学检验科应定期对标本运送人员进行生物安全培训，使工作人员了解标本可能对身体造成的危害，知晓预防措施及意外的应急处理。在运送标本过程中，应做好个人生物安全防护。必要时根据可能接触的菌（毒）株提前接种相应的疫苗。

1.容器破碎、标本溢洒　应当立即用一次性垫巾或纸巾覆盖受溢洒的标本及受污染的物品，然后在上面倾倒消毒剂并作用一定时间后再清理受污染的物品及一次性垫巾、纸巾。如有玻璃碎片应用镊子清理。最后用消毒剂擦拭受污染区域。受污染的物品应进行高压灭菌或浸泡在有效消毒液中。上述操作过程中应全程佩戴手套。

2.地震、火灾、水灾等紧急情况　实验室应根据自身情况制定地震、火灾、水灾等紧急情况发生时的防范措施，将自然灾害的危害降到最低，定期对标本运送人员进行相关方面的生物安全培训，提高应对紧急情况的处理能力。

（三）特殊标本运送的注意事项

1.血液标本　立即送检。1h内分离出血清，室温放置不超过4h，4℃保存不超过8h，长时间保存需在冰冻条件下，且只能复融1次。

2.动脉血　采集后需严格密封并立即送检，注意隔绝空气。如不能及时送检，应放入冰水中保存。

3.尿液标本　标本采集后应尽快送检。最好在2h内分析，如不能及时检测应存放在2～8℃。12h或24h尿液标本原则上应首选0～4℃冰箱冷藏，在收集全部尿液标本后混匀，并测量尿液总量，取不少于5ml后送检。

4.粪便标本　细菌学检查的粪便标本，若检测特殊菌，如霍乱弧菌、沙门菌及志贺菌等，应将标本置于洁净干燥带盖容器内，在室温下保存或转运。若为非特殊菌，可加入甘油保存液，以便保存或转运。检查痢疾阿米巴滋养体，应于排便后立即送检。在寒冷季节需保温送检，不可混入消毒药品以免影响检测结果。室温下，粪便放置超过30min，滋养体可失去活力。

5.前列腺液、尿道分泌物　立即送检，严防前列腺液和尿道拭子干结。

6.精液　采集后应立即（＜30min）送检。在运送过程中，应保持温度25℃左右，不能暴露于过冷或过热环境。冬天应将标本放在内衣口袋贴身运送，但要防止盛装容器盖脱落。

7.阴道分泌物　立即送检过程应防污染，怀疑滴虫感染时应保温送检。

8.脑脊液、胸腔积液、腹腔积液、心包积液等标本　采集后应立即送检，脑脊液一般不超过1h，浆膜腔积液一般不超过2h；因标本采集困难，送检过程中应注意防洒、防漏、防污染等；用于微生物检验的标本应注意保温、防污染，不可放置冰箱保存。

9.其他　对于标本采集困难的珍贵标本，送检过程中应注意防洒、防漏、防污染等。骨髓涂片未干前不能叠放，且在运送过程中严防打碎或断裂，需用专用标本盒转运。

第三节　实验室内部生物安全管理与控制

以本科室各临床检验实验室为例。

1.临床检验基础实验室　临床检验基础实验室危险因素与预防措施见表6-1。

表6-1　临床检验基础实验室危险因素与预防措施

工作岗位	危险因素	预测风险等级	预防措施	残余风险
1.血液、尿液、胸腔积液、腹腔积液等标本的接收和处理岗位	1.倾倒尿标本时，产生气溶胶	中	1.接收、倾倒标本时戴手套、口罩，动作要轻，避免标本污染手	低
	2.接收白带、CSF、胸腔积液、腹腔积液、呕吐物、粪便等标本时，造成手部及工作台面污染	中	2.待检标本要用盖子盖好，避免产生生物气溶胶。处理完的标本按医疗废物处理程序处理	低
	3.标本离心时产生气溶胶	高	3.标本离心时待离心机完全停止30s后再开盖，如有标本溢出，用2%戊二醛（75%乙醇）擦拭或浸泡消毒30min后再清洁	低
			4.标本溢出用2000mg/L含氯消毒液消毒物体表面	低
			5.特殊标本处理，戴护目镜，如标本溅到眼睛里立即用洗眼装置冲洗眼部	低
2.末梢血标本采集岗位	1.造成利器刺伤	高	1.采集血液标本务必遵守操作程序，防止针刺伤	低
	2.发生血标本的溢出	中	2.熟练掌握针刺伤处理流程	低
	3.废弃血液标本处置不当，造成人员及环境污染	中	3.使用后针头放在锐器盒内	低
			4.采血所产生废弃物严格按医疗废物处置程序进行处理	低
3.尿液、体液常规检查岗位	1.倾倒、涂片、上机时，发生溢出、溅洒	中	1.按要求进行个人防护	低
	2.倾倒、离心、涂片时，产生气溶胶	高	2.小心倾倒尿液、体液标本避免溢出	低
	3.尿液、体液标本未经消毒处置排入下水道，造成环境污染	高	3.涂片动作要轻，避免产生气溶胶污染和环境污染	低
	4.个人防护不当，造成污染	高	4.尿液、体液标本离心时，离心机完全停止30s后再开盖，避免气溶胶污染	低
			5.准备好合适的消毒剂如有标本污染及时消毒处理	低
			6.废弃尿液、体液标本及时消毒处理	低
			7.每天对实验室空气消毒	低
4.全血细胞分析、红细胞沉降率、凝血功能检查岗位	1.血液标本溢出、溅洒污染仪器、工作台面以及工作人员	中	1.工作时，一定要精力集中，动作轻柔避免血液标本溢出	低
	2.做血液涂片时，发生泄漏及产生气溶胶	中	2.涂片血量适当，动作要轻；避免溢出和产生气溶胶	低
	3.血液标本放置不当，造成污染	中	3.镜检后血片放到专用盒保存，废弃时装入锐器盒内送洗消室，高压灭菌后按医疗废物处理程序处理	低
			4.废弃血液标本收集送到洗消室进行高压灭菌后，按医疗废物处理程序处理	低
			5.使用完毕后对仪器表面和接触标本处用75%乙醇或2%戊二醛消毒	低

2.临床血液室　临床血液室危险因素与预防措施见表6-2。

表6-2　临床血液室危险因素与预防措施

实验室工件岗位	危险因素	预测风险等级	预防措施	残余风险
1.脱落细胞检查岗位	1.接收胸腔积液、腹水、CSF、痰液、尿液、穿刺液标本等时，造成手部及工作台面污染	中	1.接收、倾倒标本时戴手套、口罩，动作要轻，避免标本污染手部和产生气溶胶	低
			2.待检标本要用有盖能密闭的容器装送，避免产生生物气溶胶。处理完的标本要及时消毒处理	低
	2.倾倒体液标本时产生气溶胶	中	3.标本离心时待离心机完全停止30s后再开盖，如有标本溢出，用2%戊二醛擦拭或浸泡消毒30min后再清洁，也可以用75%乙醇进行处理	低
	3.标本离心时产生气溶胶	高	4.标本溢出污染物用2000mg/L含氯消毒液消毒进行处理	低
			5.如标本溅到眼睛里立即用洗眼装置冲洗眼部	低
			6.标本涂片操作在生物安全柜内进行	低
2.血液、骨髓涂片、染色岗位	1.采血时利器刺伤	高	1.采集血液标本务必遵守操作程序，防止针刺伤	低
	2.涂片时发生血液及骨髓标本的溅出	中	2.熟练掌握针刺伤的处理流程	低
			3.使用后针头放在锐器盒内	低
	3.废弃血液及骨髓标本处置不当，造成人员及环境污染	中	4.涂片动作要轻；避免产生气溶胶污染	低
			5.采血所产生废弃物严格按医疗废物处置程序进行处理	低
3.阅片岗位	1.取存片子时手部污染	中	1.取存片子时戴手套，避免手部污染	低
	2.标本涂片保存不当，造成环境污染	中	2.镜检后的标本片放到专用盒子保存，废弃时装入锐器内送洗消室高压灭菌后按医疗废物处理程序处理	低

3.临床化学室　临床化学室危险因素与预防措施见表6-3。

表6-3　临床化学室危险因素与预防措施

实验室工件岗位	危险因素	预测风险等级	预防措施	残余风险
1.标本接收与处理和室内运送、保存岗位	1.针刺伤、容器破碎、标本溅洒	高	1.工作人员应了解标本对身体的危害，接受预防措施培训	低
	2.离心时产生气溶胶	高	2.操作前穿好工作服、戴手套和口罩等做好个人防护	低
	3.标本室内运送、保存	中	3.准备好消毒剂、镊子等，便于标本污染时的消毒处理	低
			4.采集血液（血气分析）的注射器针头不能回套，用过针头放入锐器盒内	低
			5.标本离心时严格按操作规程操作，离心机停稳后30s再开盖。标本有泄漏立即用2%戊二醛消毒离心机	低
			6.标本溢出用2000mg/L含氯消毒液消毒物体表面	低
			7.疑似艾滋病等高传染性标本处理时要戴双层手套、口罩、帽子和穿隔离衣	低
			8.如标本溅到眼睛里立即用洗眼器冲洗眼部	低
			9.血清分离应在生物安全柜内进行	低
			10.标本应装入标本箱运送	低
			11.检测后的标本放到专用冷库或冰箱保存	低
			12.保存到期后的血标本用双层黄色塑料袋收集封口，送洗消室高压灭菌后按医疗废物处理程序处理	低

实验室工件岗位	危险因素	预测风险等级	预防措施	残余风险
2.全自动生化免疫流水线检测岗位 3.血气分析岗位 4.糖化血红蛋白岗位	1.操作中或转移时标本溢出、溅洒	中	1.对所有工作人员进行标本溢出处理、个人防护、工作行为、操作程序、废弃物处置及仪器使用培训	低
	2.仪器样品加样针刺伤	中	2.操作前须做好个人防护	低
	3.配制和装载试剂时发生溅洒，造成面部暴露或食入	中	3.准备适当的溢出处理工具、消毒液	低
	4.操作时，发生仪器、实验用品、工作台面、文件资料等污染	中	4.清洗样品加样针时务必小心，避免刺伤	低
	5.标本处理不正确，造成环境污染	中	5.操作和取放样品要小心，避免样本打倒，造成人员和环境污染	低
	6.未使用或未正确使用个人防护装备造成污染	中	6.仪器安装和使用一定按操作照规程进行，避免造成触电或火灾	低
	7.仪器安装或使用不当，造成触电或火灾	中	7.工作完毕后对仪器表面清洁消毒	低
	8.废弃物处置不当，造成人员及环境污染	高	8.配制和装载试剂时一定要小心，避免化学试剂溅到脸、身体上，如溅到身体上立即用清水冲洗	低
			9.实验过程中用过的注射器、吸管、吸头、载玻片等放入锐器盒内送洗消室高压灭菌后按医疗废物处理程序处理	低

4.临床免疫室　临床免疫室危险因素与预防措施见表6-4。

表6-4　临床免疫室危险因素与预防措施

实验室工件岗位	危险因素	预测风险等级	预防措施	残余风险
1.标本接收与处理和室内运送、保存岗位	1.针刺伤、容器破碎、标本溅洒	中	1.工作人员应了解标本对身体的危害，接受预防措施培训	低
	2.标本运送、保存	中	2.操作前穿好工作服、戴手套和口罩等做好个人防护	低
			3.准备好消毒剂、镊子等，便于标本污染时的消毒处理	低
			4.标本溢出用2000mg/L含氯消毒液消毒物体表面	低
			5.凝似艾滋病等高传染性标本处理时要，戴双层手套、戴口罩、帽子和穿隔离衣	低
			6.如标本溅到眼睛里立即用洗眼器冲洗眼部	低
			7.血清分离应在生物安全柜内进行	低
			8.标本应装入标本箱内运送	低
			9.检测后的标本放到专用冷库或冰箱保存	低
			10.保存到期后的血标本用双层黄色塑料袋收集封口，送洗消室高压灭菌后按医疗废物处理程序处理	低
2.标本检测和废弃物岗位	1.操作中或转移时标本溢出、溅洒	中	1.正确使用个人防护品、操作前做好个人防护	低
	2.洗涤、振荡时，产生气溶胶	高	2.工作时，一定要精力集中，动作轻柔避免气溶胶产生和标本溢出和打倒	低
	3.个人防护不当，造成感染	高	3.血清分离、加样、显色操作须在生物安全柜内进行，实验完毕后对实验室空气、地面、桌面、安全柜、仪器设备进行消毒处理	低
	4.废弃物处置不当，造成人员及环境污染	高	4.标本应装入标本箱内运送	低
			5.保存到期后的血标本用双层黄色塑料袋收集封口，送洗消室高压灭菌后按医疗废物处理程序处理	低
			6.实验产生的废液必须经消毒处理后才能排入医院的污水处理系统（见《遵义医学院附属医院医学检验科安全手册》第121-123页实验室废弃物处理程序）	低
			7.实验过程中用过的注射器、吸管、吸头、载玻片等放入锐器盒内送洗消室高压灭菌后按医疗废物处理程序处理	低

5.临床艾滋病初筛实验室　临床艾滋病初筛实验室危险因素与预防措施见表6-5。

表6-5　临床艾滋病初筛实验室危险因素与预防措施

实验室工件岗位	危险因素	预测风险等级	预防措施	残余风险
1.样本的接收和处理岗位 2.标本室内运送与保存岗位	1.针刺伤、容器破碎、标本溅洒 2.离心时产生气溶胶 3.标本运送、保存方法不当造成环境污染	高 高 高	1.工作人员应了解标本对身体的危害，接受预防措施的培训	低
			2.操作前穿好工作服、戴手套、帽子、口罩等做好个人防护	低
			3.准备好消毒剂、镊子便于标本污染时的消毒处理	低
			4.标本离心时严格按操作规程操作，离心机停稳后30s再开盖。标本有泄漏立即用2%戊二醛消毒离心机	低
			5.标本溢出用2000mg/L含氯消毒液消毒物体表面	低
			6.如标本溅到眼睛里立即用洗眼器冲洗眼部	低
			7.血清分离应在生物安全柜内进行	低
			8.标本应装入标本运送箱内运送	低
			9.检测后的标本放到专用低温冰箱内保存	低
			10.每天对实验室空气进行消毒	低
3.标本检测岗位	1.操作中或转移时标本溢出、溅洒 2.配制和装载试剂时发生溅洒，造成面部暴露或食入 3.操作时，发生仪器、实验用品、工作台面、文件资料等污染 4.洗涤、振荡时，产生气溶胶 5.未使用或未正确使用个人防护装备造成感染 6.仪器安装或使用不当，造成触电或火灾	中 中 高 中 高 中	1.对所有工作人员进行标本溢出处理、个人防护、工作行为、操作程序、废弃物处置及仪器使用培训	低
			2.操作前按规定做好个人防护	低
			3.工作时，一定要精力集中，动作轻柔避免气溶胶产生和标本溢出和打倒	低
			4.血清分离、加样、显色操作须在生物安全柜内进行，实验完毕后对实验室空气、地面、桌面、安全柜、仪器设备进行消毒处理	低
			5.操作或取放样品要小心，避免样本打倒，造成人员和环境污染	低
			6.仪器安装或使用一定按照规程进行，避免造成触电或火灾	低
			7.工作结束后对仪器表面、台面、地面清洁消毒	低
4.医疗废弃物处理岗位	废弃物处理不当造成人员和环境污染	高	1.保存过期的血液标本装入双层黄色塑料袋内封口后送到洗消室高压灭菌后按感染性废物处置程序处理	低
			2.实验过程中产生的废液必须经消毒处理后才能排入医院的污水处理系统	低
			3.实验过程中用过的注射器、吸管、吸头、载玻片等放入锐器盒内送洗消室高压灭菌后按医疗废物处理程序处理	低
			4.使用过的手套、口罩、帽子、隔离衣等一次性防护用品用双层黄色塑料袋收集封口后送到洗消室高压灭菌后按感染性废物处置程序处理	低
			5.艾滋病初筛阳性患者血清由本室工作人员专人专车送到CDC确证，标本由CDC进行无害化处理	低

6.临床微生物室　临床微生物室危险因素与预防措施见表6-6。

表 6-6　临床微生物室危险因素与预防措施

实验室工件岗位	危险因素	预测风险等级	预防措施	残余风险
1. 标本采集、运送与接收与处理岗位	1. 转运过程中标本盖子脱落标本泄漏 2. 采集痰液、吸痰等标本时产生气溶胶	高 高	1. 标本采集前做好个人防护 2. 用能密封的容器盛装标本，运送时用有盖子的标本箱小心运送样本，如有泄漏，现场用 2000mg/L 含氯剂消毒液处理并报告实验室负责人 3. 开启标本容器的盖子要在安全柜内进行	低 低 低
2. 标本涂片岗位	1. 标本涂片时，黏液丝断裂可产生气溶胶 2. 标本涂片固定和染色时产生气溶胶	高 高	1. 涂片在生物安全柜内操作 2. 标本涂片放 60～80℃ 烤箱干燥固定 10～20min 3. 标本涂片干燥固定后及时染色	低 低 低
3. 标本接种培养、菌液调配、稀释岗位	1. 揭开标本盖子、样本转移、吸管吹吸、混合等都可产生气溶胶 2. 培养物的溅出、泼洒及容器的破碎造成严重污染 3. 在粗糙的培养基表面涂布菌液时产生气溶胶 4. 用接种环去沾黏液体时，液柱断裂时产生气溶胶 5. 打开培养皿盖时，盖内壁有传染性的凝结水薄膜，因破裂而散播气溶胶	高 高 高 高 中	1. 准备好消毒剂、镊子便于标本污染时的消毒处理 2. 尽可能使用塑料容器 3. 尽可能保持容器直立 4. 操作全过程要在生安全柜内进行	低 低 低 低
4. 细菌鉴定、药敏实验和菌种保存岗位	1. 培养物刮取时易产生气溶胶 2. 培养物的稀释混匀可能产生气溶胶 3. 含活菌的玻璃器皿破损可产生气溶胶 4. 注射器的误伤可造成血液传播 5. 注射器操作时，当抽吸后或者拔出时，注射器针头由于颤动而散发出液体微粒。以及针头突然脱落时也可产生气溶胶	高 高 高 高 高	1. 样本稀释、培养物刮取在生物安全柜内操作 2. 尽可能使用塑料容器 3. 注射器针头应牢固，操作时动作轻柔 4. 使用后的所有器材应放入消毒缸内，针头放在锐器盒内 5. 按要求做好个人防护 6. 菌种保存做到双人双锁管理、做好菌种出入库登记，不保存高致性病菌（毒）种	低 低 低 低 低 低
5. 仪器设备使用岗位	1. 离心沉淀时，离心管装量太满，管盖未盖或不严，可产生气溶胶 2. 容器的破碎和倾洒造成污染 3. 检测未经灭菌的样本对仪器与环境可造成污染	高 高 高	1. 离心时待离心机完全停止 30s 后再开盖、标本有泄漏立即用 2% 戊二醛消毒离心机 2. 每周对培养仪箱内部进行清洁消毒 3. 尽可能使用塑料容器	低 低 低
6. 废弃物处置岗位	1. 转移时，培养物发生溅出、泼洒造成污染 2. 转移时，容器破碎造成污染 3. 废弃物容器外表污染病原微生物转移易造成污染 4. 高压灭菌器不符合要求灭菌不彻底造成污染	高 高 高 高	1. 严格按废弃物处置程序操作 2. 废弃的有菌培养皿和分枝杆菌检查标本要及时高压灭菌 3. 尽可能用塑料容器装废物 4. 每天做好高压灭菌消毒记录 5. 每周用嗜热脂肪芽孢杆菌监测高压灭菌器消毒灭菌效果	低 低 低 低 低
7. 实验室内空气、用品及操作台面污染处理岗位	微生物操作过程可能对室内空气、用品及操作台面造成污染	高	1. 每天用紫外线灯消毒空气一次、用 1000mg/L 含氯剂消毒物体表面和地板 2. 标本污染桌面立即用 2000mg/L 含氯剂消毒处理	低 低

实验室工件岗位	危险因素	预测风险等级	预防措施	残余风险
8.个人防护装备处理岗位	1.手污染造成感染性物质的食入	高	1.养成良好的工作习惯,操作时戴手套、口罩、帽子,穿隔离衣	低
	2.操作不当会造成皮肤、眼睛和黏膜的接触感染	高	2.规范洗手方法	低
	3.个人防护装备未彻底消毒造成污染	高	3.按要求更换口罩、手套和帽子	低
	4.操作时产生气溶胶	高	4.必要时戴护目镜和穿靴子等防护用品	低
			5.正确使用和维护生物安全柜	低
			6.标本溅到眼睛里立即用洗眼器冲洗,必要时进行针对性治疗	低

7.标本前处理　标本前处理的危险因素与预防措施见表6-7。

表6-7　标本前处理的危险因素与预防措施

实验室工件岗位	危险因素	预测风险等级	预防措施	残余风险
1.标本收集运送岗位	1.容器破裂、标本溢出、泼洒	中	1.工作人员应了解标本对身体的危害,接受预防措施的培训	低
	2.容器表面污染	中	2.使用密闭工具箱运送标本	低
			3.尽量采用塑料容器留取标本,避免容器破碎造成人员感染和环境污染	低
			4.做好个人防护:戴口罩、穿防护服、戴手套等	低
			5.工作结束摘除手套后立即洗手	低
			6.定期对运送标本的工具箱进行消毒	低
2.样本接收、离心和血清分离岗位	1.标本盖子脱落或申请单污染	中	1.工作人员应视患者标本均有感染性,接受预防措施的培训;做好自我防护	低
	2.标本离心时试管破碎、标本泄漏	高	2.准备好消毒剂、镊子,如有试管破碎、标本泄漏应及时进行消毒处理	低
	3.标本离心时产生气溶胶	高	3.标本离心时严格按操作规程操作,离心机停止后30s再开盖	低
	4.血清分离产生气溶胶	中	4.血清分离必须在生物安全柜里进行	低
			5.分离好的标本应装在标本箱里运送到各检测室	低
3.血液、脑脊液、胸腔积液、腹水等标本保存岗位	1.标本管未盖紧塞子或密封产生气溶胶	中	1.存取标本须做好个人防护	低
	2.保存到期标本未及时处理,变质污染冰箱或冷库	高	2.所有标本应密封放入专用冷库或冰箱保存,避免产生气溶胶污染环境	低
	3.未定期对冰箱或冷库进行消毒处理,滋生大量真菌、细菌造成环境污染	中	3.定时将保存到期的废弃标本取出送洗消高压灭菌处理	低
	4.存取标本时标本对工作人员的手污染	高	4.每周用0.2%过氧乙酸消毒冰箱或冷库	低
			5.所有标本进行登记保管,确保标本不丢失	低
			6.每天对标本前处理室进行消毒并做好记录	低

8.临床分子室　危险因素与预防措施及暴露后措施见表6-8。

表6-8 临床分子室危险因素与预防措施及暴露后措施

实验室工件岗位	危险因素	预测风险等级	预防措施及暴露后措施	残余风险
1.标本收集运送岗位	1.容器破裂、标本溢出、泼撒	中	1.工作人员应了解标本对身体的危害，接受预防措施的培训	低
	2.容器表面污染	中	2.使用密闭工具箱运送标本	低
			3.尽量采用塑料容器留取标本，避免容器破碎造成人员感染和环境污染	低
			4.做好个人防护：口罩、防护服、手套等	低
			5.工作结束摘除手套后立即洗手	低
			6.定期对运送标本的工具箱进行消毒	低
2.血清分离岗位	1.标本试管盖子脱落或申请单污染	中	1.工作人员应视患者标本均有感染性，接受预防措施的培训；做好自我防护	低
	2.标本离心时试管破碎、标本泄漏	高	2.准备好消毒剂、镊子，如有试管破碎、标本泄漏应及时进行消毒处理	低
	3.标本离心时产生气溶胶	高	3.标本离心时严格按操作规程操作，离心机停止后30s再开盖	低
	4.血清分离产生气溶胶	中	4.血清分离必须在生物安全柜里进行	低
			5.分离好的标本应装在标本箱里运送到各检测室	低
3.DNA、RNA提取制备岗位	1.标本试管未盖紧塞子或密封产生气溶胶	中	1.存取标本做好个人防护	低
	2.标本遗洒或污染	高	2.桌面或工作服：用含氯消毒液或75%乙醇进行浸泡30min；皮肤：75%乙醇消毒、肥皂水清洗，更换一次性手套	低
	3.未定期对冰箱或冷库进行消毒处理，滋生大量真菌、细菌造成环境污染	中	3.定时将保存到期的废弃标本取出送洗消高压灭菌处理	低
	4.存取标本时标本对工作人员的手污染	高	4.每周用0.2%过氧乙酸消毒冰箱或冷库	低
			5.所有标本进行登记保管，确保标本不丢失	低
			6.每天对标本前处理室进行消毒并做好记录	低
4.医疗废物处理岗位	废弃物在内部转运过程中废物（袋）箱未密封或破裂造成废弃物泄漏	高	1.实验室产生的废弃物必须按规定进行分类收集、包装、封口和运送到洗消室	低
			2.对工作人员进行医疗废弃物的分类处理流程培训，掌握其操作技术和流程	低
			3.接受常规预防措施、职业暴露的应急处理培训	低
			4.处理废弃物前务必做好个人防护（戴手套、口罩等），如发生了职业暴露，严格按照职业暴露应急处理程序处理并及时报告实验室负责人	低

9.洗消室 危险因素与预防措施见表6-9。

表6-9 洗消室危险因素与预防措施

实验室工件岗位	危险因素	预测风险等级	预防措施	残余风险
1.废弃物的内部转运与接收	废弃物在内部转运过程中废物（袋）箱未密封或破裂造成废弃物泄漏	高	1.医学检验科各实验室产生的废弃物必须按规定进行分类收集、包装、封口和运送到洗消室	低
			2.对洗消室工作人员进行医疗废弃物的分类处理流程培训，掌握其操作技术和流程	低
			3.接受常规预防措施、职业暴露的应急处理培训	低
			4.处理废弃物前务必做好个人防护（戴手套、口罩等），如发生了职业暴露，严格按照职业暴露应急处理程序处理并及时报告实验室负责人	低

实验室工件岗位	危险因素	预测风险等级	预防措施	残余风险
2.废弃物高压灭菌处理	1.高压灭菌器压力和温度不符合要求	高	1.血液、体液、细菌培养物等高感染废物及时进行高压灭菌处理	低
	2.不小心被锐器刺伤	中	2.处理废弃物时小心被锐器刺伤	低
	3.废弃物处理完毕后未及时认真卫生洗手	中	3.每天测试消毒剂浓度，浓度不得低于规定的浓度	低
	4.未加强水电管理	中	4.每锅和每周监测高压灭菌器的灭菌效果	低
			5.废弃物处理完后放到规定的地点，认真做好交接签字，避免医疗废物丢失，造成环境污染，危害公众健康	
			6.每天做好工作台面和空气消毒	低
			7.工作结束后关好水龙头、高压灭菌器等、保证实验室和洗消室安全	低

10.医学检验科实验室其他危险评估　化学危险品、电气设备、火灾危险评估见表6-10。

表6-10　化学危险品、电气设备、火灾危险评估

评估内容	危险因素	预测风险等级	预防措施	残余风险
1.化学危险品	1.存放和使用不当而引起火灾、爆炸或中毒	高	1.指定专人负责；化学危险品实行双人双锁管理	低
	2.易燃物品未按规定量使用而引起火灾	高	2.按安全手册要求存放并经常检查	低
			3.建立出库、入库、使用登记制度	低
			4.实验室只留少量化学危险品	低
			5.安装洗眼器、淋浴器	低
2.电气设备	1.使用不合格产品导致工作人员触电或发生火灾	高	1.应定期检查和测试电源、设备	低
	2.工作人员操作不当导致伤害	高	2.仪器设备安装一定按照该仪器说明书或专业工程师安装	低
	3.仪器设备安装不当	高	3.配置防火器材	
3.火灾	1.电气设备使用保养不良	高	1.严格按要求使用和保养仪器	低
	2.仪器在不用时未关闭电源	高	2.加强防火救火演练	低
	3.易燃物品使用、保存不当	高	3.加强易燃物品使用、保存的管理	低
	4.灭火器材使用不当	高	4.实验室配置有消防栓及手提式二氧化碳灭火器，请消防科专业人士对科室人员进行了消防栓及灭火器使用的培训。经培训后科室人员均能正确使用消防栓及灭火器	低
			5.工作人员熟悉实验室安全通道，掌握自救的方法	低
4.紫外线	直接照射眼部和皮肤损伤	高	经培训后正确使用消毒器材，做好个人防护	低
5.试剂评估	1.通过口腔、眼部和接触损伤	中	1.经培训后严格按使用说明装载试剂	低
	2.有毒化学成分对人体的危害	中	2.配制、添加或更换试剂时要小心操作，做好适当防护	低

（张朋朋　曹　翰　陈泽慧）

参 考 文 献

丛玉隆，王成彬，毛远丽，2011.现代医学实验室管理与认可实践.北京：人民军医出版社.

戴盛明，董家书，2017.医学实验室质量与安全管理实践.北京：中国医药科技出版社.

綦迎成，李建明，李君莲，2013.临床实验室管理与实践.北京：人民军医出版社.

杨惠，王成彬，2015.临床实验室管理.北京：人民卫生出版社.

第七章 检验项目与临床选择

目前随着检验医学的快速发展，检验项目的类型也相应的增多，患者就医后针对患者的病情如何来合理并以患者利益为前提进行检验项目的选择是目前临床医师所面临的问题之一。因此，不仅要求临床医师在面对不同病情时正确的选择检验项目，而且也要求了临床实验室为临床提供检验项目选择相关的"标本采集手册"等参考资料以供其更好的了解检验项目的选择。

第一节　检验项目的选择与临床应用

检验项目的选择必须要有一定的针对性、时效性、经济性及有效性。随着科学水平的发展，检验项目也越来越多，每一种检验项目都有其不同的临床意义，有的用于筛查、鉴别，有的用于诊断，有的用于治疗后或者手术后疗效的观察和预后判断。医学检验结果的科学性及临床价值，不仅取决于检验人员的操作技术，同时与医师合理选择检验项目和检验标本的正确采集、运送有重大关系。当怀疑患者患某种疾病时，应选择哪项检验最合理、对诊断最有意义。当拿到检验报告结果时，怎样分析、判断其临床价值。那么临床医师对于检验项目的选择如何来进行的，其原则是什么？目前认为可从以下几点进行考虑。

1.针对性　临床医师应根据诊疗目的进行项目选择。如为了回顾性判断糖尿病患者过去1~2个月血糖控制情况，可选择糖化血红蛋白项目。如怀疑前列腺癌的患者，应选择前列腺特异性抗原和游离前列腺抗原。因此，在进行项目选择前，临床医师必须掌握不同检验项目的临床意义、适用范围等，以便针对性地选择检验项目。

2.有效性　在进行检验项目选择时，应考虑项目对疾病诊断的敏感性和特异性。由于目前许多检验项目的敏感性和特异性只能达到一定的限度，如有的项目敏感性高但特异性欠佳，而有的项目特异性高而敏感性不够理想。如果进行人群筛查时，应选择敏感性高的检验项目，以避免漏诊；对于筛查阳性的患者，则需要选择特异性高的试验进行疾病的确诊，以避免误诊。

3.时效性　主要从项目的检验周期考虑，如临床上考虑为淋病患者，可同时选择尿道分泌物涂片和细菌培养鉴定及药敏试验。因为细菌涂片结果可以在1h内获得，如涂片在白细胞内找到革兰阴性双球菌，可初步考虑淋球菌感染，及时用药并等待细菌培养鉴定及药敏试验的结果。

4.经济性　主要从成本和效益的角度考虑，避免大包围地选择检验项目，选择一些不必要或不适宜的项目，造成患者不必要的医疗费用支出。

以下是笔者结合一些参考书籍及日常工作的经验，对常见疾病的实验室检验项目进行整理，仅供参考（表7-1）。

表 7-1　常见疾病与实验室检查

疾病类型	疾病名称		检查项目
红细胞疾病	缺铁性贫血		血常规（镜下观察红细胞形态）、网织红细胞、骨髓象检查、骨髓铁染色、血清铁蛋白测定、血红蛋白电泳、总铁结合力、转铁蛋白饱和度
	巨幼细胞性贫血		血常规（镜下观察红细胞形态）、网织红细胞、骨髓象检查、骨髓铁染色、血清铁蛋白测定、叶酸、血清维生素 B_{12}、血清铁
	再生障碍性贫血		血常规（镜下观察红细胞形态）、网织红细胞、骨髓象检查、NAP 染色、流式细胞术检测、T 淋巴细胞亚群分析
	溶血性贫血	遗传性球形红细胞增多症	血常规（镜下观察红细胞形态）、网织红细胞、骨髓象检查、生化检查、尿含铁血黄素试验、红细胞渗透脆性试验、酸化血清溶血试验、高铁血红蛋白还原实验、抗人球蛋白试验、冷凝集素试验、G-6-PD 检测
		阵发性睡眠性血红蛋白尿症	
		葡萄糖-6-磷酸脱氢酶缺乏症	
		自身免疫溶血性贫血	
	继发性贫血	慢性炎性贫血	血常规（镜下观察红细胞形态）、骨髓象检查、骨髓铁染色、血清铁
		慢性肾病性贫血	
白细胞疾病	急性白血病	急性髓细胞白血病	血常规（镜下观察红细胞形态）、骨髓象检查、骨髓细胞化学染色检验、免疫表型分析、染色体检查、基因检验
		急性淋巴细胞白血病	
	骨髓增生异常综合征与增殖性肿瘤	骨髓增生异常综合征	血常规（镜下观察红细胞形态）、骨髓象检查、骨髓细胞化学染色检验、骨髓活检、染色体检查、基因检验
		骨髓增殖性肿瘤	
	成熟淋巴细胞恶性肿瘤	成熟 B 淋巴细胞恶性肿瘤	血常规（镜下观察红细胞形态）、骨髓象检查、骨髓细胞化学染色检验、免疫分型、染色体检验、生化检验、分子生物学检验
		浆细胞恶性肿瘤	
		成熟 T 细胞和 NK 细胞恶性肿瘤	
		霍奇金淋巴瘤	
	非恶性白细胞疾病	中性粒细胞减少和缺乏症	血常规（镜下观察红细胞形态）、骨髓象检查、骨髓细胞化学染色检验、EB 病毒抗体检验、生化检验、高细胞因子血症检验、NK 细胞检验
		类白血病反应	
		传染性单个核细胞增多症	
		传染性淋巴细胞增多症	
		噬血细胞综合征	
		脾功能亢进	
		类脂质沉积病	
	造血干细胞移植		血常规、红细胞血型检验、红细胞同工酶谱检验、血清免疫球蛋白谱检验、性染色体核型分析检验、HLA 抗原检验
出血性疾病	血栓		凝血功能、凝血因子、蛋白 C、蛋白 S
	原发性出血性疾病	血管性血友病	血常规、血小板功能检测、骨髓检测、凝血功能、出血时间测定、凝血因子、Ag 定量测定、Rco 测定、RIPA 试验、胶原结合实验、基因检测
		原发免疫性血小板减少症	
	获得性出血性疾病	过敏性紫癜	血常规、尿常规、生化检验、凝血系统检测、免疫学检测、皮肤或肾脏活检、凝血因子、维生素 K 纠正试验、分子标志物检验
		肝病所致的凝血障碍	
		维生素 K 缺乏症	
		病理性抗凝物质增多	
		弥散性血管内凝血	

疾病类型	疾病名称		检查项目
	易栓症		凝血功能、蛋白C检测、游离型PS含量和活性检测、抗活性蛋白C试验、肝素辅因子-Ⅱ抗原及活性检测、纤溶酶原抗原及活性检测、纤溶酶原激活物抑制剂-1抗原及活性检测
糖类疾病	糖尿病		空腹血糖、餐后2h血糖、糖化血红蛋白、OGTT试验、胰岛素、C肽、血酮体、尿酮体、尿微量白蛋白
血脂和脂蛋白异常疾病	高脂血症、低脂血症		血脂组合检查、游离脂肪酸、卵磷脂胆固醇脂酰转移酶、脂蛋白脂肪酶、对氧磷酶1
心血管系统疾病	高血压		肾功能、电解质、血醛固酮、肾上腺素、去甲肾上腺素、ACTH、皮质醇、17-羟（酮）皮质类固醇、血脂组合检查、同型半胱氨酸、心梗两项、心肌酶、C反应蛋白、血气分析、降钙素原、血培养、柯萨奇病毒RNA、β型脑钠肽
	动脉粥样硬化和冠心病		
	急性冠状动脉综合征		
	心力衰竭		
	其他心血管疾病	风湿热和风湿性心脏病	
		感染性心内膜炎	
		病毒性心肌炎	
肝胆疾病	肝硬化		肝功能组合、凝血功能、血脂、肝肿瘤标志物、肝纤四项、血清单胺氧化酶、脯氨酰羟化酶、乙肝五项、肝炎病毒抗原、抗体检测、核酸检测
	急性肝炎		
	慢性肝炎		
	肝纤维化		
	肝癌		
	酒精性肝病		
	药物性肝病		
	胆汁淤积性肝病		
	重症肝炎		
	病毒性肝炎	甲型病毒性肝炎	
		乙型病毒性肝炎	
		丙型病毒性肝炎	
		丁型和戊型病毒性肝炎	
肾疾病	肾小球肾炎		尿常规、肾功能、内生肌酐清除率试验、24h尿蛋白定量、尿蛋白电泳、蛋白质测定、免疫学检测、血清蛋白质电泳、电解质、血气分析、尿渗透量检验、甲状旁腺激素
	肾病综合征		
	急性肾损伤		
	慢性肾衰竭		
	糖尿病肾病		
	小动脉性肾硬化症		
	肾小管性酸中毒		
	间质性肾炎		
呼吸性疾病	慢性阻塞性肺疾病		血常规、血气分析、痰培养及鉴定、肺炎支原体、肺炎衣原体、基因检测、胸腔积液常规及生化检测、肿瘤标志物、类风湿因子、凝血功能、D-二聚体
	支气管哮喘		
	肺炎		
	肺癌		
	肺栓塞		
	肺结核		

疾病类型	疾病名称		检查项目
胃肠胰疾病	胃部疾病	消化性溃疡 慢性胃炎 胃癌 胃泌素瘤	血清胃泌素测定、粪便常规+隐血试验、幽门螺杆菌检查、相关抗体和维生素B_{12}水平测定、血清胃蛋白酶原测定、胃部肿瘤标志物测定、胃酸
	肠道疾病	溃疡性结肠炎 腹泻 肠结核	血常规、红细胞沉降率、粪便常规+隐血试验、蛋白质测定、自身抗体测定、电解质
	胰腺炎		血常规、生化检测、C反应蛋白、血尿淀粉酶、血清脂肪酶、胰蛋白酶原Ⅱ、磷脂酶A_2
内分泌疾病	肾上腺疾病	库欣综合征 醛固酮增多症 嗜铬细胞瘤 Addison病	促肾上腺皮质激素、皮质醇、24h尿游离皮质醇、尿17羟皮质类固醇和17-酮皮质类固醇测定、基因检测、尿常规、肾功能、血浆醛固酮-肾素比值测定、电解质、血浆去甲肾上腺素类物质测定、24h尿钙测定
	甲状腺疾病	甲状腺功能亢进症 甲状腺功能减退症 非毒性甲状腺肿	甲状腺功能检测、甲状腺自身抗体检测、甲状腺摄^{131}I率测定、基因突变分析、血清甲状腺球蛋白、尿碘测定、血常规、红细胞沉降率
	下丘脑-垂体疾病	垂体性侏儒症 巨人症和肢端肥大症 催乳素瘤 尿崩症	生长激素测定、血IGF-1测定、血IGF结合蛋白测定、催乳素测定、血浆抗利尿激素测定、尿常规、血糖、OGTT实验
	性腺疾病	性早熟 青春期延迟及性幼稚 卵巢功能紊乱 睾丸功能紊乱	性激素全套测定、阴道脱落细胞检测、染色体检查、抗苗勒管激素测定、甲状腺功能检测
骨疾病	佝偻病 骨质疏松症 骨软化症 急、慢性血源性骨髓炎 化脓性脊椎炎 化脓性关节炎 骨与关节结核 成骨不全 肾性骨病 变形性骨炎		血常规、红细胞沉降率、骨钙素测定、碱性磷酸酶、血清钙磷测定、Ⅰ型前胶原前肽、抗酒石酸酸性磷酸酶、Ⅰ型胶原交联降解产物测定、甲状旁腺激素、降钙素、活性维生素D、甲状旁腺激素相关蛋白、类风湿因子、关节液常规、关节液培养、关节液找抗酸杆菌
超敏反应性疾病	Ⅰ型超敏反应	药物过敏性休克 血清过敏性休克 过敏性哮喘 过敏性鼻炎 消化道变态反应 食物变态反应	血常规、免疫球蛋白测定、特异性IgE检测、细胞脱颗粒测定、类胰蛋白酶测定
	Ⅱ型超敏反应	输血反应 新生儿溶血症 自身免疫性溶血性贫血 药物过敏性血细胞减少症	血常规、肝功能、抗血细胞抗体检测、自身抗体检测、免疫球蛋白测定

疾病类型	疾病名称		检查项目
	Ⅲ型超敏反应	实用性局部变态反应 人类局部变态反应 血清病 肾小球肾炎 类风湿关节炎 系统性红斑狼疮	血常规、红细胞沉降率、尿常规、肝功能、免疫球蛋白测定、类风湿因子、抗核抗体谱测定、IC检测、关节液检查、抗瓜氨酸化蛋白抗体
	Ⅳ型超敏反应	传染性迟发型变态反应 接触性皮炎	血常规、红细胞沉降率、免疫球蛋白测定、结核菌素试验、自身抗体检测
输血不良反应 与输血传播 疾病	输血不良反应	发热性非溶血性输血反应 过敏性输血反应 溶血性输血反应 大量输血的不良反应 细菌性输血反应 输血相关性急性肺损伤	HLA抗体、HNA抗体、抗血小板抗体、抗单核细胞抗体、抗粒细胞特异性抗体、致热原性细胞因子、血常规、凝血功能和凝血因子检测、IgA和IgA抗体检测、血型、肝功能、肾功能、血涂片、骨髓涂片、血培养、血气分析
	输血传播疾病	获得性免疫缺陷综合征	血常规、HIV p24抗原检测、HIV核酸检测、病毒分离、HIV-1/HIV-2抗体检测
		乙型病毒性肝炎、丙型病毒 性肝炎	血常规、肝功能、HBV抗原抗体检测、HBV-DNA检测、凝血功能、尿常规、血氨、HCV抗原检测、抗-HCV IgM和抗HCV IgG检测、HCV-RNA检测
		巨细胞病毒感染	血常规、脱落细胞及组织病理学检查、病毒分离和抗原检测、CMV-DNA检测、CMV抗体检测
		人类T淋巴细胞病毒感染	血清HTLV-Ⅰ/Ⅱ抗体检测、HTLV病毒颗粒及其抗原检测、血常规、HTLV的PCR法检测、脑脊液检查
		梅毒	血常规、梅毒螺旋体血清试验、PCR检测
		弓形虫病	血常规、直接涂片镜检、动物接种或组织培养、分子生物学检测、免疫学检查
风湿性疾病	类风湿关节炎		类风湿因子、抗瓜氨酸化蛋白抗体、免疫复合物、C反应蛋白、红细胞沉降率、血常规、关节液检查、免疫球蛋白
	系统性红斑狼疮		抗核抗体谱、抗双链脱氧核糖核酸抗体、抗可提取核抗原抗体、抗核小体抗体、抗磷脂抗体、血常规、尿常规、肝功能、肾功能、免疫球蛋白、狼疮细胞检查
	强直性脊柱炎		血常规、HLA-B27检测、ACPA、AKA抗体检测、红细胞沉降率、C反应蛋白、免疫球蛋白、尿常规、脑脊液检验、粪便培养、基质金属蛋白酶3、酶学检测
	干燥综合征		血常规、红细胞沉降率、尿常规、类风湿因子、抗核抗体谱、免疫球蛋白、肾功能、狼疮细胞检查、抗γ-球蛋白检查
	血管炎		血常规、红细胞沉降率、抗主动脉抗体、自身抗体检测、抗ASO检测、抗结核菌素试验、血清蛋白电泳、肾功能、尿常规、C反应蛋白、分泌型IgA、抗中性粒细胞胞质抗体、抗心磷脂抗体、抗内皮细胞抗体
感染性疾病	发热		血常规、尿常规、粪便常规、血培养、病原体核酸检验、结核感染T细胞斑点试验、肿瘤标志物、肥达试验、抗结核抗体检测、外斐试验、脑脊液检查、浆膜腔积液检查

疾病类型	疾病名称		检查项目
	感染性腹泻	细菌性痢疾	血常规、粪便常规+隐血、粪便培养+药敏试验、快速病原学诊断、轮状病毒检测、分子生物学检测
		病毒感染性腹泻	
	生殖泌尿道感染	尿路感染	血常规、尿常规、尿培养+药敏试验、支原体检测、衣原体检测、尿路单纯疱疹病毒检测、尿液抗体包裹细菌分析法、分泌物涂片镜检、红细胞沉降率、C反应蛋白、机体免疫功能检验、AIDS病原体检验、梅毒血清学检验、暗视野显微镜检验、脑脊液检验、基因诊断技术检测梅毒螺旋体、PCR检测
		盆腔炎	
		性传播疾病	
	皮肤和软组织感染	浅表型皮肤感染	血常规、红细胞沉降率、C反应蛋白、分泌物镜检、分泌物/血培养+药物
		溃疡和结节	血常规、红细胞沉降率、C反应蛋白、分泌物镜检、分泌物/血培养+药物、免疫学检验
		窦道感染	血常规、红细胞沉降率、C反应蛋白、窦道标本镜检、窦道标本培养+药物
		烧伤感染	血常规、红细胞沉降率、C反应蛋白、尿常规、尿培养、创面涂片镜检、创面培养
		手术部位感染	血常规、红细胞沉降率、C反应蛋白、分泌物涂片镜检、分泌物培养+药物
	医院内感染	医院获得性肺炎	血常规、红细胞沉降率、C反应蛋白、冷凝集试验、血气分析、细菌培养、呼吸道九联检
		新生儿医院感染	血常规、红细胞沉降率、C反应蛋白、脑脊液涂片查找细菌、血培养、免疫学检验、分子生物学检验
		社区获得性肺炎	血常规、红细胞沉降率、C反应蛋白、血气分析、细菌培养、呼吸道九联检、分子生物学检验
	人兽共患疾病	布鲁菌病	血常规、细菌培养、血清凝集试验、补体结合试验、抗人免疫球蛋白试验、酶联免疫吸附试验
		炭疽	血常规、分泌物涂片镜检、分泌物培养、分泌物动物接种、免疫学检验
		狂犬病	血常规、尿常规、脑脊液检查、细菌培养、免疫学检验、RT-PCR法测定狂犬病毒RNA
	发热伴血小板减少综合征		血常规、尿常规、肝功能、电解质、心肌酶、血培养、免疫学检验
寄生虫疾病	原虫病	疟疾	血常规、血涂片找疟原虫、酶联免疫吸附试验查找疟原虫抗体
		溶组织内阿米巴病	血常规、粪便常规、粪便涂片找活动的滋养体、碘液涂片法粪便查包囊、间接血凝试验检测血清中的虫体特异性抗体、提取DNA利用PCR扩增检测溶组织内阿米巴SSU rRNA基因
		隐孢子虫病	血常规、粪便常规、粪便涂片染色检卵囊、痰液等标本查见虫体、ELISA检测血清中的虫体特异性抗体、利用PCR扩增检测粪便中隐孢子虫SSU rRNA基因
		弓形虫病	血常规、标本涂片染色法镜检弓形虫速殖子包囊、免疫染色镜检虫体、PCR和核酸探针技术检测
		利什曼病	骨髓穿刺检查、ELISA检测血清中的虫体特异性抗体、PCR和核酸探针技术检测动基体小环DNA基因
	蠕虫病	华支睾吸虫病	血常规、粪便常规、ELISA检测虫体特异性抗体

疾病类型	疾病名称		检查项目
		蛔虫病	血常规、粪便常规、皮内试验、ELISA检测虫体特异性抗体
		鞭虫病	血常规、粪便常规、粪便直接涂片镜检找虫卵
		蛲虫病	血常规、粪便常规、棉签拭子法检出虫卵
		钩虫病	血常规、粪便常规、ELISA检测虫体特异性抗体、粪便直接涂片镜检找虫卵
		丝虫病	血常规、厚血膜法检查微丝蚴、尿乳糜试验、皮内试验、ELISA检测虫体特异性抗体
神经精神疾病	中枢神经系统感染	化脓性脑膜炎	血常规、红细胞沉降率、脑脊液常规、脑脊液生化、脑脊液涂片染色镜检、脑脊液行HSV病毒分离
		结核性脑膜炎	
		单纯疱疹病毒性脑炎	
	常见神经精神疾病	帕金森病	血常规、尿常规、肝功能、脑脊液生化、肾上腺素、去甲肾上腺素检测
		精神分裂症	脑脊液生化、去甲肾上腺素检测
		阿尔茨海默病	血常规、血糖、电解质、肝功能、肾功能、维生素B_{12}、叶酸、甲状腺素、脑脊液检测、核酸检测
		癫痫	血常规、血糖、电解质、脑脊液检测
		重症肌无力	血常规、乙酰胆碱受体抗体滴度检测
		多发性硬化症	血常规、脑脊液检测
	脑栓塞、脑出血		血常规、出血时间检测、凝血功能、脑脊液检测、尿常规、粪便常规、生化检测
妊娠疾病	正常与异常妊娠	妊娠早期	血清HCG检验、尿HCG定性检测、性激素检测、当异常妊娠多次可行染色体检查
		自然流产	
		异位妊娠	
		早产	
	妊娠特有疾病	妊娠期高血压	尿蛋白检测、血常规、凝血功能、肝功能、肾功能、血糖、糖化血红蛋白、OGTT试验
		妊娠期肝疾病	
		妊娠期肾疾病	
		妊娠期糖尿病	
	不孕不育症	女性不孕症	性激素检测、抗苗勒管激素、精液常规、精液质量分析、抗精子抗体检验、透明带抗体检验、抗子宫内膜抗体检验、抗卵巢抗体检验、抗HCG抗体检验、抗滋养细胞膜抗体检验、抗心磷脂抗体检验、染色体检查
		男性不育症	
		免疫性不孕不育症	
		其他不孕不育症	
	胎儿健康状况		雌三醇检验、人胎盘催乳素检验、卵磷脂和鞘磷脂比值检验、胎儿肺成熟度检验、薄层小体计数检验、泡沫稳定指数检验
	产前筛查		甲胎蛋白检验、游离雌三醇检验、血HCG检验、妊娠相关蛋白检验、抑制素-A检验、妊娠早期筛查、妊娠中期筛查
	产前诊断		胎儿细胞染色体核型分析、分子测序技术、无创产前检查技术
遗传性疾病	染色体疾病	21-三体综合征	分子测序技术、FISH、染色体检验、妊娠早期筛查、妊娠中期筛查、无创产前检查技术
		18-三体综合征	
		13-三体综合征	

疾病类型	疾病名称		检查项目
	遗传性代谢病	苯丙酮尿症	苯丙氨酸浓度测定、尿三氯化铁试验、苯丙氨酸负荷试验、高效液相色谱尿蝶呤图谱分析、四氢生物蝶呤负荷试验、基因检测、产前诊断
		半乳糖血症	尿还原糖检验、红细胞半乳糖及1-磷酸半乳糖检验、干血片测定红细胞GALT活性、基因检测
		肝豆状核变性	肝功能、血清铜蓝蛋白和血清铜与24h尿酮检验、青霉胺负荷试验、基因检测、产前诊断
	血液系统遗传性疾病	地中海贫血	血常规、红细胞渗透脆性试验、血红蛋白组分分析、尿常规、肝功能、地中海贫血基因检测
		镰状细胞贫血	血常规、红细胞渗透脆性试验、血红蛋白电泳红细胞镰状试验、HbS溶解度试验、基因诊断
		血友病	血常规、凝血功能、血小板聚集试验、F Ⅷ∶C、F Ⅸ∶C以及血管性血友病因子抗原(VWF∶Ag)测定、基因诊断
	其他遗传性疾病	遗传性耳聋	生物化学检验、染色体检验、基因诊断、DNA测序技术
		Leber遗传性视神经病变	线粒体呼吸链酶活性检验、线粒体DNA突变检验、mtDNA直接测序
		X性连锁无丙种球蛋白血症	血常规、免疫球蛋白、特异性抗体产生功能检验、细胞免疫功能检验、B细胞数量检验、BTK基因变异和表达水平检测
肿瘤	肺癌		胸腔积液常规、神经元特异性烯醇化酶、胃泌素释放肽前体、癌坯抗原、细胞白蛋白19片段、鳞状上皮细胞癌抗原、EGFR基因突变检测、碱性磷酸酶、乳酸脱氢酶及同工酶
	消化道肿瘤	胃癌	血常规、粪便常规、碱性磷酸酶、癌胚抗原、糖类抗原CA72-4、糖类抗原CA19-9、胃蛋白酶原
		结直肠癌	粪便常规、癌胚抗原、糖类抗原CA24-2、糖类抗原CA72-4、糖类抗原CA19-9
		肝癌	肝功能、血糖、电解质、甲胎蛋白、癌胚抗原、铁蛋白、α-L岩藻糖苷酶、异常凝血酶原
		食管癌	鳞状细胞癌抗原、癌胚抗原、细胞白蛋白19片段
		胰腺癌	尿常规、粪便常规、肝功能、癌胚抗原、糖类抗原CA19-9、糖类抗原CA24-2、糖类抗原CA50
	生殖性腺系统相关肿瘤	前列腺癌	前列腺常规检查、前列腺特异性抗原、游离前列腺特异性抗原/总前列腺特异性抗原、复合前列腺特异抗原、前列腺酸性磷酸酶、癌胚抗原
		卵巢恶性肿瘤	甲胎蛋白、癌胚抗原、糖类抗原CA125、人附睾蛋白4、糖类抗原CA19-9、血清HCG检测
		乳腺癌	癌胚抗原、糖类抗原CA15-3、ALT、ALP检测、免疫功能检查、血清HCG检测
		子宫颈癌	甲胎蛋白、癌胚抗原、糖类抗原CA125、人附睾蛋白4、糖类抗原CA19-9、血清HCG检测、鳞状细胞癌抗原
	其他肿瘤	甲状腺癌	血清甲状腺球蛋白、癌胚抗原、降钙素
		鼻咽癌	EB病毒壳抗原抗体A、EB病毒早期抗体
		肾癌	DNA倍体、癌胚抗原、肾癌相关抗原G250-MN/CA Ⅸ
		膀胱癌	尿液核基质蛋白22、膀胱癌抗原、前列腺常规检查、前列腺特异性抗原、游离前列腺特异性抗原/总前列腺特异性抗原、复合前列腺特异抗原、前列腺酸性磷酸酶、癌胚抗原

第二节　检验项目的组合

由于检验诊断技术的发展，检验科可供临床医师选择的实验项目也愈来愈多，因此根据不同的需要制定检验项目组合，为临床诊断和治疗提供了大量便捷的信息平台是目前检验科所关注的重点。合理、科学的"组合"对向临床医师提供较全面的信息是必要的，同时也使申请检验的步骤简化。但目前国内有许多医疗单位为了追求经济效益，盲目开展检验项目大组合。不管患者什么病，一来看病，医师就做一个几十项的"大组合"检查。且这种"大包围"做法有愈演愈烈的趋势。这种"大组合"造成了医疗资源的巨大浪费，加重了患者的负担。一些对该种疾病来说并无太大价值的证据、甚至对诊断无关意义的检验被滥用，因此如何有效、合理开展检验项目的组合是目前检验医学工作者的重要任务之一。"组合"通常有下列几种建议。

1.为提高同一种疾病的敏感性或特异性而形成的"组合"　如几种肿瘤标志物的联合应用，联合测定AFP、AFU以提高肝癌的诊断率。这时应考虑对结果的分析是采用平行试验（parallel test）分析方法还是序列试验（serial test）分析方法。前者提高了敏感性但降低了特异性；后者提高了特异性但降低了敏感性，这是应该注意的。

2.为了解某器官不同功能情况或从不同角度了解某一疾病病情有关信息而形成的不同"组合"　如肝功能、肾功能、乙肝血清标志物（俗称"两对半"）等。

3.为正确、及时诊断而形成的"组合"　如心肌酶谱、肌钙蛋白的组合等。

4.初诊时为了解患者多方面信息而形成的"组合"　如尿十项检测、生化检测的一些"组合"等。

5.为临床医师选用合理的治疗药物而形成的"组合"　应有利于疾病治疗，有利于采取治疗手段。例如，血气分析同时加电解质检测，以判断酸碱失衡的性质。如抗生素药敏试验等。

6.对不同类疾病联合检测项目用以及时发现并发症　例如，糖尿病引起的肾损害，加检肾功能试验（尿微量白蛋白）、N-2酚氨基葡萄糖苷酶；糖尿病引起酸中毒，联合检测血气分析和电解质。

7.卫生行政部门制定的标准化方案　例如，血凝与血栓测定，PT、KPTT、TT、Fg；尿液沉渣检查，细胞、管型、微生物、结晶体等。

这些"组合"对早期诊断及治疗是非常必要的，但"组合"必须合理、科学，合理组合检验项目，能够有效地指导临床医疗实践，把最适合的试验方案提供给临床医师和患者，使治疗更加科学、更加合理。下面是笔者集合参考资料、书籍以及所在医院检验科的检验项目组合，仅供参考（表7-2）。

表7-2 常用检验项目组合及内容

组合检验项目	组合检验项目内容	标本要求
血常规	血液分析仪血细胞分析	EDTA—K₂抗凝管抽取全血2ml
尿常规	尿液干化学分析+尿沉渣镜检	随机中段尿5～10ml
粪便常规+隐血	粪便镜检+胶体金隐血试验	新鲜粪便
凝血功能	PT、APTT、TT、FIB、INR、PTR	枸橼酸钠抗凝管抽取全血2ml
凝血功能+血浆鱼精蛋白副凝试验（3P）+血浆D-二聚体测定	PT、APTT、TT、FIB、INR、PTR、纤维蛋白原降解产物、D-D聚体	枸橼酸钠抗凝管抽取全血2ml
阴道分泌物检查	pH、纤毛菌、特殊细菌、乳酸杆菌形态菌、阴道滴虫、线索细胞、加德纳菌、阴道上皮细胞、阴道白细胞、乙酰胺基葡萄糖苷酶、β葡萄糖醛酸酶、球菌、短小杆菌、清洁度、红细胞、唾液酸酶、过氧化氢、白念珠菌、白细胞酯酶	新鲜采集
肝功能九项	丙氨酸氨基转移酶、门冬氨酸氨基转移酶、AST/ALT、谷胺酰基移换酶、总胆红素、直接胆红素、间接胆红素、总胆汁酸、前白蛋白	空腹，无抗凝剂管抽取全血4ml
肝功能十六项	丙氨酸氨基转移酶、门冬氨酸氨基转移酶、AST/ALT、谷胺酰基移换酶、碱性磷酸酶、胆碱酯酶、总胆红素、直接胆红素、间接胆红素、总胆汁酸、总蛋白、白蛋白、球蛋白、A/G、前白蛋白、α-L-岩藻糖苷酶	空腹，无抗凝剂管抽取全血4ml
蛋白质	总蛋白、清蛋白	空腹，无抗凝剂管抽取全血4ml
转氨酶	丙氨酸氨基转移酶、门冬氨酸氨基转移酶、AST/ALT	空腹，无抗凝剂管抽取全血4ml
肾功能三项	尿素、肌酐、尿酸	无抗凝剂管抽取全血4ml
肾功能四项	尿素、肌酐、尿酸、二氧化碳	无抗凝剂管抽取全血4ml
肾功能六项	尿素、肌酐、尿酸、二氧化碳、血清胱抑素C	无抗凝剂管抽取全血4ml
电解质六项	钾、钠、氯、钙、磷、镁	无抗凝剂管抽取全血4ml，避免溶血
微量元素三项	锌、铜、铁	无抗凝剂管抽取全血4ml，避免溶血
血脂两项	三酰甘油、总胆固醇	空腹12h，无抗凝剂管抽取全血4ml
血脂四项	三酰甘油、总胆固醇、高密度脂蛋白胆固醇、低密度脂蛋白胆固醇	空腹12h，无抗凝剂管抽取全血4ml
血脂七项	三酰甘油、总胆固醇、高密度脂蛋白胆固醇、低密度脂蛋白胆固醇、载脂蛋白A1、载脂蛋白B、脂蛋白a	空腹12h，无抗凝剂管抽取全血4ml
心肌酶谱五项	门冬氨酸氨基转移酶、肌酸激酶、肌酸激酶同工酶MB、乳酸脱氢酶、α-羟丁酸脱氢酶	无抗凝剂管抽取全血4ml，避免溶血
腔积液生化	总蛋白、葡萄糖、乳酸脱氢酶、腺苷脱氢酶	新鲜采集
MALB/尿肌酐比值	尿肌酐、MALB/尿肌酐、微量白蛋白	新鲜采集
血气分析	氧分压、二氧化碳分压、pH、实际碳酸氢根、标准碳酸氢根、剩余碱、细胞外液剩余碱、肺泡-动脉氧分压差、血氧饱和度、血浆二氧化碳总量、肺泡气中氧分压、动脉肺泡氧分压比、血细胞比容、乳酸等	枸橼酸钠抗凝动脉血，1ml注射器抽取，立即送检
乙肝两项（体检）	HBsAg、HBsAb	无抗凝剂管抽取全血4ml

组合检验项目	组合检验项目内容	标本要求
乙肝五项	HBsAg、HBsAb、HBeAg、HBeAb、HBcAb	无抗凝剂管抽取全血 4ml
唐氏综合征筛查试验	uE3、HCG、甲胎蛋白	无抗凝剂管抽取全血 4ml
贫血两项	叶酸、维生素 B_{12}	无抗凝剂管抽取全血 4ml
贫血三项	叶酸、维生素 B_{12}、铁蛋白	无抗凝剂管抽取全血 4ml
男性肿瘤相关抗原	癌胚抗原、糖类抗原 19-9、糖类抗原 125、铁蛋白、甲胎蛋白、总前列腺特异抗原、游离前列腺特异抗原、FPSA/TPSA	无抗凝剂管抽取全血 4ml
女性肿瘤相关抗原	癌胚抗原、糖类抗原 19-9、糖类抗原 153、糖类抗原 125、铁蛋白、甲胎蛋白、人绒毛膜促性腺激素	无抗凝剂管抽取全血 4ml
消化系统肿瘤标志物	癌胚抗原、糖类抗原 19-9、铁蛋白、甲胎蛋白	无抗凝剂管抽取全血 4ml
肺癌（体检）	细胞角蛋白片段、神经元烯醇酶	无抗凝剂管抽取全血 4ml
肺部肿瘤标志物	细胞角蛋白片段、神经元烯醇酶、癌胚抗原、鳞状上皮细胞癌抗原、胃泌素释放肽前体	无抗凝剂管抽取全血 4ml
呼吸道肿瘤相关抗原	细胞角蛋白片段、神经元烯醇酶、EB 病毒 IgA	无抗凝剂管抽取全血 4ml
前列腺肿瘤标志物	总前列腺特异抗原、游离前列腺特异抗原、FPSA/TPSA	无抗凝剂管抽取全血 4ml
妇科肿瘤标志物	癌胚抗原、糖类抗原 19-9、糖类抗原 153、糖类抗原 125、铁蛋白、人绒毛膜促性腺激素、鳞状上皮细胞癌抗原、人附睾蛋白 4	无抗凝剂管抽取全血 4ml
男性肿瘤（体检）	神经元烯醇酶、细胞角蛋白片段、癌胚抗原、糖类抗原 19-9、糖类抗原 125、铁蛋白、甲胎蛋白、总前列腺特异抗原、游离前列腺特异抗原、FPSA/TPSA、鳞状上皮细胞癌抗原、胃泌素释放肽前体	无抗凝剂管抽取全血 4ml
女性肿瘤（体检）	神经元烯醇酶、细胞角蛋白片段、癌胚抗原、糖类抗原 19-9、糖类抗原 125、铁蛋白、甲胎蛋白、人绒毛膜促性腺激素、鳞状上皮细胞癌抗原、人附睾蛋白 4、胃泌素释放肽前体	无抗凝剂管抽取全血 4ml
胃癌组合检测 I	CA19-9、CA72-4、CEA	无抗凝剂管抽取全血 4ml
胃癌组合检测 II	CA50、AFP、CEA、β_2-MG	无抗凝剂管抽取全血 4ml
肠癌组合检测 I	CEA、CA-50、CA19-9	无抗凝剂管抽取全血 4ml
肠癌组合检测 II	AFP、β_2-MG、CA-50、CA19-9	无抗凝剂管抽取全血 4ml
肝癌组合检测 I	AFP、AFU（α-L-岩藻糖苷酶）	无抗凝剂管抽取全血 4ml
卵巢癌组合检测 I	CA125、CA19-9、SF（血清铁蛋白）	无抗凝剂管抽取全血 4ml
乳腺癌组合检测 I	CA15-3、CEA、SF、CA125	无抗凝剂管抽取全血 4ml
胰腺癌组合检测 I	CA19-9、CA242、CEA	无抗凝剂管抽取全血 4ml
鼻咽癌组合检测 I	EB 病毒抗体 IgA、EB 病毒抗体 IgG、EB 病毒抗体 IgM、CYRFA21-1	无抗凝剂管抽取全血 4ml
垂体瘤组合检测 I	PRL（垂体泌乳素）、GH（生长激素）、ACTH、TSH	无抗凝剂管抽取全血 4ml
甲状腺功能亢进三项	三碘甲状腺原氨酸（T3）、甲状腺素（T4）、促甲状腺激素（TSH）	无抗凝剂管抽取全血 4ml
甲状腺功能亢进五项	三碘甲状腺原氨酸（T3）、甲状腺素（T4）、促甲状腺激素（TSH）、游离 T3、游离 T4	无抗凝剂管抽取全血 4ml
骨代谢检测	β-胶原降解产物测定、I-型胶原氨基端延长肽	无抗凝剂管抽取全血 4ml
骨代谢检测 2	β-胶原降解产物测定、I-型胶原氨基端延长肽、VitD-T3、骨钙素	无抗凝剂管抽取全血 4ml
免疫球蛋白	IgG、IgA、IgM、IgE、C3、C4	无抗凝剂管抽取全血 4ml
心肌梗死两项	肌红蛋白、超敏肌钙蛋白 T	肝素抗凝管抽取全血 4ml

续表

组合检验项目	组合检验项目内容	标本要求
TORCH	弓形虫抗体IgM、弓形虫抗体IgG、风疹病毒抗体IgM、风疹病毒抗体IgG、巨细胞病毒抗体IgM、巨细胞病毒抗体IgG、单纯疱疹病毒Ⅰ型IgM、单纯疱疹病毒Ⅰ型IgG、单纯疱疹病毒Ⅱ型IgM、单纯疱疹病毒Ⅱ型IgG	无抗凝剂管抽取全血4ml
糖尿病自身抗体	抗酪氨酸磷酸酶抗体、抗谷氨酸脱羧酶抗体、抗胰岛细胞抗体、抗胰岛素抗体	无抗凝剂管抽取全血4ml
呼吸道病原体九联检	嗜肺军团菌IgM、肺炎支原体IgM、Q热立克次体IgM、肺炎衣原体IgM、腺病毒IgM、呼吸道合胞病毒IgM、甲型流感病毒IgM、乙型流感病毒IgM、副流感病毒IgM	无抗凝剂管抽取全血4ml
EB病毒二项	EBV-EA-IgA、EBV-CA-IgA	无抗凝剂管抽取全血4ml
肥达反应	伤寒杆菌H抗体、伤寒杆菌O抗体、甲型副伤寒抗体、乙型副伤寒抗体	无抗凝剂管抽取全血4ml
病毒四项	EB病毒IgM（原倍）、EB病毒IgM（1∶100）、巨细胞病毒IgM（原倍）、巨细胞病毒IgM（1∶100）、风疹病毒（原倍）、风疹病毒（1∶100）、单纯疱疹病毒（原倍）、单纯疱疹病毒（1∶100）	无抗凝剂管抽取全血4ml
抗核抗体谱	抗RNP抗体、抗SM抗体、抗SSA抗体、抗RO-52抗体、抗SSB抗体、抗SCL-70抗体、抗JO-1抗体、抗CENP B抗体、抗ds-DNA抗体、抗核小体抗体、抗组蛋白抗体、抗核糖体P蛋白抗体、抗着丝点抗体	无抗凝剂管抽取全血4ml
自身免疫性肝炎抗体1	抗核抗体（ANA）（1∶40）、抗核抗体（ANA）（1∶80）、抗核抗体（ANA）（1∶160）、抗线粒体抗体M2型、抗肝肾微粒体1抗体、抗细胞质肝抗原1抗体、抗可溶性肝抗原	无抗凝剂管抽取全血4ml
自身免疫性肝炎抗体2	抗线粒体抗体、抗平滑肌抗体、抗核抗体	无抗凝剂管抽取全血4ml
抗ANCA-GBM检测	cANCA、pANCA、抗GBM抗体、抗PR3抗体、抗MPO抗体	无抗凝剂管抽取全血4ml
生殖激素四项	雌二醇（E2）、孕酮（P）、促黄体生成素（LH）、卵泡刺激素（FSH）	无抗凝剂管抽取全血4ml
生殖激素六项	生殖激素四项+睾酮（T）+垂体泌乳素（PRL）	无抗凝剂管抽取全血4ml
纤溶六项	组织型纤溶酶原激活物（t-PA）、纤溶酶原活化物抑制因子（PAI）、纤溶酶原降解产物（FDP）、交联纤维蛋白降解产物（DD）、纤溶酶原含量测定（PLG）、抗凝血酶Ⅲ含量测定（AT-Ⅲ）	无抗凝剂管抽取全血4ml
血小板相关抗体	血小板相关抗体IgA、血小板相关抗体IgG、血小板相关抗体IgM	无抗凝剂管抽取全血4ml
肾早期损伤五项	NAG、尿微白蛋白（Malb）、α_1-微球蛋白（α_1-MG）、尿转铁蛋白（TRF）、肌酐	无抗凝剂管抽取全血4ml

第三节　检验项目及生物参考区间一览表

随着科学的发展，检验项目的增多，检验方法的推陈出新，检验项目的参考区间如何来确定其准确性？检验项目的参考区间即检验项目的参考上限和参考下限的值，其中包括了参考上限和参考下限。同样的检验项目不同实验室、不同的检测系统、检测方法检测出来的参考区间也不相同，即便是同样的检测系统及方法，不同的实验室或实验人员检测出来的参考区间也可能不相同。因此，检验科对所开展的检验项目的参考区间进行严格的确定是重要的日常工作之一。

ISO 15189明确规定临床实验室"应定期评审生物参考区间。如果实验室有理由相信某一特定参考区间不适用于参考人群，则应调查，如有必要，应采取纠正措施"。比如，卫生部于2013年8月颁布实施并推广应用了《临床常用生化检验项目参考区间》的国家卫生行业标准（WS/T 404-2012），临床实验室如果没有按要求对相关的检验项目的参考区间进行验证及更改，就可能会发生结果与患者病情不符合从而导致漏诊。在此，笔者按照ISO 15189以及《医疗机构检验项目目录》相关规定及要求，提供了某医院各实验室常用检验项目及其生物参考区间一览表以供借鉴查阅，见表7-3。

表7-3　某医院医学检验科各实验室检验项目及其生物参考区间一览表

项目	适用人群（单位）	参考区间	来源与验证	备注
临床检验基础血液部分				
白细胞计数	儿童（$\times 10^9$/L）	4.0～10.0	胡亚美，江载芳.诸福棠实用儿科学，第7版，下册，人民卫生出版社	仪器法
	成人（$\times 10^9$/L）	3.5～9.5	中华人民共和国卫生行业标准 WS/T405—2012	
中性杆状核粒细胞	儿童	＜0.08	全国临床检验操作规程，第4版，人民卫生出版社	仪器法
	成人	＜0.05		
中性分叶核粒细胞	儿童	0.40～0.60	胡亚美，江载芳.诸福棠实用儿科学，第7版，下册，人民卫生出版社	仪器法
	成人	0.40～0.75	中华人民共和国卫生行业标准 WS/T405—2012	
嗜碱性粒细胞	儿童	0.005～0.05	胡亚美，江载芳.诸福棠实用儿科学，第7版，下册，人民卫生出版社	仪器法
	成人	0.004～0.08	中华人民共和国卫生行业标准 WS/T405—2012	
嗜碱性粒细胞	儿童	0～0.075	胡亚美，江载芳.诸福棠实用儿科学，第7版，下册，人民卫生出版社	仪器法
	成人	0～0.01	中华人民共和国卫生行业标准 WS/T405—2012	
淋巴细胞	儿童	0.4～0.60	胡亚美，江载芳.诸福棠实用儿科学，第7版，下册，人民卫生出版社	仪器法
	成人	0.20～0.50	中华人民共和国卫生行业标准 WS/T405—2012	
单核细胞	儿童	0.01～0.08	胡亚美，江载芳.诸福棠实用儿科学，第7版，下册，人民卫生出版社	仪器法
	成人	0.02～0.08	中华人民共和国卫生行业标准 WS/T405—2012	

项目	适用人群（单位）	参考区间		来源与验证	备注
中性粒细胞计数	儿童（×10⁹/L）	1.32～7.90		全国临床检验操作规程，第4版，人民卫生出版社	仪器法
	成人（×10⁹/L）	1.32～7.90		中华人民共和国卫生行业标准WS/T405—2012	
淋巴细胞计数	儿童（×10⁹/L）	1.20～6.00		全国临床检验操作规程，第4版，人民卫生出版社	仪器法
	成人（×10⁹/L）	1.20～6.00		中华人民共和国卫生行业标准WS/T405—2012	
单核细胞计数	儿童（×10⁹/L）	0.08～0.80		全国临床检验操作规程，第4版，人民卫生出版社	仪器法
	成人（×10⁹/L）	0.08～0.80		中华人民共和国卫生行业标准WS/T405—2012	
嗜酸性粒细胞计数	儿童（×10⁹/L）	0.00～0.50		全国临床检验操作规程，第4版，人民卫生出版社	仪器法
	成人（×10⁹/L）	0.00～0.50		中华人民共和国卫生行业标准WS/T405—2012	
嗜碱性粒细胞计数	儿童（×10⁹/L）	0.00～0.10		全国临床检验操作规程，第4版，人民卫生出版社	仪器法
	成人（×10⁹/L）	0.00～0.10			
红细胞计数	儿童（×10¹²/L）	4.0～5.8		全国临床检验操作规程，第4版，人民卫生出版社	仪器法
	成人（×10¹²/L）	3.8～5.1		中华人民共和国卫生行业标准WS/T405—2012	
血红蛋白	儿童（g/L）	120～140		胡亚美，江载芳.诸福棠实用儿科学，第7版，下册，人民卫生出版社	仪器法
	成人（g/L）	男	130～175	中华人民共和国卫生行业标准WS/T405—2012	
		女	115～150		
血细胞比容	儿童（L/L）	0.37～0.50		胡亚美，江载芳.诸福棠实用儿科学，第7版，下册，人民卫生出版社	仪器法
	成人（L/L）	男	0.40～0.50	中华人民共和国卫生行业标准WS/T405—2012	
		女	0.35～0.45		
平均红细胞体积	儿童（fl）	80～94		胡亚美，江载芳.诸福棠实用儿科学，第7版，下册，人民卫生出版社	仪器法
	成人（fl）	80～100		中华人民共和国卫生行业标准WS/T405—2012	
平均红细胞血红蛋白量	儿童（p g）	26～32		胡亚美，江载芳.诸福棠实用儿科学，第7版，下册，人民卫生出版社	仪器法
	成人（p g）	27～34		中华人民共和国卫生行业标准WS/T405—2012	

项目	适用人群（单位）	参考区间	来源与验证	备注
平均红细胞血红蛋白浓度	儿童（g/L）	320～360	胡亚美，江载芳.诸福棠实用儿科学，第7版，下册，人民卫生出版社	仪器法
	成人（g/L）	316～354	中华人民共和国卫生行业标准WS/T405—2012	
红细胞体积分布宽度	儿童（%）	<15.0	全国临床检验操作规程，第4版，人民卫生出版社	仪器法
	成人（%）	11.5～14.5		
红细胞体积分布宽度	儿童（fl）	40～80	全国临床检验操作规程，第4版，人民卫生出版社	仪器法
	成人（fl）	37～47		
血小板计数	儿童（×10⁹/L）	100～300	胡亚美，江载芳.诸福棠实用儿科学，第7版，下册，人民卫生出版社	仪器法
	成人（×10⁹/L）	125～350	全国临床检验操作规程，第4版，人民卫生出版社	
血小板体积分布宽度	成人（%）	9.0～17.0	全国临床检验操作规程，第4版，人民卫生出版社	仪器法
大血小板比率	成人（%）	13.0～43.0	全国临床检验操作规程，第4版，人民卫生出版社	仪器法
网织红细胞	成人（%）	0.005～0.015	临床检验基础，第3版，人民卫生出版社	仪器法
低荧光强度网织红细胞	成人（%）	81.33～90.87	临床检验基础，第3版，人民卫生出版社	仪器法
中荧光强度网织红细胞	成人（%）	7.16～15.44	临床检验基础，第3版，人民卫生出版社	仪器法
高荧光强度网织红细胞	成人（%）	0.87～4.33	临床检验基础，第3版，人民卫生出版社	仪器法
血浆凝血时间测	成人（s）	14～24（磁珠法）/ 14～24（免疫比浊法）	全国临床检验操作规程，第4版，人民卫生出版社	仪器法
血浆凝血酶原时间测定	成人（s）	10～16（磁珠法）/ 9～14（免疫比浊法）	中华人民共和国卫生行业标准WS/T405—2012	仪器法
血浆活化部分凝血酶原时间测定	成人（s）	28～49（磁珠法）/ 20～44（免疫比浊法）	全国临床检验操作规程，第4版，人民卫生出版社	仪器法
血浆纤维蛋白原含量测定	成人（g/L）	1.7～4.0（磁珠法）/ 2.0～4.0（免疫比浊法）	中华人民共和国卫生行业标准WS/T405—2012	仪器法
血浆鱼精蛋白副凝试验	成人（mg/L）	0～5	全国临床检验操作规程，第4版，人民卫生出版社	仪器法
D-二聚体定量试验	成人（μg/L）	0～300	中华人民共和国卫生行业标准WS/T405—2012	仪器法
凝血因子Ⅱ	成人（%）	70～120	CA-7000配套凝血因子试剂说明书	仪器法

续表

项目	适用人群（单位）	参考区间			来源与验证	备注
凝血因子 V	成人（%）	70 ～ 120			CA-7000 配套凝血因子试剂说明书	仪器法
凝血因子 Ⅶ	成人（%）	70 ～ 120			CA-7000 配套凝血因子试剂说明书	仪器法
凝血因子 Ⅷ	成人（%）	70 ～ 150			CA-7000 配套凝血因子试剂说明书	仪器法
凝血因子 Ⅸ	成人（%）	70 ～ 120			CA-7000 配套凝血因子试剂说明书	仪器法
凝血因子 X	成人（%）	70 ～ 120			CA-7000 配套凝血因子试剂说明书	仪器法
凝血因子 Ⅺ	成人（%）	70 ～ 120			CA-7000 配套凝血因子试剂说明书	仪器法
凝血因子 Ⅻ	成人（%）	70 ～ 150			CA-7000 配套凝血因子试剂说明书	仪器法
蛋白 C	成人（%）	70 ～ 140			C5100 配套蛋白 C 试剂说明书	仪器法
AT Ⅲ	成人（%）	75 ～ 125			C5100 配套 AT Ⅲ 试剂说明书	仪器法
全血 CRP	儿童（mg/L）	C 反应蛋白：＜ 10			CRP 配套试剂试剂说明书	仪器法
		超敏 C 反应蛋白＜ 0.449				
红细胞沉降率	成人（mm/h）	男	≤ 60 岁	＜ 21	仪器厂家提供的生物参考区间	仪器法
			＞ 60 岁	＜ 43		
		女	≤ 50 岁	＜ 26		
			＞ 50 岁	＜ 38		
		男		＜ 20	全国临床检验操作规程，第 4 版，人民卫生出版社	魏氏法
		女		＜ 15		
疟原虫	成人	阴性			全国临床检验操作规程，第 4 版，人民卫生出版社	直接镜检
微丝蚴	成人	阴性			全国临床检验操作规程，第 4 版，人民卫生出版社	直接镜检
弓形虫	成人	阴性			全国临床检验操作规程，第 4 版，人民卫生出版社	直接镜检

临床检验基础体液部分

项目	适用人群（单位）	参考区间	来源与验证	备注
尿液干化学 pH	成人	随机尿：4.5 ～ 8.0	临床检验基础，第 5 版，人民卫生出版社	干化学法
尿液干化学蛋白	成人	阴性	全国临床检验操作规程，第 4 版，人民卫生出版社	干化学法
尿液干化学比密	成人	1.003 ～ 1.030	全国临床检验操作规程，第 4 版，人民卫生出版社	干化学法
尿液干化学葡萄糖	成人	阴性	临床检验基础，第 5 版，人民卫生出版社	干化学法

项目	适用人群（单位）	参考区间		来源与验证	备注
尿液干化学酮体	成人	阴性		临床检验基础，第5版，人民卫生出版社	干化学法
尿液干化学胆红素	成人	阴性		临床检验基础，第5版，人民卫生出版社	干化学法
尿液干化学维生素C	成人	阴性		临床检验基础，第5版，人民卫生出版社	干化学法
尿液干化学亚硝酸盐	成人	阴性		全国临床检验操作规程，第4版，人民卫生出版社	干化学法
尿液干化学隐血	成人	阴性		全国临床检验操作规程，第4版，人民卫生出版社	干化学法
尿液干化学白细胞	成人	阴性		全国临床检验操作规程，第4版，人民卫生出版社	干化学法
尿液干化学尿胆原	成人	正常时为阴性或弱阳性，1：20稀释后为阴性		临床检验基础，第5版，人民卫生出版社	干化学法
白细胞	成人（个/μl）	男	0～5	全国临床检验操作规程，第4版，人民卫生出版社	仪器法
		女	0～10		
红细胞	成人（个/μl）	男	0～4	全国临床检验操作规程，第4版，人民卫生出版社	仪器法
		女	0～6		
管型	成人（个/μl）	男	0～1	全国临床检验操作规程，第4版，人民卫生出版社	仪器法
		女	0～1		
上皮细胞	成人（个/μl）	男	0～5	全国临床检验操作规程，第4版，人民卫生出版社	仪器法
		女	0～8		
结晶检查	成人	正常人偶见草酸钙结晶、胱氨酸结晶，无胆红素、结晶、亮氨酸、酪氨酸结晶、胆固醇结晶		全国临床检验操作规程，第4版，人民卫生出版社	仪器法
小圆上皮细胞	成人	阴性		全国临床检验操作规程，第4版，人民卫生出版社	仪器法
黏液丝	成人	少量		全国临床检验操作规程，第4版，人民卫生出版社	仪器法
红细胞管型	成人	阴性		全国临床检验操作规程，第4版，人民卫生出版社	仪器法
透明管型	成人	0～1		全国临床检验操作规程，第4版，人民卫生出版社	仪器法
颗粒管型	成人	阴性		全国临床检验操作规程，第4版，人民卫生出版社	仪器法

项目	适用人群（单位）	参考区间	来源与验证	备注
白细胞管型	成人	阴性	全国临床检验操作规程，第4版，人民卫生出版社	仪器法
滴虫	成人	阴性	全国临床检验操作规程，第4版，人民卫生出版社	仪器法
粪便常规	成人	颜色：黄或淡黄；性状：软；镜检：阴性	全国临床检验操作规程，第4版，人民卫生出版社	直接镜检
粪便隐血试验（金标法）	成人	阴性	全国临床检验操作规程，第4版，人民卫生出版社	金标法
大便轮状病毒（胶体金法）	儿童	阴性	A群轮状病毒抗原检测试剂盒（胶体金法）使用说明书	胶体金法
粪便寄生虫镜检	所有人群	阴性	全国临床检验操作规程，第4版，人民卫生出版社	直接镜检
脑脊液常规检查	成人	外观：正常为无色透明液体	全国临床检验操作规程，第4版，人民卫生出版社	肉眼观察
	成人	主要做球蛋白定性，正常为阴性或极微弱阳性	全国临床检验操作规程，第4版，人民卫生出版社	PANDY定性试验
	儿童	无红细胞、异常细胞及寄生虫、细菌等；白细胞少，儿童为 $(0 \sim 15) \times 10^6/L$，且白细胞多为单个核细胞，其淋巴与单核比为6：4或7：3	全国临床检验操作规程，第4版，人民卫生出版社	直接镜检
	成人	无红细胞，无异常细胞及寄生虫、细菌等；白细胞少，成人腰池为 $(0 \sim 10) \times 10^6/L$，脑室为 $(0 \sim 5) \times 10^6/L$，少量白细胞多为单个核细胞，其淋巴与单核比为6：4或7：3	全国临床检验操作规程，第4版，人民卫生出版社	
胸腔积液、腹水常规检查	成人	正常情况下，浆膜腔仅少量起润滑作用的透明液体，一般胸腔＜20ml，腹腔＜50ml	全国临床检验操作规程，第4版，人民卫生出版社	直接镜检
	成人	主要做浆膜腔积液黏蛋白定性试验，阴性不显雾状	全国临床检验操作规程，第4版，人民卫生出版社	李凡他定性
	成人	漏出液的有核细胞数量多低于 $100 \times 10^6/L$，渗出液的有核细胞数量多高于 $500 \times 10^6/L$	全国临床检验操作规程，第4版，人民卫生出版社	直接镜检
前列腺液检查	成人	正常人卵磷脂小体为多量或满视野；WBC＜10个/HP，RBC＜5个/HP	全国临床检验操作规程，第4版，人民卫生出版社	直接镜检

项目	适用人群（单位）	参考区间			来源与验证	备注
关节腔积液常规检查	成人	正常关节腔内含 0.1～2.0ml 高黏度淡黄色滑膜液，WBC <0.7×10⁹/L，主要为单核细胞，RBC<2×10⁹/L，无结晶			全国临床检验操作规程，第4版，人民卫生出版社	直接镜检
各种穿刺液常规	成人	阴性			全国临床检验操作规程，第4版，人民卫生出版社	直接镜检
尿本周蛋白定性	成人	阴性			全国临床检验操作规程，第4版，人民卫生出版社	直接镜检
尿乳糜定性试验	成人	阴性			全国临床检验操作规程，第4版，人民卫生出版社	直接镜检
尿红细胞位相	所有人群	不适用			全国临床检验操作规程，第4版，人民卫生出版社	直接镜检
1h尿有形成分计数	所有人群	红细胞	男	<3×10⁴/h	全国临床检验操作规程，第4版，人民卫生出版社	直接镜检
			女	<4×10⁴/h		
		白细胞	男	<7×10⁴/h		
			女	<14×10⁴/h		
		管型	<3400个/h			
尿含铁血黄素定性检测	成人	阴性			全国临床检验操作规程，第4版，人民卫生出版社	直接镜检
阴道分泌物常规检查	成人	外观	白色糊状		1.阴道分泌物试剂说明书 2.临床基础检验技术，第3版，人民卫生出版社	仪器法
		清洁度	Ⅰ～Ⅱ			
		pH	3.8～4.5			
		白细胞酯酶	阴性			
		唾液酸酶	阴性			
		过氧化氢	阴性			
		B 葡萄糖醛酸酶	阴性			
		乙酰胺基葡萄糖苷酶	阴性			
		阴道白细胞	0～5个/HP			
		阴道上皮细胞	++～++++			
		加德纳菌	阴性			
		线索细胞	阴性			
		阴道滴虫	阴性			
		白念珠菌	阴性			
		乳酸杆菌形态菌	++～++++			
		特殊细菌	阴性			
		球菌	阴性			
		短小杆菌	阴性			
		红细胞	阴性			
		纤毛菌	阴性			

续表

项目	适用人群（单位）	参考区间			来源与验证	备注
胃液隐血检查	成人	阴性			临床基础检验技术，第3版，人民卫生出版社	手工法
尿半乳糖定性检测	儿童	阴性			尿半乳糖定性检测试剂说明书	手工法
尿乳糜试验	成人	阴性			临床基础检验技术，第3版，人民卫生出版社	手工法
临床生化常规项目						
丙氨酸氨基转移酶	成人（U/L）	男	9～50		中华人民共和国卫生行业标准WS/T404.1—2012	Beckman coulter-5421 Beckman coulter-5800
		女	7～40		中华人民共和国卫生行业标准WS/T404.1—2012	
天冬氨酸氨基转移酶	成人（U/L）	男	15～40		中华人民共和国卫生行业标准WS/T404.1—2012	
		女	13～35			
碱性磷酸酶	成人（U/L）	男	45～125		中华人民共和国卫生行业标准WS/T404.1—2012	
		女	20～49岁	35～100		
			50～79岁	50～135		
γ-谷氨酰转移酶	成人（U/L）	男	10～60		中华人民共和国卫生行业标准WS/T404.1—2012	
		女	7～45			
总蛋白	成人（g/L）	56～85			中华人民共和国卫生行业标准WS/T404.1—2012	
清蛋白	成人（g/L）	40～55			中华人民共和国卫生行业标准WS/T404.1—2012	
球蛋白	成人（g/L）	20～40			中华人民共和国卫生行业标准WS/T404.1—2012	
清蛋白/球蛋白		（1.2～2.4）：1			中华人民共和国卫生行业标准WS/T404.1—2012	
前白蛋白	成人（mg/L）	200～400			根据试剂参考范围设置	
乳酸脱氢	成人（U/L）	140～271			根据贝克曼配套试剂参考范围设置	
肌酸激酶	成人（U/L）	男	38～174		全国临床检验操作规程，第4版，人民卫生出版社	
		女	26～140			
肌酸激酶同工酶MB	成人（U/L）	0～24			根据贝克曼配套试剂参考范围设置肌酸激	
α-羟丁酸脱氢酶	成人（U/L）	90～180			根据贝克曼配套试剂参考范围设置	
腺苷脱氨酶	成人（U/L）	4～20			根据试剂参考范围设置	
总胆红素	成人（μmol/L）	5～21			根据贝克曼配套试剂参考范围设置	
直接胆红素	成人（μmol/L）	0～3.4			全国临床检验操作规程，第4版，人民卫生出版社	
总胆汁酸	成人（μmol/L）	0.14～9.66			全国临床检验操作规程，第4版，人民卫生出版社	
胆碱酯酶	成人（kU/L）	男	4.62～11.50		根据贝克曼配套试剂参考范围设置	
		女	3.93～10.80			

项目	适用人群（单位）	参考区间		来源与验证	备注
尿素	成人（mmol/L）	2.8～7.2		根据贝克曼配套试剂参考范围设置	Beckman coulter-5421 Beckman coulter-5800
肌酐	成人（μmol/L）	男	41～109	临床生物化学自动分析操作规程	
		女	30～90		
尿酸	成人（μmol/L）	男	208～428	全国临床检验操作规程，第4版，人民卫生出版社	
		女	155～357		
葡萄糖	成人（mmol/L）	3.9～6.1		全国临床检验操作规程，第4版，人民卫生出版社	
胱抑素C	成人（mg/L）	0.59～1.03		全国临床检验操作规程，第4版，人民卫生出版社	
餐后2h血糖	静脉血（mmol/L）	＜7.8		全国临床检验操作规程，第4版，人民卫生出版社	
二氧化碳结合力	成人（mmol/L）	21～31		根据贝克曼配套试剂参考范围设置	
总胆固醇	成人（mmol/L）	＜5.2		全国临床检验操作规程，第4版，人民卫生出版社	
三酰甘油	成人（mmol/L）	＜1.7		全国临床检验操作规程，第4版，人民卫生出版社	
高密度脂蛋白胆固醇	成人（mmol/L）	0.91～1.55		全国临床检验操作规程，第4版，人民卫生出版社	
低密度脂蛋白胆固醇	成人（mmol/L）	＜3.12		全国临床检验操作规程，第4版，人民卫生出版社	
载脂蛋白A1	成人（g/L）	男	1.05～1.75	根据贝克曼配套试剂参考范围设置	
		女	1.05～2.05		
载脂蛋白B	成人（g/L）	男	0.60～1.40	根据贝克曼配套试剂参考范围设置	
		女	0.55～1.30		
C反应蛋白	成人（mg/L）	0.068～8.2		全国临床检验操作规程，第4版，人民卫生出版社	
钾	成人（mmol/L）	3.5～5.3		中华人民共和国卫生行业标准WS/T404.1—2012	
钠	成人（mmol/L）	137～147		中华人民共和国卫生行业标准WS/T404.1—2012	
氯	成人（mmol/L）	99～110		中华人民共和国卫生行业标准WS/T404.1—2012	
钙	成人（mmol/L）	2.20～2.65		根据贝克曼配套试剂参考范围设置	
	儿童（mmol/L）	2.20～2.70			
镁	成人（mmol/L）	0.67～1.04		全国临床检验操作规程，第4版，人民卫生出版社	
磷	成人（mmol/L）	0.81～1.45		根据贝克曼配套试剂参考范围设置	
	儿童（mmol/L）	1.29～2.26			

续表

项目	适用人群（单位）	参考区间		来源与验证	备注
锌	成人（µmol/L）	10.7～17.7		根据试剂参考范围设置	Beckman coulter-5421 Beckman coulter-5800
铜	成人（µmol/L）	女	12.56～23.55	全国临床检验操作规程，第4版，人民卫生出版社	
		男	10.99～21.98		
铁	成人（µmol/L）	女	9～27	全国临床检验操作规程，第4版，人民卫生出版社	
		男	11～30		
糖化血红蛋白	成人（%）	4%～6%		根据贝克曼配套试剂参考范围设置	Bio-Rad-D10 Bio-Rad Ⅶ
淀粉酶	成人（U/L）	尿	≤1200	全国临床检验操作规程，第4版，人民卫生出版社	Beckman coulter-5421 Beckman coulter-5800
		血	≤220		
24h尿微量白蛋白	成人（mg/L）	30～299		全国临床检验操作规程，第4版，人民卫生出版社	
24h尿蛋白	成人（g/24h）	0～0.15		全国临床检验操作规程，第3版，东南大学出版社	
24h尿肌酐	成人（mmol/24h）	女	5.2～15.9	全国临床检验操作规程，第4版，人民卫生出版社	Beckman coulter-5421 Beckman coulter-5800
		男	7.1～17.1		
尿钾排泄量	成人（mmol/24h）	25～100		全国临床检验操作规程，第3版，东南大学出版社	
尿钠排泄量	成人（mmol/24h）	130～260		全国临床检验操作规程，第3版，东南大学出版社	
尿氯化物	成人（mmol/L）	170～250		全国临床检验操作规程，第3版，东南大学出版社	
24h尿钙	男（mmol/24h）	＜7.5		根据贝克曼配套试剂参考范围设置	
	女（mmol/24h）	＜6.2			
	儿童（mmol/24h）	与肌酐比值小于0.8g/g肌酐			
24h尿尿酸	成人（µmol/L）	148～4463		全国临床检验操作规程，第4版，人民卫生出版社	
渗透压	成人［mOsm/（kg·H₂O）］	血	275～305	全国临床检验操作规程，第4版，人民卫生出版社	Fiske 210
		尿	600～1000		
α-酸性糖蛋白	成人（g/L）	0.3～1.3		根据贝克曼配套试剂参考范围设置	Beckman coulter-5421 Beckman coulter-5800
血氨	成人（µmol/L）	18～72		全国临床检验操作规程，第4版，人民卫生出版社	

续表

项目	适用人群（单位）	参考区间		来源与验证	备注
游离脂肪酸	成人（U/L）	1 ～ 54		全国临床检验操作规程，第4版，人民卫生出版社	
乳酸	成人（mmol/L）	0.5 ～ 2.22		根据英国朗道公司配套试剂参考范围设置	
同型半胱氨酸	μmol/L	成人	≤15	根据试剂说明书参考范围设置	
		≥60 岁	≤20		
血铅	μg/L	成人	<200	全国临床检验操作规程，第3版，东南大学出版社	博晖-BH2100S
		儿童	<100		
浆膜腔积液生化	总蛋白（g/L）	<25		刘玉成，罗春丽，等.全国高等学校教材，临床检验基础，第5版，人民卫生出版社	Beckman coulter-5421 Beckman coulter-5800
	葡萄糖（mmol/L）	3.6 ～ 5.5			
	乳酸脱氢酶（U/L）	<200			
	腺苷脱氢酶（U/L）	0 ～ 45			
脑脊液生化	总蛋白（mg/L）	200 ～ 400			
	葡萄糖（mmol/L）	2.5 ～ 4.4			
	氯化物（mmol/L）	成人	120 ～ 130		
		儿童	111 ～ 123		
	乳酸脱氢酶（U/L）	<40			
	腺苷脱氢酶（U/L）	0 ～ 8			
血酸碱度值	成人	7.35 ～ 7.45		根据PHOX血气分析仪专用试剂参考值设置	Roche-Cobas123
二氧化碳分压	成人（mmHg）	35.0 ～ 45.0		根据PHOX血气分析仪专用试剂参考值设置	
氧分压	成人（mmHg）	83 ～ 108		根据PHOX血气分析仪专用试剂参考值设置	
二氧化碳总量	成人（mmol/L）	21 ～ 31		全国临床检验操作规程，第4版，人民卫生出版社	
实际碳酸氢根	成人（mmol/L）	21.3 ～ 24.8		全国临床检验操作规程，第4版，人民卫生出版社	
标准碳酸氢根	成人（mmol/L）	21.3 ～ 24.8		全国临床检验操作规程，第4版，人民卫生出版社	
剩余碱	成人（mmol/L）	−3 ～ +3		全国临床检验操作规程，第4版，人民卫生出版社	
细胞外液剩余碱	成人（mmol/L）	−3 ～ +3		全国临床检验操作规程，第4版，人民卫生出版社	
肺泡-动脉氧分压差	儿童（mmHg）	>5		全国临床检验操作规程，第4版，人民卫生出版社	
	青年（mmHg）	>8			
	>60 岁（mmHg）	>24			

续表

项目		适用人群（单位）	参考区间	来源与验证	备注
血氧饱和度		成人	0.95 ～ 0.98	全国临床检验操作规程，第4版，人民卫生出版社	
血浆二氧化碳总量		成人（mmol/L）	21 ～ 31	全国临床检验操作规程，第4版，人民卫生出版社	
肺泡气中氧分压		成人（mmHg）	95 ～ 107	全国临床检验操作规程，第4版，人民卫生出版社	
血细胞比容		成人	0.42 ～ 0.49	全国临床检验操作规程，第4版，人民卫生出版社	
α-L-岩藻糖苷酶		成人（U/L）	12 ～ 40	根据试剂说明书参考范围设置	Beckman coulter-5421
脂蛋白a		成人（mmHg）	＜300mg/L	根据试剂说明书参考范围设置	Beckman coulter-5800

临床血液室项目

	项目	适用人群（单位）	参考区间	来源与验证	备注
细胞化学染色及溶血试验	中性粒细胞碱性磷酸酶染色	所有人群	NAP阳性积分：30 ～ 130分	全国临床检验操作规程，第4版，人民卫生出版社	手工法
	铁染色	所有人群	细胞外铁+ ～ ++，细胞内铁阳性率12% ～ 44%		
	过氧化物酶染色	所有人群	见报告		
	糖原染色	所有人群	见报告		
	抗人球蛋白试验	所有人群	阴性		
	酸化溶血试验	所有人群	阴性		
	蔗糖溶血试验	所有人群	阴性		
	高铁血红蛋白还原试验	所有人群	高铁血红蛋白还原率＞75%		
	血红蛋白H包涵体检查	所有人群	0 ～ 5%		
	异丙醇试验	所有人群	阴性		
红斑狼疮细胞检查		所有人群	阴性	全国临床检验操作规程，第4版，人民卫生出版社	手工法
血清蛋白电泳	Alpha1	所有人群	2.9% ～ 4.9%	1.全国临床检验操作规程，第4版，人民卫生出版社 2.广州执信医疗司MINICAP操作手册	Sebia MINICAP全自动毛细血管电泳仪
	Alpha2	所有人群	7.1% ～ 11.8%		
	Beta1	所有人群	4.7% ～ 7.2%		
	Beta2	所有人群	3.2% ～ 6.5%		
	Gamma	所有人群	11.1% ～ 18.8%		
血红蛋白电泳		有年龄差异	HbA2：1.1% ～ 3.2%; HbF：新生儿55% ～ 85%，2 ～ 4个月逐渐下降，1岁左右接近成人水平，成人1.0% ～ 3.1%，无其他区带	1.全国临床检验操作规程，第4版，人民卫生出版社 2.广州执信医疗司MINICAP操作手册	Sebia MINICAP全自动毛细血管电泳仪

续表

项目			适用人群（单位）	参考区间	来源与验证	备注
骨髓细胞	粒细胞系统	原始粒细胞	所有人群	0.1 ～ 1.80	1.全国临床检验操作规程，第4版，人民卫生出版社 2.临床血液学与检验，第4版，人民卫生出版社	直接镜检
		早幼粒细胞		0.4 ～ 3.90		
		嗜中性 中幼粒细胞		2.2 ～ 12.2		
		嗜中性 晚幼粒细胞		3.5 ～ 13.2		
		嗜中性 杆状核粒细胞		16.4 ～ 32.1		
		嗜中性 分叶核粒细胞		4.2 ～ 21.2		
		嗜酸性 中幼粒细胞		0 ～ 1.4		
		嗜酸性 晚幼粒细胞		0 ～ 1.8		
		嗜酸性 杆状核粒细胞		0.2 ～ 3.9		
		嗜酸性 分叶核粒细胞		0 ～ 4.2		
		嗜碱性 中幼粒细胞		0 ～ 0.2		
		嗜碱性 晚幼粒细胞		0 ～ 0.3		
		嗜碱性 杆状核粒细胞		0 ～ 0.4		
		嗜碱性 分叶核粒细胞		0 ～ 0.2		
	红细胞系统	原始红细胞		0 ～ 1.9		
		早幼红细胞		0.2 ～ 2.6		
		中幼红细胞		2.6 ～ 10.7		
		晚幼红细胞		5.2 ～ 17.5		
		巨早幼红细胞		0		
		巨中幼红细胞		0		
		巨晚幼红细胞		0		
	粒系：红系			2.00 ～ 4.00		
	淋巴细胞系统	幼稚淋巴细胞		0 ～ 2.5		
		成熟淋巴细胞		10.7 ～ 43.1		
	单核细胞系统	幼稚单核细胞		0 ～ 0.9		
		成熟单核细胞		1.0 ～ 6.2		
	浆细胞系统	幼稚浆细胞		0 ～ 0.8		
		成熟浆细胞		0 ～ 2.1		
	其他细胞	组织细胞		0.04 ～ 0.52		
	巨核细胞系统	原始巨核细胞		0 ～ 5		
		幼稚巨核细胞		0 ～ 10		
		颗粒型巨核细胞		10 ～ 50		
		产板型巨核细胞		20 ～ 70		
		裸核型巨核细胞		0 ～ 30		

	项目	适用人群（单位）	参考区间	来源与验证	备注
脱落细胞学检查	细针穿刺细胞学	所有人群	阴性	全国临床检验操作规程，第4版，人民卫生出版社	直接镜检
	各种体液细胞学	所有人群	阴性		
	分泌物及刮片细胞学	所有人群	阴性		
HLA-B27		所有人群	阴性（≤148）	BD公司HLA-B27质控品说明	仪器法
免疫功能百分比和绝对计数	总T淋巴细胞（CD45$^+$CD3$^+$）	所有人群	50.0%～84.0%	朱立华，王建中.中国人血液淋巴细胞免疫表型参考值调查.中华医学检验杂志，1998，21（4）：223-226	仪器法
	总T淋巴细胞绝对值（CD45$^+$CD3$^+$）	所有人群	955～2860		
	总细胞（T+B+NK）	所有人群	95.0%～105.0%		
	总细胞绝对值	所有人群	1530～3700		
	总B淋巴细胞（CD45$^+$CD19$^+$）	所有人群	5.0%～18.0%		
	总B淋巴细胞绝对值（CD45$^+$CD19$^+$）	所有人群	90～560		
	T辅助细胞（CD45$^+$CD3$^+$CD4$^+$）	所有人群	27.0%～51.0%		
	T辅助细胞绝对值（CD45$^+$CD3$^+$CD4$^+$）	所有人群	550～1440		
	T抑制细胞（CD45$^+$CD3$^+$CD8$^+$）	所有人群	15.0%～44.0%		
	T抑制细胞绝对值（CD45$^+$CD3$^+$CD8$^+$）	所有人群	320～1250		
	自然杀伤（NK）细胞（CD45$^+$CD16$^+$CD56$^+$）	所有人群	7.0%～40.0%		
	自然杀伤（NK）细胞绝对值（CD45$^+$CD16$^+$CD56$^+$）	所有人群	150～1100		
	T辅助/T抑制比值（CD3$^+$CD4$^+$/CD3$^+$CD8$^+$）	所有人群	0.71～2.78		
PNH	CD55	所有人群	见报告	全国临床检验操作规程，第4版，人民卫生出版社	仪器法
	CD59				
	CD24				
	CD14				
	CD33				
	Flear				

项目		适用人群（单位）	参考区间	来源与验证	备注
白血病免疫分型	CD2	所有人群	见报告	全国临床检验操作规程，第4版，人民卫生出版社	仪器法
	CD5				
	CD7				
	CD19				
	CD20				
	CD22				
	CD79a				
	CD34				
	HLA-DR				
	CD15				
	CD13				
	CD117				
	CD41a				
	CD11b				
	CD16				
	CD14				
	CD64				
	CD33				
	cCD3				
	cMPO				
	CD3				

临床免疫室项目

项目		适用人群（单位）	参考区间	来源与验证	备注
肝炎项目	丙型肝炎病毒抗体（Anti-HCV）	所有人群	阴性	试剂说明书为英科新创科技有限公司	手工法
	戊型肝炎病毒抗体IgM（Anti-HEV）	所有人群	阴性		
	甲型肝炎病毒抗体IgM（Anti-HAV）	所有人群	阴性		
肥达反应	伤寒杆菌H抗体（H）	所有人群	<1∶40	1.全国临床检验操作规程，第4版，人民卫生出版社 2.试剂说明书为宁波天润生物药业有限公司	手工法
	伤寒杆菌O抗体（O）	所有人群	<1∶40		
	甲型副伤寒抗体（A）	所有人群	<1∶40		
	乙型副伤寒抗体（B）	所有人群	<1∶40		
梅毒抗体	梅毒甲苯胺红不加热血清试验（TRUST）	所有人群	阴性	试剂说明书：上海荣盛生物有限公司；日本富士瑞必欧株式会社	手工法
	梅毒螺旋体抗体（TPPA）	所有人群	阴性		
人类免疫缺陷病毒抗体（HIV 1+2）		所有人群	阴性	试剂说明书：为珠海丽珠股份有限公司；北京华大吉比爱生物有限公司	手工法
肺炎支原体抗体		所有人群	阴性	试剂说明书为日本富士瑞必欧株式会社	手工法
抗精子抗体测定		所有人群	阴性	试剂说明书为三明博峰生物有限公司	手工法

续表

	项目	适用人群（单位）	参考区间	来源与验证	备注
病毒四项	巨细胞病毒IgM	所有人群	阴性	试剂说明书为德国欧蒙医学实验诊断股份公司	手工法
	单纯疱疹病毒IgM	所有人群	阴性		
	风疹病毒IgM	所有人群	阴性		
	EB病毒IgM	所有人群	阴性		
EB病毒	EBV-EA-IgA	所有人群	阴性	试剂说明书为德国欧蒙医学实验诊断股份公司	手工法
	EBV-CA-IgA	所有人群	阴性		
TOR-CH	弓形虫抗体IgM	所有人群	阴性	试剂说明书为北京现代高达生物技术有限责任公司	手工法
	弓形虫抗体IgG	所有人群	阴性		
	巨细胞病毒IgM	所有人群	阴性		
	巨细胞病毒IgG	所有人群	阴性		
	风疹病毒IgM	所有人群	阴性		
	风疹病毒IgG	所有人群	阴性		
	单纯疱疹病毒Ⅰ型IgM	所有人群	阴性		
	单纯疱疹病毒Ⅰ型IgG	所有人群	阴性		
	单纯疱疹病毒Ⅱ型IgM	所有人群	阴性		
	单纯疱疹病毒Ⅱ型IgG	所有人群	阴性		
呼吸道病原体九联检	嗜肺军团菌IgM	所有人群	阴性	试剂说明书为西班牙VIRCELL.S.L	手工法
	肺炎支原体IgM	所有人群	阴性		
	Q热立克次体IgM	所有人群	阴性		
	肺炎衣原体IgM	所有人群	阴性		
	腺病毒IgM	所有人群	阴性		
	呼吸道合胞病毒IgM	所有人群	阴性		
	甲型流感病毒IgM	所有人群	阴性		
	乙型流感病毒IgM	所有人群	阴性		
	副流感病毒IgM	所有人群	阴性		
自身免疫性肝炎抗体	抗线粒体抗体M2型（AMA-M2）	所有人群	阴性	试剂说明书：AMA荧光法为欧蒙-杭州医学实验诊断股份公司；AMA～M2印迹法为德国欧蒙医学实验诊断股份公司；其他项目的荧光法和印迹法均为欧蒙-杭州医学实验诊断股份公司	手工法
	抗核抗体（ANA）	所有人群	阴性		
	抗平滑肌抗体（ASMA）	所有人群	阴性		
	抗肝肾微粒体（LKM-1）	所有人群	阴性		
	抗细胞质肝抗原1抗体（LC-1）	所有人群	阴性		
	抗可溶性肝抗原/肝胰抗原抗体（SLA/LP）	所有人群	阴性		

续表

	项目	适用人群（单位）	参考区间	来源与验证	备注
抗ANCA抗体	cANCA	所有人群	阴性	试剂说明书为欧蒙-杭州医学实验诊断股份公司	手工法
	pANCA	所有人群	阴性		
	抗GBM抗体	所有人群	阴性		
	抗MPO抗体	所有人群	阴性		
	抗RP3抗体	所有人群	阴性		
糖尿病自身抗体	抗谷氨酸脱羧酶抗体（GADA）	所有人群	阴性	试剂说明书为深圳市伯劳特生物制品有限公司	手工法
	抗胰岛细胞抗体（ICA-64KD）	所有人群	阴性		
	抗胰岛细胞抗体（ICA-40KD）	所有人群	阴性		
	抗胰岛素抗休（IAA-5.8KD）	所有人群	阴性		
	抗酪氨酸磷酸酶抗体（IA-2A）	所有人群	阴性		
抗核抗体谱	抗核小体抗体	所有人群	阴性	试剂说明书为德国欧蒙医学实验诊断股份公司	手工法
	抗双链ds-DNA	所有人群	阴性		
	抗组蛋白抗体	所有人群	阴性		
	抗SM	所有人群	阴性		
	抗SSA	所有人群	阴性		
	抗SSB	所有人群	阴性		
	抗RO-52	所有人群	阴性		
	抗核糖体P蛋白抗体	所有人群	阴性		
	抗着丝点抗体	所有人群	阴性		
	抗Jo-1	所有人群	阴性		
	抗CENP-B	所有人群	阴性		
	抗SCL-70	所有人群	阴性		
	抗RNP抗体	所有人群	阴性		

临床化学发光组项目

项目	适用人群（单位）	参考区间	来源与验证	备注
免疫球蛋白A（IgA）	成人（g/L）	$0.82 \sim 4.53$	根据贝克曼配套试剂参考范围设置	贝克曼IMMAGE 800
免疫球蛋白G（IgG）	成人（g/L）	$1.52 \sim 15.6$	根据贝克曼配套试剂参考范围设置	
免疫球蛋白M（IgM）	成人（g/L）	$0.46 \sim 3.04$	根据贝克曼配套试剂参考范围设置	
补体C3（C3）	成人（g/L）	$0.79 \sim 1.52$	根据贝克曼配套试剂参考范围设置	
补体C4（C4）	成人（g/L）	$0.16 \sim 0.38$	根据贝克曼配套试剂参考范围设置	
类风湿因子（RF）	成人（U/ml））	<20	根据贝克曼配套试剂参考范围设置	
抗链球菌溶血素（ASO）	成人（U/ml）	<116	根据贝克曼配套试剂参考范围设置	
铜蓝蛋白（CER）	成人（mg/L）	$22 \sim 38$	根据贝克曼配套试剂参考范围设置	
免疫球蛋白E（IgE）	成人（U/ml）	<165	根据贝克曼配套试剂参考范围设置	

项目	适用人群（单位）	参考区间	来源与验证	备注
B型脑钠肽前体（NT proBNP）	＜75岁（pg/ml）	＜125	根据贝克曼配套试剂参考范围设置	罗氏e601
	≥75岁（pg/ml）	＜450		
白细胞介素-6（IL-6）	成人（pg/ml）	＜7.0	根据贝克曼配套试剂参考范围设置	
降钙素原测定（PCT）	成人（ng/ml）	＜0.05	根据贝克曼配套试剂参考范围设置	
抗环瓜氨酸抗体（Anti-CCP）	成人（U/ml）	＜17	根据罗氏配套试剂参考范围设置	
VitD-T3	成人（ng/ml）	20～32	根据罗氏配套试剂参考范围设置	
肌钙蛋白T（TNT-hs）	成人（ng/L）	＜14	根据罗氏配套试剂参考范围设置	
肌红蛋白（Mb）	男（ng/ml）	25～58	根据罗氏配套试剂参考范围设置	
	女（ng/ml）	28～72		
非小细胞肺癌相关抗原（CYFRA21-1）	成人（ng/ml）	0～3.3	根据罗氏配套试剂参考范围设置	
神经元烯醇化酶NSE	成人（ng/ml）	＜17.0	根据罗氏配套试剂参考范围设置	
Ⅰ型胶原氨基端延长肽（TP1NP）	成人（ng/ml）	9.06～76.24	根据罗氏配套试剂参考范围设置	
β-胶原降解产物（CROSSL）	成人（ng/ml）	0.043～0.783	根据罗氏配套试剂参考范围设置	
骨钙素（OSTEOC）	成人（ng/ml）	14/46	根据罗氏配套试剂参考范围设置	
甲胎蛋白（AFP）	成人（U/ml）	＜7.4	根据贝克曼配套试剂参考范围设置	贝克曼DXI800
癌胚抗原（CEA）	吸烟者（μg/L）	＜5.0	全国临床检验操作规程，第4版，人民卫生出版社	
	非吸烟者（μg/L）	＜3.0		
糖类抗原19-9（CA19-9）	成人（U/ml）	＜35	根据贝克曼配套试剂参考范围设置	
糖类抗原153（CA15-3）	成人（U/ml）	＜30	全国临床检验操作规程，第4版，人民卫生出版社	
糖类抗原125（CA-125）	成人（U/ml）	＜35	全国临床检验操作规程，第4版，人民卫生出版社	
铁蛋白（Fer）	男（μg/L）	23.9～336.2	根据贝克曼配套试剂参考范围设置	
	女（μg/L）	11.0～306.8		
总β亚单位人绒毛膜促性腺激素（β-HCG）	成人（U/L）	＜5.0	全国临床检验操作规程，第4版，人民卫生出版社	
总前列腺特异抗原（t-PSA）	成人（μg/L）	＜4	根据贝克曼配套试剂参考范围设置	
游离前列腺特异性抗原（f-PSA）	成人（μg/L）			
f-PSA/t-PSA		＞0.25	计算值	

续表

项目	适用人群（单位）	参考区间	来源与验证	备注
乙型肝炎表面抗原（HBsAg）	成人（U/ml）	＜0.05	根据贝克曼配套试剂参考范围设置	雅培I2000
乙型肝炎表面抗体（HBsAb）	成人（mU/ml）	＜10	根据贝克曼配套试剂参考范围设置	
乙型肝炎E抗原（HBeAg）	成人（COI）	＜1.0	根据贝克曼配套试剂参考范围设置	
乙型肝炎E抗体（HBeAb）	成人（COI）	＞1.0	根据贝克曼配套试剂参考范围设置	
乙型肝炎核心抗体（HBcAb）	成人（COI）	＜1.0	根据贝克曼配套试剂参考范围设置	
胃泌素释放肽前体（pro-GRP）	成人（pg/ml）	＜63.0	根据贝克曼配套试剂参考范围设置	
鳞状上皮细胞癌抗原（SCC）	成人（ng/ml）	0.1～70.0	根据贝克曼配套试剂参考范围设置	
人附睾蛋白4（HE4）	成人（pmol/L）	健康绝经前＜70.0	根据贝克曼配套试剂参考范围设置	
	成人（pmol/L）	健康绝经后＜140.0	根据贝克曼配套试剂参考范围设置	
临床分子室项目				
HBV-DNA检测	所有人群（U/ml）	＜1.0×10^2	厂家试剂说明书	达安基因荧光定量PCR试剂
HCV-RNA检测	所有人群（U/ml）	＜1.0×10^3	厂家试剂说明书	
EB-DNA检测	所有人群（copy/ml）	＜5.0×10^3	厂家试剂说明书	
肺炎支原体DNA检测	所有人群（copy/ml）	＜1.0×10^3	厂家试剂说明书	
巨细胞病毒DNA检测	所有人群（copy/ml）	＜1.0×10^3	厂家试剂说明书	
HPV分型检测	所有人群	阴性	厂家试剂说明书	凯普生物
地中海贫血基因筛查	所有人群	野生型	厂家试剂说明书	厦门致善生物
手足口RNA病毒分型	所有人群	阴性	厂家试剂说明书	硕士生物
乙型肝炎病毒耐药基因检测	乙肝患者	野生型	厂家试剂说明书	达安基因
丙型肝炎病毒分型检测	丙肝患者	阴性	厂家试剂说明书	泰普生物
临床微生物室项目				
一般细菌涂片检查	所有人群	未找到细菌	全国临床检验操作规程，第4版，人民卫生出版社	
特殊细菌涂片检查	所有人群	未找到XX细菌		
抗酸杆菌涂片检查	所有人群	未找到抗酸杆菌		
墨汁染色（脑脊液）	所有人群	未找到新型隐球菌		
真菌涂片（各种标本）	所有人群	未找到真菌孢子及菌丝		
淋球菌涂片	所有人群	未找到GN（革兰阴性）双球菌		
念珠菌镜检	所有人群	未找到念珠菌孢子		
粪便培养及鉴定	所有人群	未检出沙门菌和志贺菌		

续表

项目		适用人群（单位）	参考区间	来源与验证	备注
尿培养菌落计数		所有人群	$< 10^3$CFU/ml		
尿培养及鉴定		所有人群	$< 10^3$CFU/ml		
一般细菌培养及鉴定	痰、咽拭子	所有人群	正常咽喉杂菌生长		
	各种无菌标本		培养48h无菌生长		
骨髓培养及鉴定		所有人群	培养5d无细菌生长		BD-BACTEC 9240和 BDFX400 全自动血 培养仪
血培养及鉴定		所有人群	培养5d无细菌		
厌氧菌的培养及鉴定		所有人群	培养48h无厌氧菌生长		
淋球菌培养及鉴定		所有人群	无淋球菌生长		
真菌培养及鉴定		所有人群	培养5d无真菌生长		
支原体培养及鉴定		所有人群	培养48h无支原体生长	参考厂商试剂说明书	MB-80M 微生物 快速动态 检测系统
革兰阴性菌脂多糖		所有人群	< 10pg/ml	参考厂商试剂说明书	
	水、培养液等		< 2.0EU/ml	参考厂商试剂说明书	
真菌（1-3）-β-D葡聚糖测定		所有人群	< 60 pg/ml	参考厂商试剂说明书	
衣原体抗原检测		所有人群	阴性	参考厂商试剂说明书	
A组链球菌（培养和鉴定）		所有人群	无A组链球菌生长	全国临床检验操作规程，第4版，人民卫生出版社	
B组链球菌（培养和鉴定）		所有人群	无B组链球菌生长	全国临床检验操作规程，第4版，人民卫生出版社	
霍乱弧菌鉴定		所有人群	无霍乱弧菌生长	全国临床检验操作规程，第4版，人民卫生出版社	
霍乱弧菌血清型分型		所有人群	无霍乱弧菌生长	全国临床检验操作规程，第4版，人民卫生出版社	
脑膜炎奈瑟菌鉴定		所有人群	无脑膜炎奈瑟菌生长	全国临床检验操作规程，第4版，人民卫生出版社	
沙门菌培养和鉴定		所有人群	无沙门菌生长	全国临床检验操作规程，第4版，人民卫生出版社	
沙门菌血清型分型		所有人群	无沙门菌生长	全国临床检验操作规程，第4版，人民卫生出版社	
志贺菌培养和鉴定		所有人群	无志贺菌生长	全国临床检验操作规程，第4版，人民卫生出版社	
志贺菌血清型分型		所有人群	无志贺菌生长	全国临床检验操作规程，第4版，人民卫生出版社	

项目	适用人群（单位）	参考区间	来源与验证	备注
流感嗜血杆菌培养和鉴定	所有人群	无流感嗜血杆菌生长（痰标本需结合菌群和痰涂片分析）	全国临床检验操作规程，第4版，人民卫生出版社	
布鲁菌培养及鉴定	所有人群	无布鲁菌生长	全国临床检验操作规程，第4版，人民卫生出版社	
卡他莫拉菌培养及鉴定	所有人群	无卡他莫拉菌生长（痰标本需结合菌群和痰涂片分析）	全国临床检验操作规程，第4版，人民卫生出版社	
李斯特菌培养及鉴定	所有人群	无李斯特菌生长	全国临床检验操作规程，第4版，人民卫生出版社	
分枝杆菌培养和鉴定	所有人群	无分枝杆菌生长	全国临床检验操作规程，第4版，人民卫生出版社	
L 型细菌培养	所有人群	无L 型细菌生长	全国临床检验操作规程，第4版，人民卫生出版社	
肺炎链球菌培养和鉴定	所有人群	无肺炎链球菌生长（痰标本需结合菌群和痰涂片分析）	全国临床检验操作规程，第4版，人民卫生出版社	
常规药敏试验（MIC仪器法）	所有人群	根据不同细菌按CLSI指南判断	CLSI指南	梅里埃VITEK 2Compact全自动细菌鉴定及药敏分析系统
常规药敏试验（K-B法）	所有人群	根据不同细菌按CLSI指南判断	CLSI指南	
E-test抗菌药物敏感性试验	所有人群	根据不同细菌按CLSI指南判断	CLSI指南	
真菌药敏试验	所有人群	根据不同细菌按CLSI指南判断	CLSI指南	
耐甲氧西林葡萄球菌检测（MRSA、MRS）	所有人群	阴性	CLSI指南	
超广谱β-内酰胺酶的测定	所有人群	阴性	CLSI指南	
β-内酰胺酶的测定	所有人群	阴性	CLSI指南	
Hodge检测KPC碳青霉烯酶	所有人群	阴性	CLSI指南	

第四节　检验周期一览表

一、检验周期

检验周期即检验报告周期（turnaround time）指检验项目从开具检验单开始到检验结果报告审核的时间，包括分析前、分析中、分析后的整个过程。检验周期也是实验室反映其服务质量的重要指标之一。

目前随着第三方实验室的加入，医院的临床实验室受到的压力增大，同等条件下的临床实验室在服务质量上更能满足患者的要求就能在目前的医疗市场上抢占先机，因此如何来进一步提高服务质量（如缩短检验周期）就成了目前临床实验室需要面对的一个问题。

二、检验周期的影响因素

检验周期包括了分析前、分析中、分析后3个过程，其中任何一个环节有了延误或错误都会导致检验周期的延长，因此影响检验周期的因素主要有以下几点。

1.检验项目的申请与采集

（1）检验项目申请单的填写不完整，患者的信息不全。

（2）标本采集的影响：为了使检验结果有效地用于临床，临床医护人员和检验人员应了解标本收集前影响结果的非病理性因素，如饮食、标本采集时间、体位和体力活动、患者用药等对标本采集的影响。提出要求患者予以配合和服从的内容，采取切实措施，保证采集的标本符合疾病的实际情况。

①饮食对标本采集的影响：多数实验尤其是血液化学的测定，采血前应禁食12h，因脂肪食物被吸收后可能形成脂血而造成光学干扰；同时食物成分也可改变血液成分，影响测定结果的准确性。

②标本采集时间的影响：血液中不少有机物、无机物存在周期性变化；因此，应该掌握标本采集时间，才能对每次结果进行比较；最好在同一时间采集标本，以减少由于不同时间采集标本所造成的结果波动。

③体力活动对检测结果的影响：运动会引起血液成分的改变。因此，必须嘱咐患者在安静状态下或正常活动状态下收集标本。

④药物影响：药物对血液、尿液等成分的影响是个十分复杂的问题。某些药物可使体内某物质发生变化，有些药物则干扰实验。因此，为了得到正确结果，必须事先停止服用某些影响实验结果的药物。临床医师在选择与解释结果时必须考虑到药物的影响。

（3）标本采集的人员缺乏：目前门诊患者的日趋增长，导致了标本采集的人员不能及时的抽取医师开具化验单后的标本，使得检验周期的验长。

2.标本运送过程

（1）采样人员在采样完毕时，必须尽快核对标本，在HIS标本送检模块中，用扫描器扫描标本条码，登记确认，系统自动记录采样人和时间。要注意样品标识必须与检验申请单相符合，严防标记错误；如标本采集过程不顺利或者采样完成后没有及时录入标本信息也会导致检验周期的延长。

（2）医学检验科前处理组与医院运输队及工勤人员定期收集标本，收集后送医学检验科。标本送检人员必须戴手套、口罩，采用密闭、有盖的塑料提篮盛装，及时送达医学检验科标本送检窗口（前处理窗口）；由送检人员凭"工号+密码"登录计算机LIS系统，扫描标本以自动录入"标本送达时间"，将标本放置制定区域，标本接收人员对标本进行核收。在运送过程中如人员的疏忽或者懈怠就会导致标本送达临床实验室的时间延长，从而导致检验周期的延长。

3.标本处理及分析的过程

（1）临床实验室的标本前处理组未能及时分标本及处理标本。

（2）标本检测过程中仪器出现故障，试剂添加等影响因素。

（3）有的检验结果需要重复检测或进一步稀释后处理的。

4.标本检测完成后的过程

（1）检测结果完成后工作人员未能及时审核的。

（2）网络的影响导致仪器未能及时将数据传输到计算机。

三、各检测实验室检验项目周期一览表

各家医院按照自己的相关条件检验项目周期也有一定的不同，为了使读者更加直观的了解各检测实验室的检验周期，笔者在此提供一些我院各实验室常用检测项目的检验周期，以供参考（表7-4）。

表7-4 某医院医学检验科各实验室检验项目周期一览表

检验项目	标本采集至送达检验室时限	标本接收至报告发出时间（工作日）	已检样品存放时间
临床检验基础室			
*全血细胞分析	急诊立即、门诊30min、病房平诊1h	急诊、门诊30min、病房平诊3h	2d
网织红细胞分析	1h	1h	2d
血涂片	1h	1h	15d
*尿沉渣自动分析	门诊和急诊立即、病房平诊1h	急诊、门诊30min、病房平诊当日	不保存
*尿液干化学检测	门诊和急诊立即、病房平诊1h	急诊和门诊30min、病房平诊当日	不保存
*尿妊娠试验	1h	30min	不保存
尿Addis计数	1h	急诊、门诊1h、病房平诊当日	不保存
尿三杯试验			
尿-本周蛋白定性检查			
尿含铁血黄素定性			
尿乳糜试验			
*粪便常规	门诊和急诊立即、病房平诊1h	急诊和门诊30min、病房平诊当日	不保存
粪寄生虫镜检	1h	急诊和门诊30min、病房平诊当日	不保存
*粪便隐血试验	门诊和急诊立即、病房平诊1h	急诊和门诊30min、病房平诊当日	不保存
*粪便轮状病毒检查			
血液疟原虫检查	1h	1h	7d
血液微丝蚴检查			
脑脊液常规检查	30min	急诊和门诊30min、病房平诊3h	7d
胸腔积液、腹水常规检查	30min	急诊和门诊30min、病房平诊3h	7d
阴道分泌物常规检查	立即	急诊和门诊1h、病房平诊3h	不保存
前列腺液常规检查	立即	急诊和门诊30min、病房平诊3h	不保存
精液常规检查	立即	急诊和门诊30min、病房平诊3h	不保存

续表

检验项目	标本采集至送达检验室时限	标本接收至报告发出时间（工作日）	已检样品存放时间
关节腔积液常规检查	30min	急诊和门诊30min、病房平诊3h	不保存
胃液隐血检查	门诊和急诊立即、病房平诊1h	急诊和门诊30min、病房平诊当日	不保存
其他各种穿刺液常规检查	30min	急诊和门诊30min、病房平诊3h	3d
*凝血检测	门诊和急诊立即、病房平诊1h	急诊和门诊1h、病房平诊3h	1d
*D-二聚体	门诊和急诊立即、病房平诊1h	急诊和门诊1h、病房平诊3h	1d
*血浆鱼精蛋白副凝试验（纤维蛋白原降解产物）FDP/3P	门诊和急诊立即、病房平诊1h	急诊和门诊1h、病房平诊3h	1d
凝血因子	门诊和急诊立即、病房平诊30min	标本检测后2h	1d
凝血酶Ⅲ（AT Ⅲ）	门诊和急诊立即、病房平诊30min	标本检测后2h	1d
蛋白C（PC）	门诊和急诊立即、病房平诊30min	标本检测后2h	1d
*全血CRP	急诊立即、门诊30min、病房平诊1h	急诊、门诊30min、病房平诊3h	2d
红细胞沉降率测定	门诊和急诊立即、病房平诊1h	急诊和门诊1h、病房平诊3h	2d
尿半乳糖定性检测	针对在吃奶的婴幼儿接随机尿送检；针对小儿或成人，需喝含乳糖牛奶200ml，喝奶后2h内不能进食、饮水，接2h后尿送检	标本检测后1h	不保存
临床血液室			
骨髓细胞形态学分析	当日	3d（工作日）	涂片保存5年
铁染色	当日	3d（工作日）	涂片保存5年
过氧化物酶染色	当日	3d（工作日）	涂片保存5年
糖原染色（特定疾病需要）	当日	3d（工作日）	不保存
特异性酯酶染色（特定疾病需要）	当日	3d（工作日）	不保存
非特异性酯酶染色及NaF抑制试验（特定疾病需要）	当日	3d（工作日）	不保存
直接抗人球蛋白试验	2h	1d（工作日）	不保存
酸化溶血试验（特定疾病需要）	当日	1d（工作日）	不保存
蔗糖溶血试验（特定疾病需要）	当日	1d（工作日）	不保存
脱落细胞学检查	当日	2d（工作日）	阳性涂片永久保存
血清蛋白电泳	当日	1d（工作日）	不保存
血红蛋白电泳	当日	1d（工作日）	不保存
PNH检测（检测CD分子为CD45、CD55、CD59、CD24、CD33、CD14、Flaer）	当日	3d（工作日）	不保存
HLA-B27检测	当日	3d（工作日）	不保存
T淋巴细胞亚群百分比、绝对计数检测（检测CD分子为CD45、CD3、CD4、CD8）	当日	3d（工作日）	不保存

续表

检验项目	标本采集至送达检验室时限	标本接收至报告发出时间（工作日）	已检样品存放时间
Treg百分比检测（检测CD分子为CD4、CD25）	当日	3d（工作日）	不保存
免疫功能百分比、绝对计数检测（检测CD分子为CD45、CD3、CD4、CD8、CD19、CD16+56）	当日	3d（工作日）	不保存
白血病免疫分型检测（检测CD分子为CD45、CD2、CD10、CD20、CD34、HLA-DR、CD19、CD15、CD13、CD33、CD56、CD7、CD4、CD41a、CD11b、CD117、CD16、CD64、CD14、CD3、CD79a、MPO、CD71、GlyA、CD138、CD38）	当日	3d（工作日）	不保存
临床生化室			
*肝功能测定	1h	门诊4h，住院8h，急诊2h	3d
*肾功能测定	1h	门诊4h，住院8h，急诊2h	3d
*血脂测定	1h	门诊4h，住院8h，急诊2h	3d
*心肌酶测定	1h	门诊4h，住院8h，急诊2h	3d
*电解质测定	1h	门诊4h，住院8h，急诊2h	3d
*空腹/餐后血糖测定	立即	门诊4h，住院8h，急诊2h	3d
糖化血红蛋白测定	1h	门诊4h，住院8h	3d
尿尿酸测定	1h	门诊4h，住院8h	3d
尿微量白蛋白测定	1h	门诊4h，住院8h	3d
24h尿蛋白定量	1h	门诊4h，住院8h	3d
24h尿离子测定	1h	门诊4h，住院8h	3d
*同型半胱氨酸测定	1h	门诊4h，住院8h，急诊2h	3d
*超敏C反应蛋白测定	1h	门诊4h，住院8h，急诊2h	3d
脑脊液生化测定	1h	门诊4h，住院8h	3d
腔积液生化测定	1h	门诊4h，住院8h	3d
微量元素测定	1h	门诊4h，住院8h	3d
血气分析	立即	30min	不保存
渗透压检测	1h	门诊4h，住院8h，急诊2h	3d
血铅	当日送检	检测后3h	3d
24h尿蛋白定量	1h	门诊4h，住院8h	3d
α-酸性糖蛋白	1h	门诊4h，住院8h	3d
血氨	1h	门诊4h，住院8h，急诊2h	3d
血乳酸	1h	门诊4h，住院8h	3d
血、尿淀粉酶	1h	门诊4h，住院8h，急诊2h	3d

检验项目	标本采集至 送达检验室时限	标本接收至报告发出时间 （工作日）	已检样品 存放时间
临床化学发光室			
乙肝五项	当天送检，各个实验室检测的时间不定，常规来说下午13：30以后的标本第二天取报告，节假日、周末12：30以后的标本第二天取报告	检测当日下午	3d
肿瘤标志物测定		检测当日下午	3d
前列腺肿瘤标志物tPSA+fPSA		检测当日下午	3d
肺部肿瘤标物 FER+SCC+CEA+ProGRP		检测当日下午	3d
肝肿瘤标志物 AFP+CEA+CA19-9+Fer		检测当日下午	3d
妇科肿瘤标志物 SCC+CEA+CA15-3+CA125		检测当日下午	3d
子宫肿瘤标志物 CEA+CA125+SCC+β-HCG		检测当日下午	3d
卵巢肿瘤标志物 AFP+CEA+CA125+HE4+ CA19-9+β-HCG		检测当日下午	3d
消化道肿瘤标志物 AFP+CEA+CA19-9		检测当日下午	3d
乳腺肿瘤标志物 CEA+CA15-3+Fer		检测当日下午	3d
铁蛋白测定		检测当日下午	3d
脑钠肽测定	1h	检测后2h	3d
肌钙蛋白T（TNT-hs）	1h	检测后2h	3d
肌红蛋白（Mb）	1h	检测后2h	3d
VitD-T3	1h	检测当日下午	3d
白细胞介素-6（IL-6）	1h	检测当日	3d
降钙素原测定（PCT）	1h	检测当日	3d
免疫球蛋白	当天送检，各个实验室检测的时间不定，常规来说周一至周五下午16：00以后的标本第二天取报告，节假日、周末12：30以后的标本第二天取报告	检测当日下午	3d
ASO		检测当日下午	3d
RF		检测当日下午	3d
CER		检测当日下午	3d
唐氏筛查	当日送检	检测当日下午发出报告	3d
ProGRP、HE4、SCC	当天送检，各个实验室检测的时间不定，常规来说下午13：30以后的标本第二天取报告，节假日、周末12：30以后的标本第二天取报告	检测当日下午	3d
总I型胶原氨基端延长肽（P1NP）检测、骨钙素（N-MID Osteocalcin）检测、β-胶原特殊序列（β-CrossLaps）检测、VitD3	1h	检测当日下午	3d

检验项目	标本采集至送达检验室时限	标本接收至报告发出时间（工作日）	已检样品存放时间
临床免疫室			
甲型肝炎抗体测定（IgM）	当日送检	检测当日下午	3d
戊型肝炎抗体（IgM）	当日送检	检测当日下午	3d
肺炎支原体抗体测定	当日送检	检测当日下午	3d
肺炎衣原体IgG、IgM	当日送检	检测当日下午	3d
肥达反应	1h	2d（工作日）	3d
抗精子抗体	1h	1h	3d
呼吸道病原体九联检	当日送检	检测当日下午	3d
病毒四项	当日送检	检测当日下午	3d
EB病毒IgA二项	当日送检	检测当日下午	3d
抗核抗体谱（印迹法）	当日送检	检测当日下午	3d
抗核抗体（荧光法）	当日送检	检测当日下午	3d
自免肝抗体谱1	当日送检	检测当日下午	3d
抗中性粒细胞胞质抗体	当日送检	检测当日下午	3d
抗肾小球基底膜抗体	当日送检	检测当日下午	3d
自身免疫性肝病2（荧光法）	当日送检	检测当日下午	3d
糖尿病自身抗体	当日送检	检测当日下午	3d
艾滋病抗体	当日送检	1.限于当天11：00前标本已送达检验室的受检者，检验报告于当天下午14：30前发出 2.每天11：00以后标本送达检验室的受检者，检验报告于第二天下午14：30前发出 3.HIV检验报告结果可疑者送CDC复检	1.阴性标本保存1个月 2.HIV可疑及阳性标本送CDC
梅毒			阴性标本保存1个月
丙型肝炎抗体测定			3d
TORCH	当日送检	检测当日下午	1年
抗心磷脂抗体	当日送检	检测当日下午	3d
临床分子室			
乙型肝炎病毒DNA检测	常温下2h内送至分子生物实验室	10：00前送至的标本每天16：00前发出，10：00前后的标本次日16：00前发出（节假日除外）	保存1周
丙型肝炎病毒RNA检测	常温下2h内送至分子生物实验室	检测当日16：00前发出，	保存1周
EB病毒DNA检测	常温下2h内送至分子生物实验室	检测当日16：00前发出，	保存1周
人乳头瘤病毒分型（HPV）检测	常温下2h内送至分子生物实验室	收到样本3d	保存1周
解脲脲原体DNA检测（UU）	常温下2h内送至分子生物实验室	收到样本3d	保存1周
沙眼衣原体DNA检测（CT）	常温下2h内送至分子生物实验室	收到样本3d	保存1周
淋球菌DNA检测（NG）	常温下2h内送至分子生物实验室	收到样本3d	保存1周
手足口RNA病毒检测	常温下30min内送至分子生物实验室	检测当日16：00前发出	保存1周
地中海贫血基因检测	常温下2h内送至分子生物实验室	收到标本后1周	保存1周
丙型肝炎病毒基因分型检测	常温下2h内送至分子生物实验室	收到标本后1周	保存1周
乙型肝炎耐药基因检测	常温下2h内送至分子生物实验室	收到标本后1周	保存1周

续表

检验项目	标本采集至 送达检验室时限	标本接收至报告发出时间 （工作日）	已检样品 存放时间
外周血染色体检查	当天采集立即送检	送检后1个月电话联系结果是否发出	报告发出前标本一直保存，阴性制片保存10年，阳性制片永久保存
羊水染色体检查	当天采集立即送检	送检后20d电话联系结果是否发出	阴性制片保存10年，阳性制片永久保存
肺炎支原体DNA检测	常温下2h内送至分子生物实验室	收到标本后2d	保存1周
巨细胞病毒DNA检测	常温下2h内送至分子生物实验室	收到标本后2d	保存1周
临床微生物室			
尿道分泌物支原体培养	2h内	2d（工作日）	1.普通细菌和真菌培养阴性结果，标本保存1周；阳性标本将菌种按不同要求选择保存1年（原则上保存1年，如有科研需求等特殊要求可按须延长保存时间） 2.血培养瓶阳性标本，其培养瓶保存1周，阴性者，其培养瓶不保存 3.墨汁染色阳性的脑脊液标本保存1年 4.抗酸杆菌涂片阳性，其玻片保存6个月 5.尿液及尿道分泌物找革兰阴性双球菌涂片阳性，其玻片保存6个月
尿道分泌沙眼衣原体抗原检测	2h内	1d（工作日）	
前列腺液培养	2h内	2d（工作日）	
淋球菌培养	立即	2d（工作日）	
真菌培养	2h内	5d（工作日）	
血液培养	2h内	5d（工作日）	
骨髓培养	2h内	5d（工作日）	
脑脊液培养	2h内	2d（工作日），注入血培养瓶5d（工作日）	
穿刺液培养	2h内		
心包液培养	2h内		
胸腔积液培养	2h内		
腹水培养	2h内		
关节液培养	2h内	2d（工作日）	
脓液培养	2h内	2d（工作日）	
脓肿穿刺液培养	2h内	2d（工作日）	
伤口拭子培养	2h内	2d（工作日）	
尿道拭子培养	2h内	2d（工作日）	
静脉置管培养	2h内	2d（工作日）	
组织培养	2h内	2d（工作日）	
引流液培养	2h内	2d（工作日）	
肺泡灌洗液培养	2h内	2d（工作日）	
支气管抽吸物培养	2h内	2d（工作日）	
支气管刷检物培养	2h内	2d（工作日）	
痰培养	2h内	2d（工作日）	
眼分泌物培养	2h内	2d（工作日）	
耳拭子培养	2h内	2d（工作日）	
鼻腔拭子培养	2h内	2d（工作日）	
精液培养	2h内	2d（工作日）	
宫颈拭子培养	2h内	2d（工作日）	

续表

检验项目	标本采集至送达检验室时限	标本接收至报告发出时间（工作日）	已检样品存放时间
阴道拭子培养	2h内	2d（工作日）	
盆腔积液培养	2h内	2d（工作日）	
咽拭子培养	2h内	2d（工作日）	
口腔拭子培养	2h内	2d（工作日）	
粪便培养	2h内	2d（工作日）	
霍乱弧菌培养	2h内	2d（工作日）	
A组链球菌培养	2h内	2d（工作日）	
B组链球菌培养	2h内	2d（工作日）	
霍乱弧菌血清分型	不适用	1d（工作日）	
沙门菌血清分型	不适用	1d（工作日）	
志贺菌血清分型	不适用	1d（工作日）	
直肠拭子培养	2h内	2d（工作日）	
尿培养+菌落计数	2h内	2d（工作日）	
常规药敏试验（MIC）	不适用	1d（工作日）	
常规药敏试验（KB）	不适用	1d（工作日）	
真菌药敏试验（KB）	不适用	1d（工作日）	
超广谱β-内酰胺酶试验	不适用	1d（工作日）	
β-内酰胺酶试验	不适用	1d（工作日）	
诱导克林霉素试验	不适用	1d（工作日）	
耐甲氧西林的葡萄球菌检测	不适用	1d（工作日）	
Hodge检测KPC碳青霉烯酶	不适用	1d（工作日）	
真菌涂片	2h内	1d（工作日）	
墨汁染色	2h内	1d（工作日）	
革兰阴性双球菌涂片	2h内	1d（工作日）	
涂片查细菌	2h内	1d（工作日）	
痰找抗酸杆菌	2h内	1d（工作日）	
尿找抗酸杆菌	2h内	1d（工作日）	
脑脊液找抗酸杆菌	2h内	1d（工作日）	
胸腔积液找抗酸杆菌	2h内	1d（工作日）	
腹水找抗酸杆菌	2h内	1d（工作日）	
关节液找抗酸杆菌	2h内	1d（工作日）	
灌洗液找抗酸杆菌	2h内	1d（工作日）	
穿刺液找抗酸杆菌	2h内	1d（工作日）	
支气管刷子找抗酸杆菌	2h内	1d（工作日）	
革兰阴性菌脂多糖	2h内	1d（工作日）	
真菌（1-3）-β-D葡聚糖测定	2h内	1d（工作日）	
细菌质谱分析仪	不适用	1d（工作日）	

＊表示可作为急诊、门诊、病房平诊检测项目

第五节 急诊项目与临床危急值

有的检验项目可作为急诊、平诊项目，有的则不能。通常，检验科的急诊检验项目是由检验科管理层与临床各科室根据临床需要共同商定。急诊项目顾名思义要在最短的时间内完成检测，所以有的项目（如免疫类项目）需要耗时3～4h的检验项目就不能作为急诊项目，检验科可根据急诊工作的实际需要，配备专用急诊检验窗口和相关设备。急诊检验工作在日常工作时间由各实验组完成，值班时间由值班人员完成。

一、急诊检验项目的检测对象

1.急诊患者。

2.门诊中的急、危、重患者。

3.急诊室观察患者病情突然变化者。

4.住院患者中病情突变者。

二、急诊检验项目的检测流程

急诊检验项目由检验科信息管理组设置申请单"门诊急诊或住院急诊"字样并告之临床如何生成急诊标识的申请条码，由各科临床医师根据急诊病情需要，填写急诊检验申请单，标本采集后由护士或运输人员急送检验科，检验科标本前处理人员对急诊样品的核收及处理采用优先原则，并且在LIS系统标本接收、报告平台设置急诊专用号段、有色标识（区分平诊标本），以备前处理、各专业组人员有效识别，切实确保"急诊快速处理""特殊报告"。

三、急诊检验项目

1.血液常规检验 血常规，凝血功能测定，3P试验，D-二聚体测定，血型鉴定，血交叉配合试验，疟原虫等。

2.尿液常规检验 尿常规、尿HCG等。

3.粪便常规检验 粪便理学检验、涂片镜检、隐血试验等。

4.脑脊液及各种穿刺液检验 理学检验、细胞计数及分类计数、蛋白定性等。

5.生化检验 生化全项（钾、钠、氯、钙、二氧化碳结合力、糖、肌酐、尿素氮测定，淀粉酶测定，胆碱酯酶测定，AST测定、LDH测定、CK测定、血气分析，脑脊液蛋白、糖、氯化物定量测定等）。

6.免疫学检验 肌红蛋白、肌钙蛋白、降钙素原测定等。输血前或手术前传染项目检测（乙肝表面抗原、抗体，丙型肝炎抗体、HIV、梅毒）因方法学差异急诊用金标法。

7.消化液 胃液、呕吐物等的隐血试验。

8.其他临床特需项目 由临床科室与检验科主任商定，经同意后可按急诊检验项目处理。

四、危急值的定义

危急值（critical value）通常指某种检验结果的极度异常（过高或过低），表明患者可能正处于有生命危险的边缘状态，临床医师如不及时给予患者干预措施或治疗随时会危及患者生命的检验值。危急值与检验项目的医学决定水平有联系但不完全相同，医学决定水平是指检验项目出现一定范围的检验数值时，临床上采取相应措施的一个数值范围，所有的检验项目都有临床上应采取相应措施的医学决定水平，但并不是所有的检验项目都有危急值，只有会危及患者生命的检验数值才能被称为危急值。

随着医疗机构临床实验室管理办法的实施，医学实验室质量和能力的专用要求 ISO 15189 认可和医疗机构评审联合委员会国际部认证的推广，卫生行政部门与医院更加重视对危急值的管理与实施，并对其做出了明确的规定。

五、危急值项目与判断限

各医院制订的危急值项目以及其范围各有差异，实验室应与各临床科室、医务部协商及相关规定要求，确定重要指标的"危急值范围"。实验室有义务关注危急值的报告情况，定期与临床进行评审是否需要修改危急值的范围。以下是笔者所在医院使用的危急值项目和判断限，仅供参考（表7-5）。

表7-5　某医院医学检验科危急值项目及判断限

急诊检验项目/参数	危急值		备注
	下限	上限	
WBC（$\times 10^9$）/血常规	$\leqslant 1.0$	$\geqslant 50$	血液内科：$\geqslant 150 \times 10^9/L$；妇科、产科及肿瘤科：$\geqslant 50 \times 10^9/L$；$\leqslant 0.5 \times 10^9/L$
HGB（g/L）/血常规	$\leqslant 50$		血液内科、妇科、产科及肿瘤科 $\leqslant 30g/L$
PLT（$\times 10^9$）/血常规	$\leqslant 20 \times 10^9/L$		血液内科、妇科、产科及肿瘤科 $\leqslant 5 \times 10^9/L$
PT（s）/凝血功能		$\geqslant 35$	血液内科>120s，整形外科不设，ICU-1、2不设
APTT（s）/凝血功能		$\geqslant 70$	血液内科>120s，整形外科不设，ICU-1、2不设
pH/血气分析	$\leqslant 7.2$	$\geqslant 7.6$	
PO_2（mmHg）/血气分析	$\leqslant 30$		
K^+/血钾（mmol/L）	$\leqslant 2.5$	$\geqslant 6.5$	
Na^+/血钠（mmol/L）	$\leqslant 120$		
GLU/血糖（mmol/L）	$\leqslant 2.8$	$\geqslant 33.0$	
HCO_3^-/血清（mmol/L）	$\leqslant 10.0$	$\geqslant 40.0$	
TBILC/血清总胆红素（μmol/L）		$\geqslant 340.0$	仅儿科
微生物项目	耐甲氧西林金黄色葡萄球菌（MRSA）（血液、骨髓、脑脊液中） 耐万古霉素肠球菌（血液、骨髓、脑脊液中） 多重耐药的鲍曼不动杆菌（血液、骨髓、脑脊液中） 血液、骨髓、脑脊液培养阳性 鼠疫、霍乱培养阳性 脑脊液涂片阳性		

六、危急值管理制度

建立危急值管理制度其根本目的是保证患者得到及时准确的诊断与治疗。以下是笔者所在医院实验室出现危急值时所进行的处理方法，仅供参考。

如初次出现危急值时，按以下程序处理。

1.确认检测仪器、设备和检验过程是否正常，检查标本是否有错，操作是否正确，仪器传输是否有误。确认临床及检验过程各环节无异常后，需再次复查该检验标本。

2.如结果与上次一致或误差在许可范围内，应在报告单上注明已复查，检验科应向临床科室报告危急值。

3.如果认为该结果与患者的临床病情不相符或标本的采集有问题时（通常以电话通知方式主动与临床医师或护士沟通），应通知临床医师重新留取标本送检进行复查。

4.报告结果应记录在《危急值报告登记表》，填写内容包括患者标识、收样时间、出报告时间、向临床通知时间、报告接收人和检验人员姓名或相关备注内容，如与临床沟通内容等。

5.对于门诊患者应由岗位检验人员向门诊部或相应门诊护士站报告并双方确认、记录，再由门诊部或护士站护士立即通知患者或家属取报告并及时就诊。急诊患者报告急诊护士站，由护士立即通知患者或家属取报告并及时就诊，做好危急值详细登记，必要、可行时通知主治医师。对于住院患者，除电话告知病房护士或管床医师外，应通过LIS向HIS发送危急值提示，以确保临床收到相关信息并及时处理、回复。

6.血气标本不要求复测，除特殊情况。

7.标本应保留72h备查，若需复查时应充分考虑受保存期限影响的检测项目。

8.微生物培养分析出现危急值时按以下程序处理

（1）在血、脑脊液、骨髓等标本中培养出细菌或真菌，实行二级报告制度。如微生物培养分析系统报警有阳性瓶，及时取培养液直接涂片，进行革兰染色镜检，涂片检查结果于2h内电话通知临床医师或护士，并记录在《危急值报告登记表》中，即一级报告。

（2）将阳性培养瓶内培养液转种于血平板及麦康凯平板进行培养，经16～18h培养后，挑取血平板或麦康凯平板上的单个菌落，进行相应的鉴定及药敏试验，并发出正式的细菌检验报告单，即二级报告。

（3）脑脊液中涂片发现细菌或真菌，应及时电话通知临床，并记录在《危急值报告登记表》中。

（任 勇 黄 健）

参 考 文 献

尚红，王毓三，申子瑜，2014.全国临床检验操作规程（第4版）.北京：人民卫生出版社.

张明秀，李炜煊，陈桂山，2011.临床检验标本采集手册.北京：人民军医出版社.

CNAS-CL02，2012.医学实验室质量和能力认可准则.中国合格评定国家认可委员会.

第八章

计算机信息系统在检验前质量管理
与控制中的应用

根据资料数据分析表明，目前检验质量差错2/3来自于检验分析前，分析前多为过程指标，涉及检验流程管理，而信息化管理是检验过程管理的有效手段。

第一节 结构化的相关手册

按照ISO15189体系，实验室项目服务手册、采集手册、项目操作规程是必要的程序文件，是实验室提供规范服务的过程行为依据。而传统的相关手册多以文本形式进行编辑并通过阅览形式加以应用，往往存在变更调整困难、发布乱、与日常实际工作脱节等情况，对相关手册中的知识点进行结构化，并加以组织和应用，将有利于彻底改变目前的窘况。

一、结构化的检验知识库设计

（一）以诊疗项目为关联关系的检验知识库结构

通过研究表明，在信息系统中检验知识库的应用往往以诊疗项目为关联关系，通过诊疗项目，可以将穿插于各个环节的检验知识点有效地归并到检验知识库中，并通过对检验知识库的广泛深入应用，最终实现检验全过程的智慧检验，如图8-1所示。

（二）涉及的知识点

完整的检验知识库涉及知识点如表8-1所示。

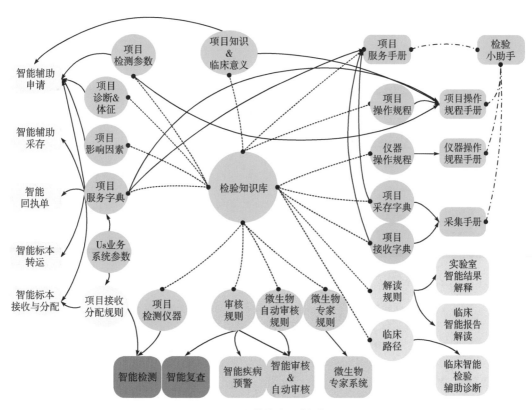

图 8-1　智慧检验系统架构

表 8-1　完整的检验知识库涉及的知识点

序号	知识点分类	知识点	数据来源	备注
1	基础字典	检验专业分组	LIS字典库	
2		疾病字典	LIS字典库	
3		标本种类	LIS字典库	
4		不合格（拒收）原因	LIS字典库	
5	知识项目字典	诊疗项目	LIS字典库	
6		分析项目	LIS字典库	
7		诊疗项目分析项目对应	LIS字典库	
8		诊疗项目收费项目对应	LIS字典库	
9		诊疗项目检测参数对应	LIS字典库	
10		诊疗项目相关检验项明细	检验知识字典库	
11		诊疗项目标本种类对应	LIS字典库	
12		检测参数	检验知识字典库	
13		检验仪器	检验知识字典库	
14		检验仪器开展分析项目字典	检验知识字典库	
15		采样容器字典	LIS字典库	
16		参考文献	检验知识字典库	
17	项目手册	检验申请流程	LIS字典库	服务指南及手册
18		患者准备	检验知识字典库	

序号	知识点分类	知识点	数据来源	备注
19		标本采集时间	LIS字典库	
20		标本检测时间	LIS字典库	
21		标本分析周期	LIS字典库	
22		标本报告时间	LIS字典库	
23		临床意义		简要及详细
24	采集手册	概述		
25		采集患者要求	检验知识字典库	
26		标本采集要求	检验知识字典库	
27		标本采集方法	检验知识字典库	
28		标本运送要求	检验知识字典库	
29		标本核收要求	检验知识字典库	
30		标本拒收要求	检验知识字典库	
31		标本储存要求	检验知识字典库	
32		采样容器说明	检验知识字典库	
33		采集注意事项	检验知识字典库	
34		检验结果影响因素	检验知识字典库	患者状态（药物）
35		样品的验收	检验知识字典库	
36	项目操作手册	检验申请说明	LIS字典库	
37		标本采集与处理	检验知识字典库	
38		检测方法原理	检验知识字典库	
39		试剂与其他用品说明	检验知识字典库	
40		校准品与校准模式	检验知识字典库	
41		质控品与室内质控规则	检验知识字典库	
42		仪器使用说明	检验知识字典库	
43		标本检测步骤		
44		主要分析参数		
45		检验结果计算		
46		检验结果的报告及范围	LIS运行参数库	
47		操作性能		
48		参与范围及医学决定水平	LIS运行参数库	
49		临床意义		
50		结果审核及分析与相关项目的联系	LIS运行参数库	
51		威胁生命的"危急值"及报告规定	LIS运行参数库	
52		相关程序及文件		
53	仪器操作手册	开/关机程序		
54		试剂装载程序		
55		校准程序		
56		室内质控程序		
57		标本测定程序		
58		维护保养程序		
59		注意事项		

注：以上知识点标明数据来源的均可结构化维护管理

二、服务手册

通常实验室提供的服务手册有两种形式，一种是以表格形式展现的《项目服务手册》，一种是以文本形式展现的《项目服务指南》。通过信息系统，可以对检验知识库相关知识点进行摘要并整合，自动生成相关的《项目服务手册》和《项目服务指南》，具体如图8-2～图8-7所示。

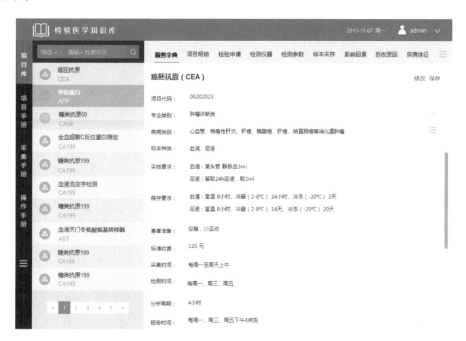

图 8-2　项目服务指南生成界面

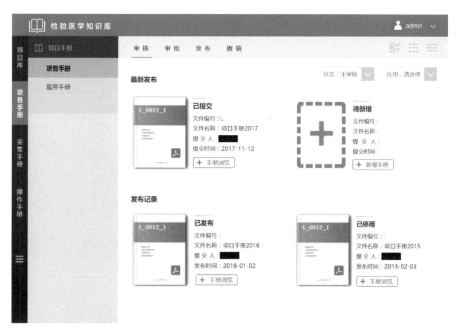

图 8-3　项目服务指南封面

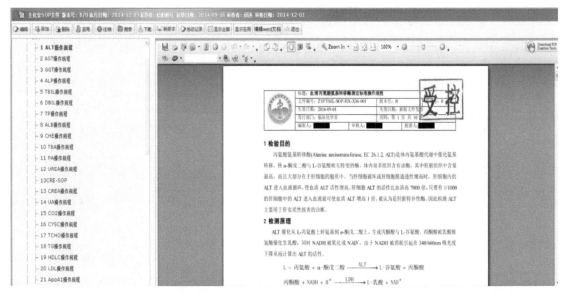

图 8-4　项目服务指南实例

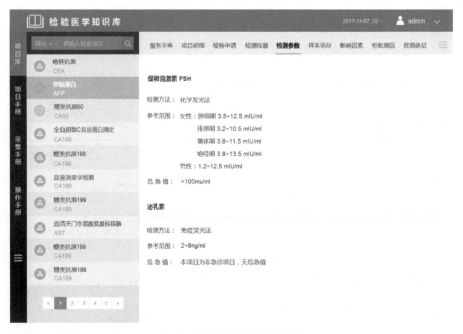

图 8-5　项目服务手册生成界面

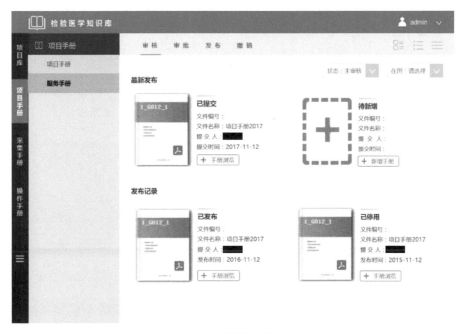

图 8-6 项目服务手册封面

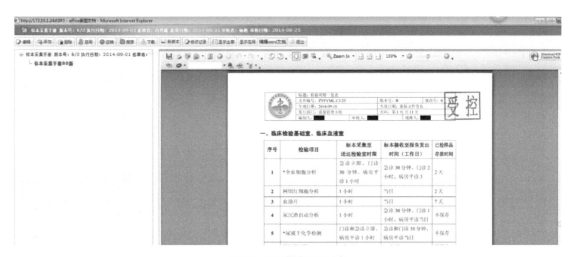

图 8-7 项目服务手册实例

三、采集手册

同样，通过信息系统，可以对检验知识库相关知识点进行摘要并整合，自动生成相关的《采集手册》，如图 8-8 ～图 8-10 所示。

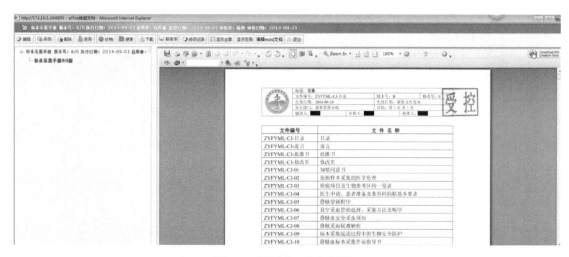

图8-8　项目采集手册生成界面

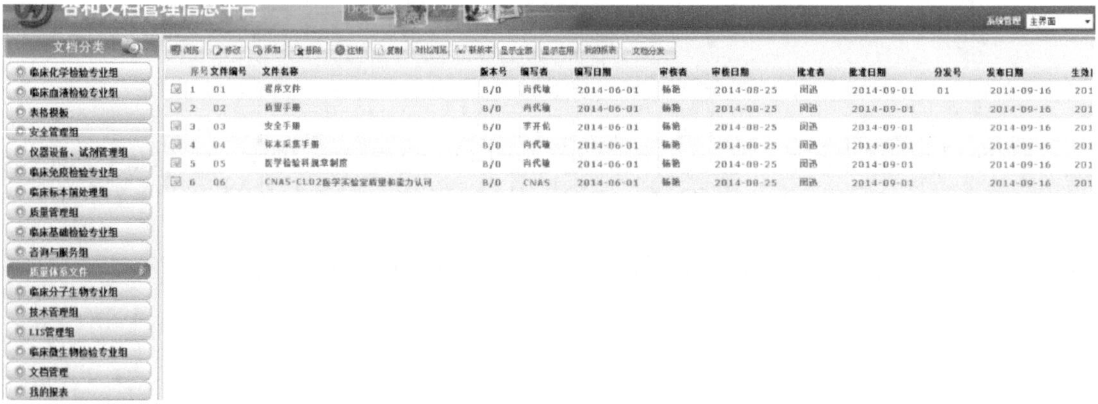

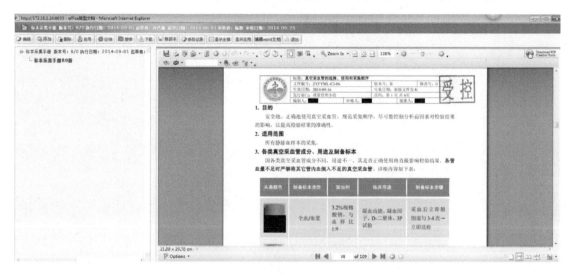

图8-9　项目采集手册封面

图8-10　项目采集手册实例

四、项目操作规程

同样，通过信息系统，可以对检验知识库相关知识点进行摘要并整合，自动生成相关的《项目操作规程》或《仪器操作规程》。

目前，还不能完全对项目的操作规程完全实现所有知识条目的结构化，因此信息系统对项目操作规程在部分知识条目结构化的基础上应用具备副文本在线编辑的功能。如图 8-11～图 8-15 所示。

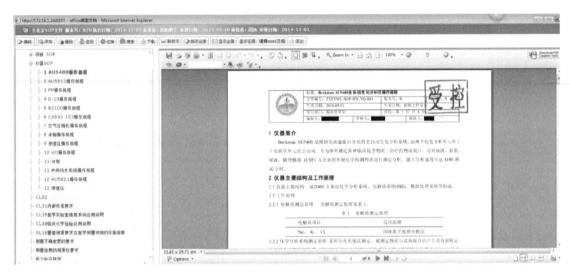

图 8-11　仪器操作规程生成界面

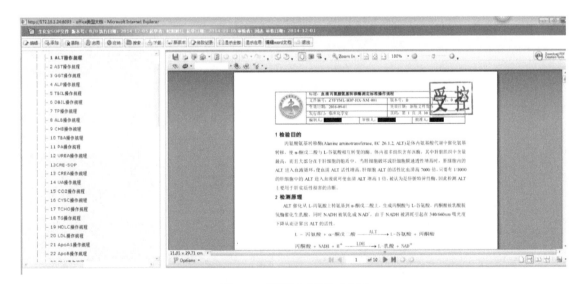

图 8-12　项目操作规程生成界面

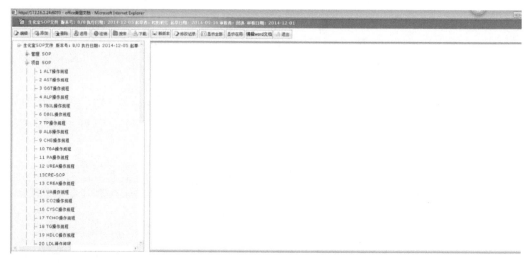

图8-13 项目操作规程封面

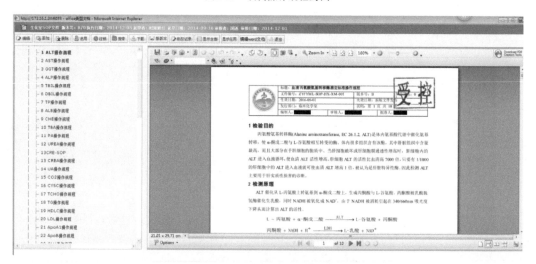

图8-14 项目操作规程实例

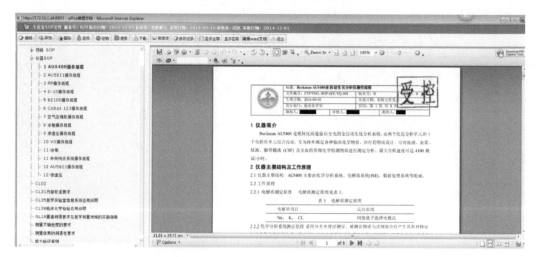

图8-15 仪器操作规程实例

第二节　分析前检验流程设计

一、门诊检验流程设计

1.常见的门诊检验流程　如图8-16所示。

2.申请环节　主要有门诊医生站检验申请、门诊医生站调用LIS检验医生站两种模式。

3.缴费环节　主要有窗口缴费、自助设备缴费、互联网（微信、支付宝等）缴费、预交金扣费等形式。

4.取号环节　主要有服务台取号、自助设备取号、微信取号、微信预约+报到等形式。

5.采集环节　主要有窗口采集确认、窗口采集确认+叫号、窗口采集确认+窗口检验等形式。

二、住院检验流程设计

1.常见的住院检验流程　如图8-17所示。

2.申请环节　主要有住院医生站检验申请、住院医生站调用LIS检验医生站两种模式。

3.采集环节　护士工作站采集确认、护士移动终端两种模式。

4.流转环节　主要包括护士进行标本归集、护工标本运送及送达。具体通过护士工作站归集、移动运送及标本送达管理进行过程管理。

第三节　申　请　环　节

一、电子化检验申请

目前，临床检验电子申请的模式包括HIS医生站检验申请、电子病历检验申请以及LIS检验电子申请延伸到临床等模式。其中无论外在表现如何，HIS医生站检验申请主要是直接形成检验医嘱方式，电子病历检验申请是直接将结构化病程记录中的相关转换成检验医嘱形式；而LIS检验电子申请的核心是检验电子申请单，在完成检验申请后，根据申请单信息生成相应检验医嘱回传到HIS或电子病历系统中。一般软件中都提供"勾选""代码录入""混合录入"等多种录入方式。除了一般检验申请之外，还应当包含一些特殊的申请，如环境卫生学监测检验申请、骨髓检验申请、染色体检验申请、遗传学检验申请、临床药物实验检验申请、输血申请等。

二、电子化检验申请单元素

临床检验电子申请单构成元素：申请单ID、优先级代码、送检医疗机构代码、送检医疗机构名称、送检医疗机构简称、目的临床实验室代码、目的临床实验室名称、目的临床实验室简称、检验类别、患者类别、患者ID（应包括该患者在送检医疗机构中的就诊号、患者唯

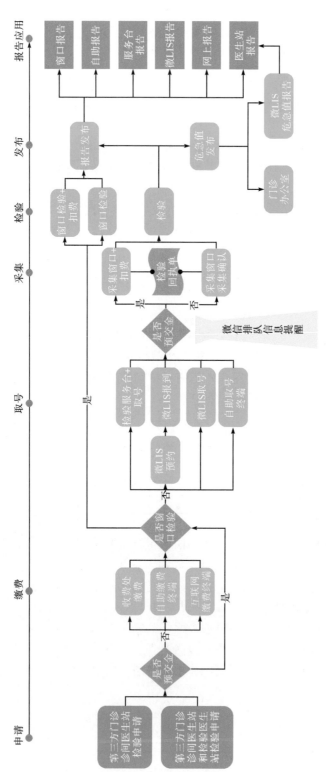

图 8-16　门诊检验流程

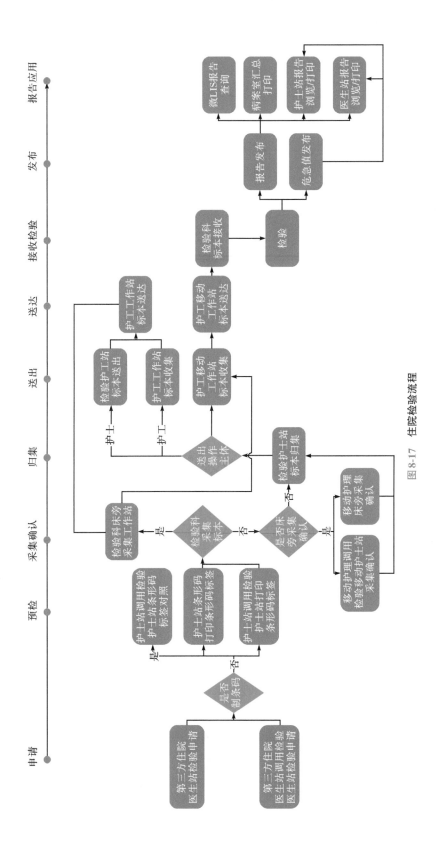

图 8-17　住院检验流程

一号以及患者的身份识别号）、姓名、性别、年龄、民族、RH血型、ABO血型、科别、病区、床号、临床诊断、申请科室、申请时间、申请人员、标本种类分类名称、标本种类分类代码、标本种类名称、标本种类代码、标本性状、采集时间、采集人员、采集部位、申请项目本地名称、申请项目本地代码、申请项目本地简称、申请项目标准代码、检验所需附属信息（如标本采集时的体温等）、密级情况等。

三、检验申请的功能要点

检验申请项目设计是非常关键的，在HIS和电子病历中一般称之为诊疗项目，分为两层：细项、组合。而在LIS检验申请中，申请项目将被设计成很多层，它可以是细项，也可以是组合，也可以是在组合上再形成组套，还可以在组套基础上形成大套甚至是大大套。申请项目还被赋予众多的属性和相关联信息，可以按照开展范围设置"平诊""急诊""门诊""住院""内施项目"；可以自定义未执行医嘱的有效日期；针对多科室检验可以设置并选择执行科室；对申请项目唯一标本种类进行默认，针对多标本种类申请项目标本种类进行默认但针对某个申请修改"标本种类"；可以针对某个申请选择进行标识"采样部位"；可以针对某个医嘱填写备注信息。另外，还关联了申请项目的检验明细项，申请项目的临床意义、报告时间、开展时间、采样要求。智能化检验辅助申请也与之具有很强的相关性，包括对完全包含项目的限制，对重复申请的限制，对部分交叉项目的处理，对项目按"患者类别"进行限定，对项目按"开展时间"进行限定，对诊疗项目实现自定义排序管理，对诊疗项目按"专业分类"进行分组，对诊疗项目按"临床科室"进行限制，自动根据临床诊断关联出诊疗项目等。

检验知识库的应用包括了以帮助文档形式浏览检验知识库，以数据库形式浏览检验知识库，还具有学习功能。

第四节　采集和运送环节

一、电子标签的应用

随着计算机信息技术的发展和实验室管理的不断规范化，实验室对检验的信息化管理提出了更高的要求。从原先的检验报告计算机管理逐步发展到对整个检验流程的信息化管理。其中条形码标签是最广泛应用的电子标签的外在形式（图8-18），条形码技术的应用为整个

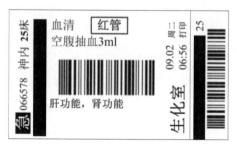

图8-18　条形码样式

检验流程信息化管理提供了很好的工具。条形码技术应用于检验工作中的优势主要体现在两大方面：提高检验各环节的工作效率，减少检验各环节中因人为因素造成的差错。

二、条形码标签应用模式

目前，条形码标签应用模式主要有：集中现打条形码模式、分散现打条形码模式、预制条形码模式、复合条形码模式。条形码应用应当贯穿整个检验流程，引入了管理元素，支持所有检验标本的条形码管理；在整个流程设计中还必须考虑条形码应用模式下的手工项目解决方案，具有非常合理的条形码应用模式下的手工项目处理流程；支持末梢血标本条形码管理；支持PDA功能；另外条形码的编码方式也支持区域检验标本管理。

特别注意的是，当前区域一体化检验是大势所趋，在区域化检验项目中，一般不推荐采用预制条形码方案，其主要原因在于预制条形码分段制作上，如果医疗机构代码按照编码标准在条形码上体现，则对于小型医疗机构标本量不是很多，试管生产商在预制条形码制作上存在一定的困难，如果不在条形码标签上体现，不利于识别，并且在区域中还要保证预制条形码的唯一性，需要有很大的协调性工作和管理手段作支撑。如果十分必需采用预制条形码方案，解决的办法有以下两种。

1.预制条形码不是采用试管生产商提供的条形码标签，而是由统一的管理部门产生预制条形码标签（按照医疗机构代码进行编制）。

2.如果采用试管生产商提供的条形码标签，建议条形码标签分类到二级医疗机构代码。如图8-19所示。

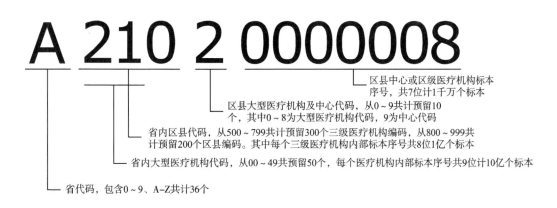

图8-19　标本条形码位数说明

三、自动化条形码贴管机的应用

目前现打条形码模式还是医疗机构中广泛应用的最主要模式，但是因条形码粘贴不规范而造成的条形码在检验仪器中的识别率问题，一直是困扰现打条形码模式应用效果的重要不利因素，因此大量的自动化条形码贴管机（图8-20）应运而生，从而有效解决了条形码粘贴规范问题，有效提高了工作效率和质量。

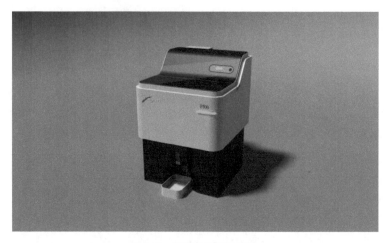

图 8-20　自动条形码贴管机

四、标本采集工作站的功能要点

标本采集工作站的主要功能包含：检验医嘱执行、电子标签生成、条形码标签打印（现打条形码模式）、条形码信息对照（预制条形码模式）、检验标本采集确认。它能够在床旁形成核对机制；具备标本源图像采集功能；具备申请自动拆分和合并成标本功能；具备对标本类型错误、标本容器错误、采集时间要求、标本采集量的自动计算等有效性控制；具备对未执行标本的及时提醒；具备对患者进行传染病标识和患者状态标识；具备对项目服务手册、采集手册、检验知识库等浏览功能（图 8-21～图 8-23）。

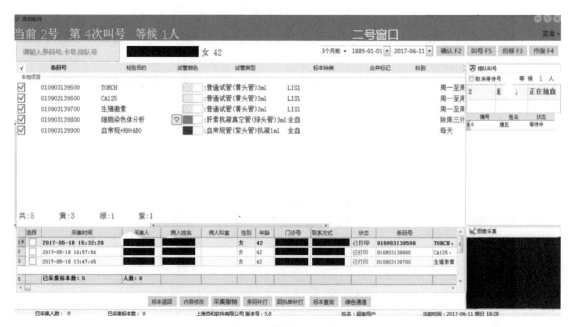

图 8-21　门诊采集工作站

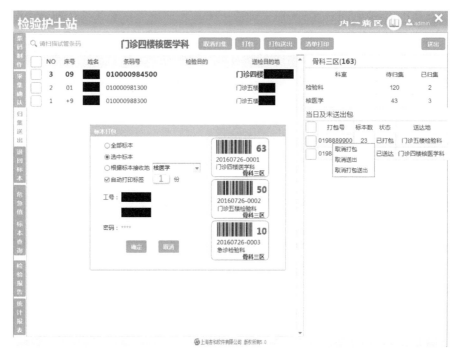

图 8-22　住院检验护士站

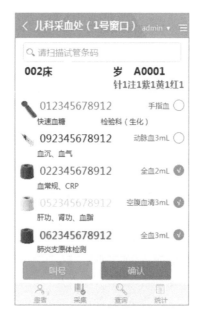

图 8-23　移动采集终端

　　为了改善就医环境和提高服务质量，许多医院在门诊采血环节还采用了采血排队叫号。门诊采血排队叫号不同于普通的门诊就诊排队叫号，具有其独特性，门诊采血的排队叫号管理常见的主要功能包括以下几项。

1.同一医疗机构内多院区、多采血点部署，多个采血单元组来实现联动，不同的采血单元组可以设置不同的服务时间。

2.多种取号方式：服务台人工取号、自助机自助取号、微信、APP取号、微信、APP预约+现场报到。

3.取号的介质支持：磁卡（一卡通，银行卡）、IC卡（医保卡、身份证）、条形码（门诊号条码或检验条形码）。

4.取号控制：必须通过就诊卡或条形码标签进行取号，取号过程与LIS或HIS系统相关联，避免产生空号；为了避免出现空号，同一例患者在号没有被作废或者没有完成采集的情况下一天只能取一个号。

5.队列的设置：可以根据患者类别、标本种类、项目、是否孕产妇设置不同的排队规则。

6.排队提醒：大屏显示、微信提醒、短信提醒。

7.叫号：通过采血工作站实现软叫号，糖耐量实验多次叫号，醛固酮等特殊项目定时叫号，窗口等候二次叫号，语音叫号。

8.延号及特殊处理：自定义延号方案，可以是延时，也可以是延号，并同时短信、微信通知；绿色通道插队功能。

9.人性化提醒。

10.门诊采血排队叫号不同于普通的门诊就诊排队叫号，具有其独特性，门诊采血的排队叫号管理常见的主要功能如下。

随着自动化设备的不断引进，国内有少数一些医院采用了自动化采血系统（图8-24）。

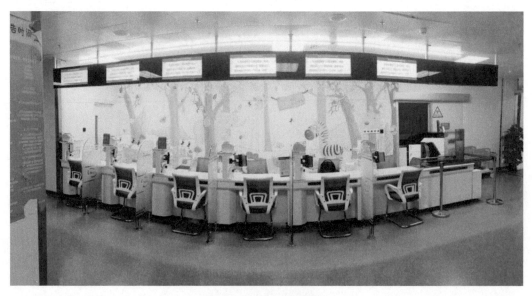

图8-24　自动化采血系统

但此类自动化设备的应用必须实现与LIS的高度集成（图8-25）。

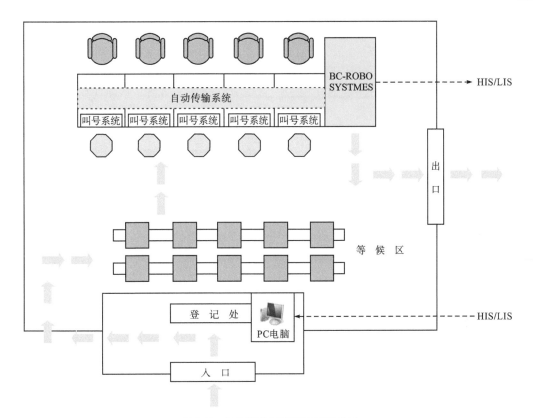

图8-25 自动化采血系统与LIS的集成

智能化的采集系统应当能够对诊疗项目的采集时间、检验时间、检验周期、报告时间等参数进行设置，智能化的检验回执单应用能够根据采样时间和检验目准确告知患者报告预计完成时间，在采集时向患者提供了检验回执单（图8-26）。

在移动护理得以应用以后，住院检验标本采集时间被准确进行记录。但在最初，人们往往将条形码标签打印时间作为标本采集时间，造成TAT时间人为延长，随着标本流转管理的应用，护士在标本采集完成回到护士站进行标本归集时，通过扫描条形码标签记录了标本归集时间，把标本归集时间当作是采样时间，这一措施使上述情况得以改善，但真正的精确记录在移动护理应用后才得以实现。另外，对于内施项目以及部分检验项目的相关临床指征，可以通过护士站或者移动护理系统进行录入。

当前国内还有极少数医院在条形码标签打印环节自动产生实验室内部编号。

检验报告回执单

姓 名：

门诊号：

采集时间：2017-08-04 09:04
采集窗口： 门诊5号窗口
报告地点：
1. 门诊报告在自助报告机（或2号楼2楼门诊服务台）取。
2. 急诊报告在急诊（或门诊）自助报告机取。
3. 骨髓、血涂片形态学等图文报告在2号楼2楼门诊服务台取。

报告数量： 共1张

1 电解质常规、肝功能、血脂、钙、镁，
标本：血清
报告时间：当天下午四时

温馨提示：
1. 门诊下班后可在2号楼一楼急诊检验室门口自助机取报告。
2. 如遇节假日取报告时间延迟。
3. 网络报告查询请扫描下面的二维码，进入"微检验"平台首页中的报告查询。网络报告延迟2小时才能查询。

图8-26 门诊回执单样式

五、通过微信程序改善服务质量

随着微信在日常生活和工作中的普遍应用，微信平台功能应运而生。建立检验微信平台将能更好地为患者和临床服务，同时将检验信息化服务由院内局域网延伸到互联网，做到真正开启并实现检验+互联网模式。于医护人员而言，微检验平台可以查看检验项目信息及相关知识库、采样指南、及时处理危急值回报信息、实时进行临床沟通；另外，临床实验室移动办公自动化、临床对检验满意度调查、LIS需求及故障咨询等都可通过微检验平台实现。于患者而言，通过授权可以查询自己或亲友的检验报告，并自动进行解读，还可以自动链接到相应的检验知识库；可以进行采血预约、实现排队取号及提醒、实时咨询疑问、查看采样指南及就医指南、熟悉检验相关科普知识、了解医院检验科信息等。所有智能化功能的实现将为患者节约更多的时间与精力。

六、标本运送

检验标本流转管理，特别是在实验室外部的流转管理一直是实验室标本管理中的一个难点问题，经常由于管理不到位造成标本丢失现象严重，采用传统的手工方法逐一登记交接方式在日常工作中往往是不现实的。随着条形码技术在检验信息系统中的应用，在流转环节通过对标本条形码扫描来加强对标本的流转管理成为了可能。检验标本流转管理及监控就是在条形码技术支持下的对检验标本形成流转包，实现对检验标本实验室外部流转管理的十分有效的管理办法。

常见的标本流转管理有四种应用模式，包括护工为行为主体移动终端模式、护工为行为主体的工作站模式、护士为行为主体的工作站模式（打包模式）、自动化传输系统下的运输包管理模式。无论何种方式都应当通过检验知识库中的相关节点信息达到自动对流转地的有效控制、运送时效性的有效监控、标本流转温湿度监控的有效监控，以及对标本运送手册的浏览。

标本流转监控，即标本外部流转的各个环节可通过大屏幕进行标本的流转过程监控。一般在中央运输管理处、标本接收处、各检验分组工作站等地安装大屏幕，通过条形码管理，实现对标本流转各环节点以及具体时间的监控，并对各环节点超时标本进行报警提示。

医院轨道物流传输系统、空压运输管道的应用。医用气动物流传输系统能够自动发送、接收装有院内药品等医用物品的载物桶，整个传输系统由微机控制。因其使用的安全性、方便快捷、环保节能、提高工作效率等多项功效的体现，是当今数字信息化医院建设不可缺少的一项重要的基础设施。目前，国内已经使用了这一系统的大、中、小型医院约600余家，需要增加的医院仍有上万家之多。该系统由主控制器、传输站、换向器、三向阀、空压机、传输管道、线缆等组成（图8-27）。因气动物流传输系统行业缺乏规范，有相当一部分医院在使用中出现问题，对于这种新型行业如何控制其施工质量满足用户使用要求是一个重要的课题。

医院轨道小车物流传输系统是将医院的各个科室通过收发工作站和运输轨道连接起来，通过受计算机控制的运载小车在各科室间进行物品传递的系统（图8-28）。轨道物流传输系统是利用自驱动小车，在中央控制系统指挥下在固定轨道上进行传输。其主要由中央控制系统、收发工作站、轨道小车、轨道和轨道转换装置等组成。中央控制系统和收发工作站功能与气动物流系统基本相同。轨道式物流传输系统的主要优势就是可以用来装载重量相对较重和体积较大的物品，一般装载重量可达10～30kg，对于运输医院输液、批量的检验标本、

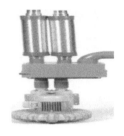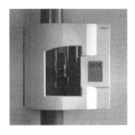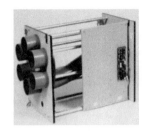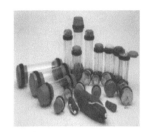

图 8-27　医用气动物流传输系统

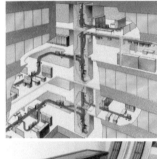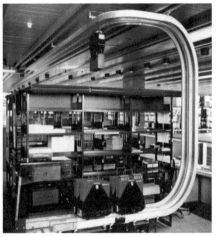

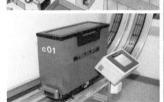

图 8-28　医院轨道小车物流传输系统

供应室的物品等更具有明显优势。

　　在住院检验标本流转管理中，配合医院轨道物流传输系统、空压运输管道的应用，检验标本流转包可以得到高效应用。

　　但是更多的医院并没有能力使用医院轨道物流传输系统、空压运输管道系统，集成 RFID 技术的检验标本流转管理系统有效地解决了一般医疗机构中的临床检验标本流转管理问题，包括临床护理单元对检验标本的归集分类打包，护工对流转包的运送过程中的自动信息采集，护工与护士之间的流转包交接自动信息采集，护工与检验科工作人员之间的流转包交接自动信息采集，检验科工作人员对检验标本的核收，以及对整个临床检验标本流转的全过程监控。

　　整个系统包括临床检验标本归集及分类系统、检验标本分类机、检验标本流转袋、检验标本流转箱、近距离 RFID 采集器、远距离 RFID 采集器、检验标本接收系统、检验标本流转监控系统八个软硬件部件（图 8-29）。具体每个软硬件部件结构说明如下。

　　1.临床检验标本归集及分类系统：软件管理系

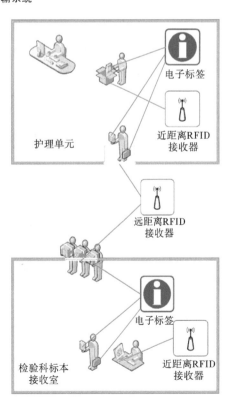

图 8-29　临床检验标本流转 RFID 布置

统，其主要功能是预先在系统中对检验标本分类标本进行设置，标本分类条件包括申请项目归属、是否急诊等。当扫描标本容器上的条形码时，通过条形码内容从系统中检索到该标本的检验项目和是否急诊等属性，对应系统中的预先设置条件，自动判断出标本分类，系统还可以记录标本归集时间和归集人。

2.检验标本分类机：硬件设备，其主要功能是通过接收临床检验标本归集及分类系统发出的指令，对应位置的指示灯进行闪烁提醒，避免护士将检验标本放置错误（图8-30）。

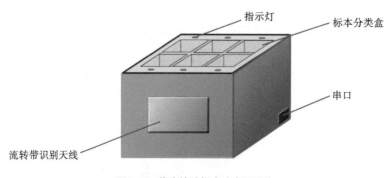

图8-30　临床检验标本分类机结构

3.检验标本流转袋：硬件设备，它是一个带有自封口的符合实验室生物安全相关要求的塑料材质包装袋，其表面封装了RFID标签（图8-31）。它可以有多重规格和颜色，规格主要有：3cm×6cm、6cm×12cm等系列，颜色按照实验室分类，主要包括红色、蓝色、绿色等。

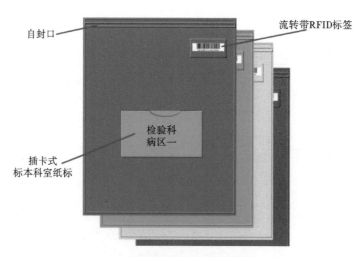

图8-31　临床检验标本流转袋结构

4.检验标本流转箱：硬件设备，它是一个符合实验室生物安全要求的PVC材质手提箱，其表面封装了RFID标签，其内壁嵌入了近距离RFID并带无线发射功能的读卡器（图8-32）。

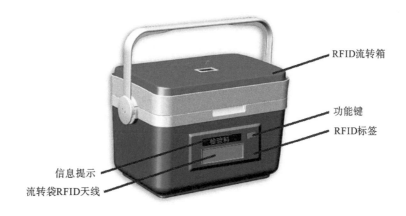

RFID流转箱

功能键

RFID标签

信息提示

流转袋RFID天线

图8-32 临床检验标本流转箱结构

5.近距离RFID采集器。

6.远距离RFID采集器。

7.检验标本接收系统：软件管理系统，其主要功能是通过扫描检验标本条形码标签实现对检验标本核收，并记录下接受人和接收时间，并集成了实验室智能编号系统，根据预先设置的编号规则对检验样本自动进行编号。

8.检验标本流转监控系统：软硬件系统，其主要功能是通过大屏幕一体机并内嵌检验标本流转监控管理软件，实现对检验标本流转情况进行实时监控，并有语音报警功能。

具体操作步骤如下。

1.当护士采集完一批检验标本后在护士站工作计算机进行标本归集，护士站工作计算机连接了检验标本分拣机。护士扫描每个检验标本容器上的条形码标签，系统根据条形码标签，自动从信息系统中检索出该标本的检验项目，根据检验项目的分类判断出该标本的流转目的地，系统根据目的地与标本分拣机中的位置对应关系将信号送到检验标本分类机，分拣机对应位置上的指示灯进行闪烁，提示护士按指示灯对检验标本进行放置。

2.当一批标本归集完毕，护士将分拣机中的标本分别装入标本流转袋，并用安装于工作计算机上的条形码阅读器采集流转袋上的RFID信息，并从系统中打印出汇总条形码标签，嵌入流转袋标签放置处中。

3.护工到护理单元收集流转袋，并将流转袋装入流转箱，当流转袋放置进流转箱时，流转箱上的近距离RFID信号采集器采集到流转袋信息通过无线信号发送到系统中。

4.当护工提着流转箱离开护理单元，安装在护理单元的远距离RFID信号采集器采集到流转箱和流转袋信息通过无线信号发送到系统中。

5.当护工提着流转箱进入到检验科标本接收中心，安装在检验科标本接收中心的远距离RFID信号采集器采集到流转箱和流转袋信息通过无线信号发送到系统中。

6.检验科扫描检验标本流转袋对标本进行接收，系统显示该流转袋中所有检验标本信息，然后逐一扫描流转袋中每个检验标本容器上的条形码标签进行标本核收。

7.整个系统在检验科标本接收中心安装大屏幕一体机计算机，其中安装检验标本流转监控系统实现对整个检验标本流转过程进行监控。

第五节　接收环节

实验室对检验标本的接收方式依赖于实验室布局和流程设计，分为标本集中接收、标本分实验室接收，如果在同一个接收地点同一检验目的（申请项目）不会在两个分组中进行分析处理，那么在确认标本接收的同时，可以同时自动根据预先设置的规则产生实验室内部编号。为了更好地从患者角度考虑，我们需要尽量少采血，因此在申请执行环节我们需要尽量地对检验申请进行合并，力求用尽量少的标本进行更多的检验，但是这样一来给临床实验室的标本分配增加了一定的复杂性，往往出现各种情况，在日常工作中，人们很难记住如此复杂的局面，因此需要LIS支持标本集中接收后的自动分配，并内嵌智能实验室内部编号生成系统。

一、标本接收工作站的功能要点

常见的标本接收工作站如图8-33所示。

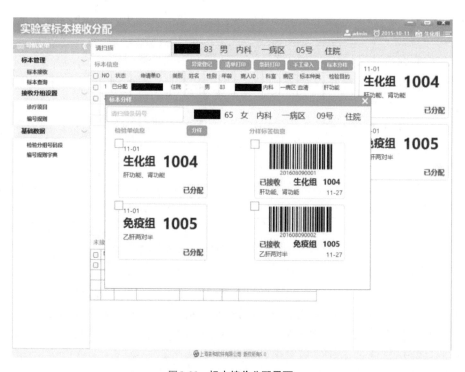

图8-33　标本接收分配界面

常见的接收模式包括实验室集中接收、实验室分组接收、实验室集中接收＋分配、商业实验室接收＋录入、专业实验室标本接收。

常见的接收类型包括条形码标本接收、微生物标本接收、外来标本接收、手工单标本接收。

接收时完成的工作包括完成标本的核收、不合格标本的拒收、标本的让步接收、住院标本的计费、门诊标本的费用确认、需要分样标本的分样、自动产生实验室内部编号、自动根据标本种类和送检目的产生相应小标签和单据；实验室内部编号，产生实验室内部编号规则包括几项。

1.在标本接收时根据预设规则自动产生实验室内部编号。

2.上机时按照时间顺序产生实验室内部编号。

3.上机时按照时间顺序和预设规则分段产生实验室内部编号。

4.完成分析时按照时间顺序产生实验室内部编号。

5.完成分析时按照时间顺序和预设规则分段产生实验室内部编号。

6.非当日开展手工项目在分析前自动产生实验室内部编号。

另外，还要对标本接收进行一系列的有效性控制，包括标本流转地错误控制、不合格标本控制、重复标本控制、漏检标本控制、标本送检超时标本控制、费用控制、手工申请单双盲录入控制、非当日开展标本控制、外送标本控制。

1.标本快照

（1）自动化流水线快照信息获取。

（2）微生物标本快照。

（3）不合格标本人工快照。

2.支持非当日开展标本的检索、编号。

二、不合格标本的闭环管理

不合格标本的规范化管理在检验分析前尤为重要，国家卫健委颁布的检验专业质量指标中有多项指标涉及不合格标本的规范化管理，如表8-2所示。

表8-2 不合格标本的规范化管理

指标分类	指标名称	通知	国标	指标说明	支持	涉及管理
检验前质量指标	标本标签不合格率		■	以标本接收日期为时间节点，统计该日期范围内标签不符合要求的标本数占同期标本总数的比例	■	不合格登记
	标本类型错误率	■	■	以标本接收日期为时间节点，统计该日期范围内类型不符合要求的标本数占同期标本总数的比例	■	不合格登记
	标本容器错误率	■	■	以标本接收日期为时间节点，统计该日期范围内采集容器不符合要求的标本数占同期标本总数的比例	■	不合格登记
	标本量不正确率	■	■	以标本接收日期为时间节点，统计该日期范围内标本采集量不符合要求的标本数占同期标本总数的比例	■	不合格登记
	标本采集时机不正确率		■	以标本接收日期为时间节点，统计该日期范围内标本采集时机不符合要求的标本数占同期标本总数的比例	■	不合格登记
	血培养污染率	■	■	以标本接收日期为时间节点，统计该日期范围内污染的血培养标本数占同期血培养标本总数的比例	■	不合格登记
	标本运输丢失率		■	以标本接收日期为时间节点，统计该日期范围内运输途中丢失的标本数占同期运输标本总数的比例	■	不合格登记

续表

指标分类	指标名称	通知	国标	指标说明	支持	涉及管理
	标本运输时间不当率		■	以标本接收日期为时间节点，统计该日期范围内运输时间不当的标本数占同期运输标本总数的比例	■	标本流转TAT管理
	标本运输温度不当率		■	以标本接收日期为时间节点，统计该日期范围内运输温度不当的标本数占同期运输标本总数的比例	■	不合格登记
	抗凝标本凝集率	■	■	以标本接收日期为时间节点，统计该日期范围内凝集的标本数占同期需抗凝的标本总数的比例	■	不合格登记
	标本溶血率		■	以标本接收日期为时间节点，统计该日期范围内溶血的标本数占同期标本总数的比例	■	不合格登记
	检验前周转时间（中位数）	■	■	检验前周转时间是指从标本采集到实验室接收标本的时间（以分钟为单位）。检验前周转时间中位数，是指将检验前周转时间由长到短排序后取其中位数	■	标本流转TAT管理
	检验前周转时间（第90百分位数）		■	检验前周转时间第90百分位数，是指将检验前周转时间由长到短排序后处于第90%位置的数值	■	标本流转TAT管理

规范化的不合格标本管理流程如图8-34所示。

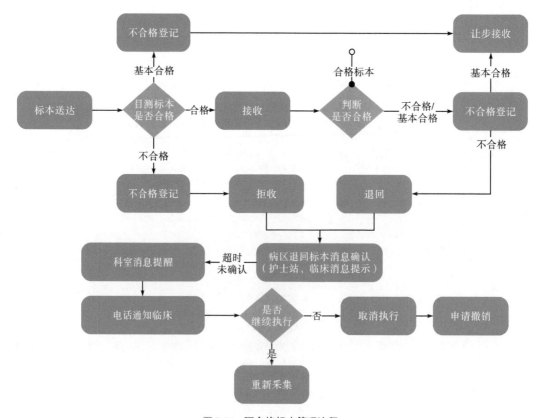

图8-34 不合格标本管理流程

不合格标本类型标准化，包括标本容器错误、标本类型错误、标本采集量不合格、标本容器损坏、标本丢失、标签损坏、脂血、溶血、抗凝标本凝集、微生物标本污染、采集时机不准确、运输时间不当、运输温度不当、信息错误、信息不完整等。应当支持用户自定义不合格类型并与标准作对照；支持不合格标本在分析前、分析中、分析后全环节检出；支持对不合格标本操作包括拒收处理、退回处理、让步接收处理、丢失登记处理、不合格标本登记处理（图8-35）等；对不合格标本有详细的处理登记记录；可以通过高拍仪留存标本照片，或通过与自动化前处理设备集成获取不合格标本照相信息，能够对不合格标本均做阶段分析（图8-36）。

图8-35　不合格标本登记

	检验分组归类	总标本数（个）	需抗凝的标本数（个）	未完成需抗凝的标本数（个）	抗凝标本凝集	
					例数	比率
1	生化	42704	40837	1805	0	0.00
2	免疫	45392	43415	2830	0	0.00
3	临检	88527	67614	306	177	0.20
4	微生物	17352	10029	3176	2	0.01
5	急诊	30177	22470	183	81	0.27

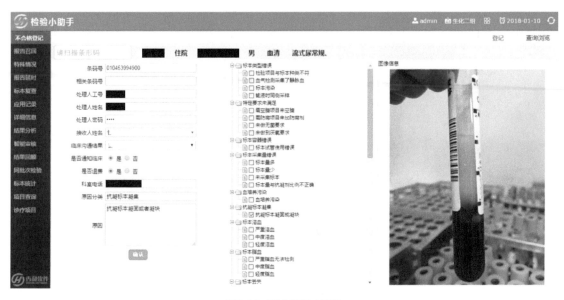

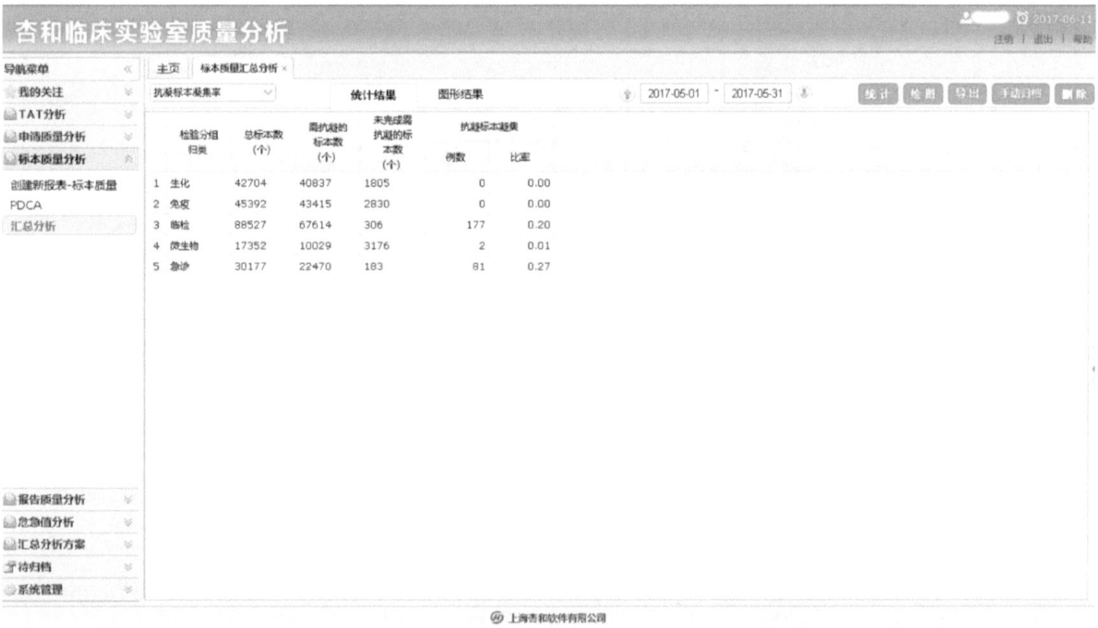

图8-36　不合格标本分析

针对血培养标本的污染率，可以预先设置污染菌规则。如图8-37所示。

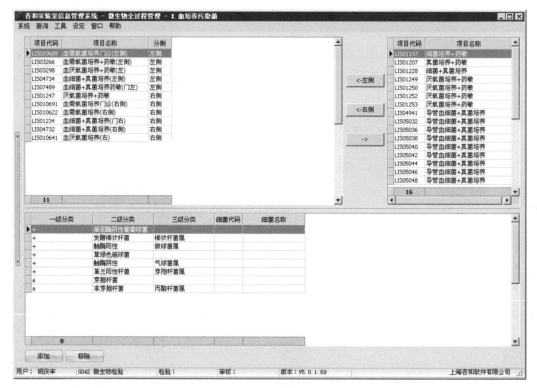

图8-37　血培养污染菌规则设置

根据血培养污染进行自动提示，如图8-38所示。

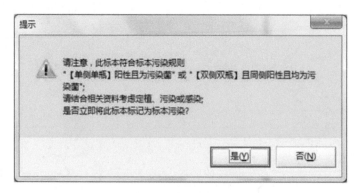

图8-38　血培养污染提示

通过人工标记进行标识，如图8-39所示。

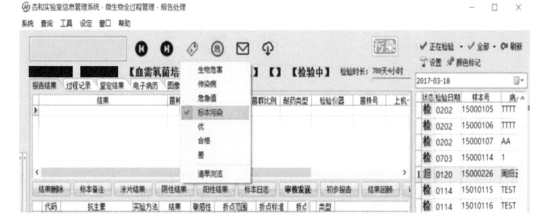

图8-39 标本污染标记

最终可以对污染率（月份统计）进行统计分析，如图8-40所示。

污染率（月份统计）

统计条件>>检验时间=20150101-20151231;单日送检计为1套;仅统计已设置左右侧的血培养类检验目的;不包括单日送检1瓶;

序号	送检套数	数量	比例
1	201507	25	12.4%
2	201508	20	9.9%
3	201503	20	9.9%
4	201509	19	9.4%
5	201505	19	9.4%
6	201506	18	8.9%
7	201504	18	8.9%
8	201510	14	6.9%
9	201512	14	6.9%
10	201511	13	6.4%
11	201502	13	6.4%
12	201501	9	4.5%
	合计：	202	

图8-40 血培养标本污染统计

三、智能接收分配及分拣机的集成

智能化的实验室标本及分配系统主要考虑的因素有：申请项目的执行分组、申请项目的开展时间、申请项目的报告合并标识、申请项目的分拆标识、检验分组的申请项目设置等一系列属性。其结构如图8-41所示。

目前，越来越多的医院引进了标本自动分拣设备，通过与实验室智能标本接收分配系统的集成，真正实现了实验室标本的自动接收与分配，如图8-42、图8-43所示。

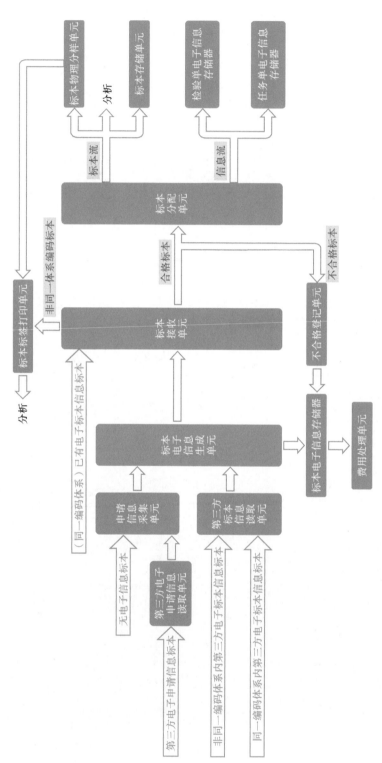

图8-41　实验室智能标本接收分配推理机原理

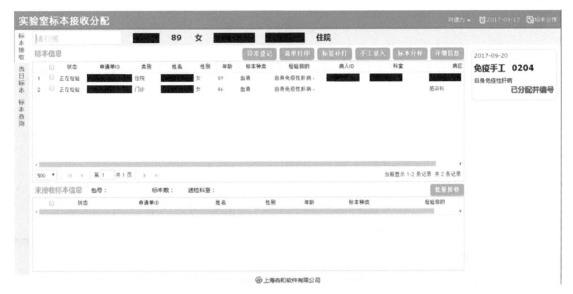

图8-42 实验室智能标本接收分配系统

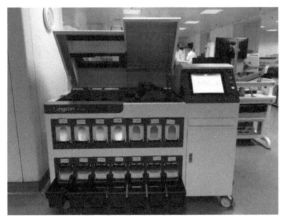
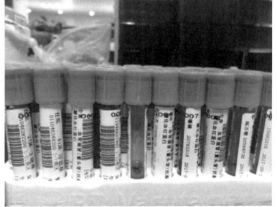

图8-43 标本分拣机

迄今为止，尚没有一家实验室实现所有检验项目均由自动化分析仪器进行分析，部分项目还不可避免存在手工分析，因此智能化的实验室标本及分配系统必须考虑支持手工项目的自动分配。随着区域检验、集团医院、网络化医院以及第三方实验室的不断发展，临床实验室之间的业务协作和协同情况日益增多，因此智能化的实验室标本及分配系统还必须支持网络实验室及外来标本的接收处理。

不同于普通检验标本，微生物标本接收还有一定的特殊性，除了要完成一般检验标本的接收工作之外，还需要根据标本的送检目的和标本种类自动生成自定义跟单（图8-44），以及相应数量的用于标识培养皿的条形码小标签（图8-45）。

20140530　　　　微生物工作单　　　*21312321*

姓名：▓▓　病案号：▓▓▓　病人科别：▓▓▓　床号：▓▓▓

标本名称：腹透液
检验目的：细菌培养及鉴定

日期	培养24H	48H	72H	96H	第5天	第6天	第7天	第8天	第9天	第10天	签字
无生长											
阳性培养											多少
签字											G染色

科玛嘉彩板：　翠绿色　蓝灰色　紫红色　白色　厚膜孢子　芽管生长

糖发酵：　葡 乳 麦 甘 蔗 山 棉　糖同化：　葡 乳 麦 甘 蔗 山 棉

丝状菌落：　顶囊孢子　带状枝　关节孢子　脲酶：阳性　　API20C编码：

鉴定结论：无其菌生长　白念　热带　光滑　克柔　葡萄牙　似酵母样菌　青霉菌　曲霉菌　毛酶菌　镰刀菌

K-B法药敏纪录	氟康唑	酮康唑	依曲康唑	5-FC	二性霉素B
抑菌环直径（mm）					
敏感度（S.I.R）					

备注：＿＿＿＿＿＿＿＿＿＿　　签字：＿＿＿＿＿＿＿

图8-44　微生物检验跟单

住　细菌培养及鉴定　腹透液

1405300001

肿瘤内科
巧克力平板　　30℃　　二氧化碳
采样时间：2014/5/30 12:11:00

图8-45　微生物检验条形码小标签

四、前处理、流水线的集成

目前，国内很多实验室引进了大型前处理或流水线系统，这些设备的应用在很大程度上也依赖LIS对它的支撑。一般来说我们把拍照、离心、拔盖、分样后同分析仪之间没有轨道连接的称之为前处理，与分析仪之间带轨道的与分析仪一道合称之为流水线。常见的前处理或流水线有：罗氏前处理（流水线）、雅培生化免疫流水线、日立生化免疫流水线、西门子生化免疫流水线、贝克曼生化免疫流水线、贝克曼血球流水线、西门子血球流水线、东亚血球流水线、梅里埃微生物全自动实验室等。最近几年，前处理和流水线在国际、国内发展都很迅猛，不仅在数量上已经达到了上百条线，在自动化程度上也在不断提高，从原先的人工上架上线发展到自动化上线，在线上从原来的单独条形码识别发展到了（如西门子流水线中应用了）RFID识别技术，并将自动化管理拓展到标本归档和存储。

在实际应用中，人们往往忽视前处理或流水线与LIS之间的衔接，往往将其作为一台普通的双向仪器进行连接，效果往往不尽如人意，原因在于对前处理或流水线中间过程的监控和管理缺失，因此设备厂家为了改变这一不利局面，推出了中间体方案，他们实现将自己的流水线设备通过一个中间体进行管理，然后通过中间体软件实现与LIS之间的对接，然而部分厂家的中间体软件却不够饱满，技术能力较高的LIS厂家往往会跳过中间体直接同前处理或流水线进行深度集成，因此当前前处理或流水线共有四种集成方式（图8-46～图8-49），最理想的状态是对前处理或流水线全过程进行管理和监控（图8-50）。

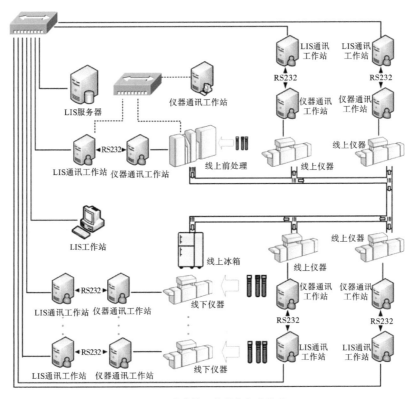

图8-46　流水线无中间体集成模式

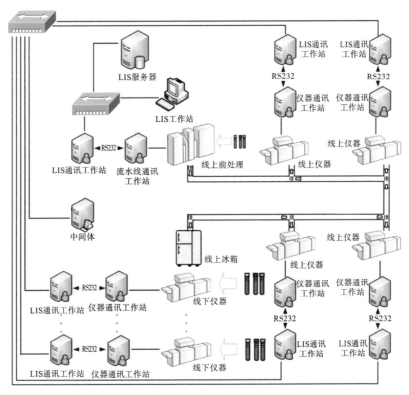

图8-47　流水线有中间体集成模式

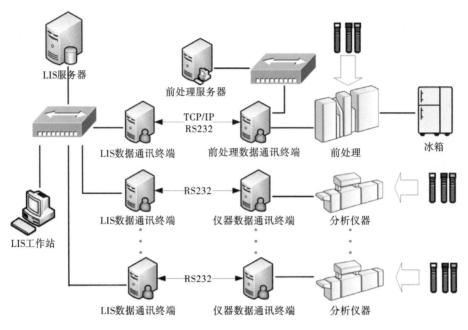

图 8-48　前处理无中间体模式

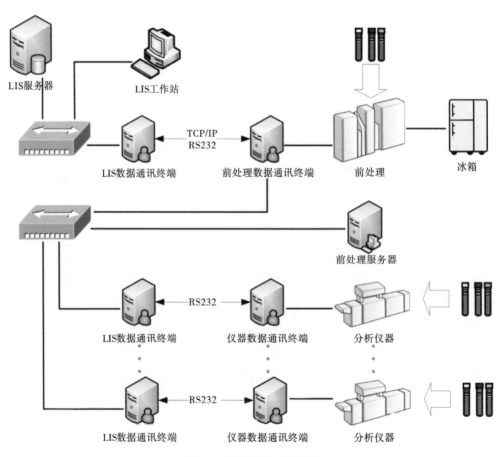

图 8-49　前处理有中间体模式

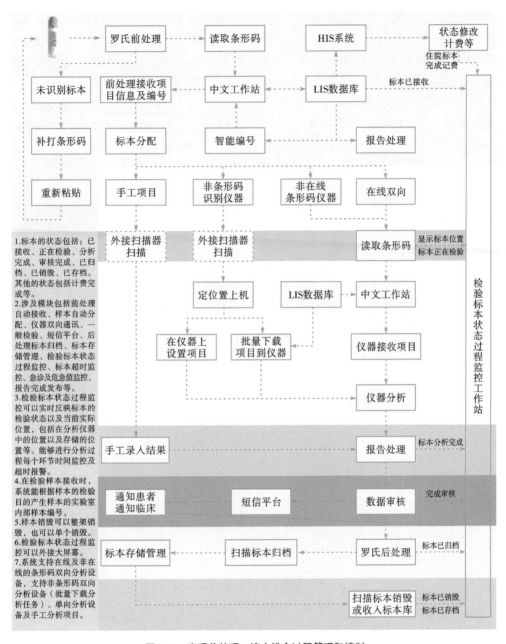

图 8-50　实现前处理、流水线全过程管理和控制

五、标本存放管理

临床实验室的分析对象是检验标本，一旦检验标本到达临床实验室之后通常要经过标本接收、标本分配、前处理、分析、复查、存储、销毁等逐多环节。随着检验医学的飞速发展以及临床实验室规模的不断扩大，每天检测的样本量也越来越大，在国内部分医院的每天标本量甚至达到了数万个，面对如此大量的标本，如何对标本进行分类、有序存储，方便在分析时遴选标本、复查时查找标本、随时对标本进行定位、分析后的标本归档存储和销毁是临床实验室亟待通过信息化手段解决的问题之一。实验室标本管理（图8-51）涵盖业务范围包括非当日开展标本的管理、部分未完成检验标本的管理、归档标本的管理（标本存放、标本使用、标本销毁）。非当日开展项目直接进入实验室标本存储，应当能够与实验室标本管理系统无缝衔接。实验室标本管理的层次应当能够够支持医疗机构-存储单元-存储体-存储架-存储盒-标本多层级管理。标本存放模式应当支持单个标本扫描存储、按照仪器试管架子整体顺序存储、接收样本顺序号范围进行顺序存储、按照接收分配的顺序进行存储等多种形式。标本使用模式也应当支持待检标本的使用、复查等相关标本使用等多种形式。此外，标本管理应当能够与流水线中的存储单元进行集成。

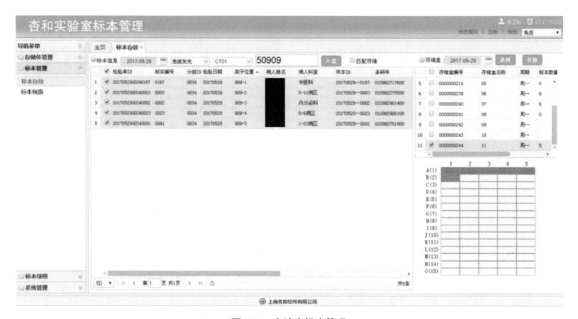

图8-51　实验室标本管理

（向加林）